## Atemspende

Haben Sie bei der bewusstlosen Person keine Atmung festgestellt, liegt ein Atemstillstand vor. Überprüfen Sie den Puls, damit ein Herz-Kreislauf-Stillstand ausgeschlossen werden kann. Nehmen sie dazu drei Finger und ertasten Sie an beiden Seiten des Halses die Halsschlagader. Ist kein Puls zu fühlen, beginnen Sie mit der Wiederbelebung bei Herz-Kreislauf-Stillstand. Falls Puls aber keine Atmung vorhanden, folgt die Atemspende. Verständigen Sie in beiden Fällen einen Arzt!

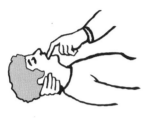 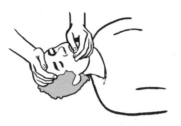 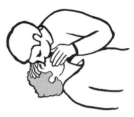

*1) Öffnen Sie den Mund der Person und entfernen Sie alle Fremdkörper (z. B. Essensreste, Kaugummis, wacklige Prothesen).*

*2) Nehmen Sie den Kopf der verletzten Person mit beiden Händen vorsichtig an Kinn und Stirn und beugen Sie ihn ganz leicht nach hinten.*

*3) Eine Hand bleibt an der Stirn, die andere Hand drückt vorsichtig am Kinn die Mundöffnung zu. Langsam, ohne zu viel Druck, in die Nase blasen. Sie sollten diesen Vorgang ca. alle fünf Sekunden wiederholen bis ärztliche Hilfe eintrifft. Kontrollieren Sie immer wieder, ob die Atmung inzwischen wieder eingesetzt hat.*

## Wiederbelebung bei Herz-Kreislauf-Stillstand

Voraussetzung für eine Herzmassage ist, dass die verletzte Person nicht atmet, auf beiden Seiten des Halses kein Puls festzustellen ist und dass sie nicht auf Ansprechen oder Schmerzreize reagiert. Ist dies der Fall rufen Sie sofort ärztliche Hilfe! Dann legen Sie die Person auf eine harte Unterlage und machen den Oberkörper frei.

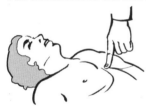 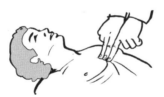 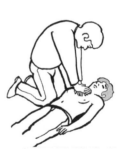

*1) Gehen sie mit einem Finger zur Brustbeinspitze, in dem Sie am Rippenbogen entlang zum Endpunkt fahren.*

*2) Legen Sie nun zwei Finger der anderen Hand aufwärts daneben.*

*3) Legen Sie über diesem Punkt Ihre Hände übereinander und drücken Sie Ihre Ellebogen durch. Nach fünfzehn Mal Herzmassage folgen zwei Mal Beatmung. Kontrollieren Sie nach diesem Vorgang regelmäßig, ob der Puls wieder*

## Schocklage

Ein Schock liegt dann vor, wenn der Kreislauf schwer gestört ist. Dies kann durch starke Blutung oder Gefäßerweiterung entstehen. Anzeichen für einen Schock sind blasse und kalte Haut, schneller und schwacher Puls, kalter Sc... nahmslosigkeit. ...cken Sie die Person zu und bringen Sie sie in die Schocklage. Falls eine Blutung vorhanden ist, versuchen Sie diese zu stillen.

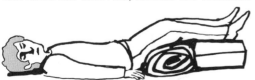

*Bauen Sie durch Kissen und Decken eine Unterlage von ca. 30 cm Höhe. Den Verletzten auf den Rücken und die Beine auf die Unterlage legen, damit das Blut wieder ungehindert zwischen Herz, Lunge und Gehirn zirkulieren kann.*

*Weitere Erste-Hilfe-Maßnahmen im hinteren Buchdeckel.*

Dr. med. Peter Joachim Hauser

# NEUER GROSSER GESUNDHEITS-KOMPASS

## Das aktuelle Wissen der modernen Medizin

### Vorbeugen, Symptome, Ursachen, Behandlung

Der Gesundheitskompass richtet sich an alle, die sich umfassend und kompetent informieren möchten. Das Nachschlagewerk kann und soll jedoch den Arztbesuch und die persönliche medizinische Untersuchung sowie Behandllung nicht ersetzen.
Alle Angaben wurden sorgfältig recherchiert. Eine Garantie bzw. Haftung kann jedoch nicht übernommen werden.

2003 Trautwein Lexikon-Edition
Genehmigte Sonderausgabe
© Compact Verlag München

Chefredaktion: Ilse Hell
Redaktion: Stefan Klein, Dr. Matthias Feldbaum
Redaktionsassistenz: Kathrin Laumer, Eva Doss

Text Einleitung: Sabine Kurz
Abbildungen: Lidman Production, Stockholm
Titelabbildungen: IFA-Bilderteam, München (4); Franz Kimmel (1)
Umschlaggestaltung: Inga Koch

Besuchen Sie uns im Internet www.compactverlag.de

ISBN 3-8174-5700-6
5757001

# VORWORT

Gesundheit zählt zu den wertvollsten Gütern des Menschen und ist für die meisten von uns die wichtigste Voraussetzung für ein erfülltes, selbstbestimmtes und glückliches Leben. Gesundheit ist aber nicht nur schicksalsgegeben oder ein Geschenk der Natur. Sie bis ins hohe Alter zu fördern und zu erhalten hängt in hohem Maß vom verantwortungsvollen Verhalten des einzelnen Menschen ab. Der menschliche Organismus ist, wie alles Leben, in seiner Fülle ein unbeschreibbares, letztendlich unfassbares Wunderwerk. Seine Anpassungsfähigkeit an Anforderungen, Widrigkeiten und Fehlverhalten ist vielfältig und erstaunenswert. Jedes Medikament, jede Operation oder sonstige medizinische Maßnahme ist stets nur der Versuch, den Organismus in seiner Leistungs- und Heilkraft zu unterstützen und zu fördern. Unser Körper und unsere Seele verfügen über starke Kraftreserven und Energien, sie regulieren sich ohne unser aktives Zutun. Die Genesung ist ein Zusammenspiel von Seele und Körper.

Wichtig ist es jedoch, auf Hinweise unseres Körpers zu achten, wie zum Beispiel Schmerzen, Unwohlsein, Leistungsabfall und Ängste, und auf sie zu reagieren. Dazu zählt auch, dass man sich Wissen über Lebensvorgänge aneignet und beherzigt und sich im Fall einer Erkrankung über Behandlungsmöglichkeiten, deren Chancen und Risiken informiert.

Als wertvolle, für jeden Menschen verständliche Hilfe soll sich dabei dieser praktische Gesundheitsratgeber erweisen, der einen leicht verständlichen Überblick über das aktuelle Wissen der Medizin vermittelt. Das Nachschlagewerk ist in drei Teile gegliedert:
Auf die Einleitung „Vorbeugen ist die beste Medizin" folgt der Hauptteil der in der Praxis am häufigsten vorkommenden Symptome mit den entsprechenden medizinischen Diagnosen und Hinweisen auf Untersuchung und Behandlung. Den dritten Teil bildet ein kleines Lexikon der wichtigsten medizinischen Fachbegriffe und Krankheiten. Grafiken und Illustrationen sollen dazu beitragen, das Gelesene noch anschaulicher und einprägsamer zu vermitteln. Zudem enthalten sind Anleitungen zu Sofortmaßnahmen und Erster Hilfe im Notfall sowie Tipps zu Haus- und Reiseapotheke. Ein Adressenverzeichnis gibt die Möglichkeit, mit Selbsthilfegruppen, Gesundheitsorganisationen und Beratungsstellen Kontakt aufzunehmen.

Besonders bedanken möchte ich mich bei meiner Ehefrau und Kollegin Dr. Elisabeth Stöckhert, die mich bei meiner Arbeit unterstützt hat. Bei der Ausarbeitung der zahnärztlichen Fragestellungen stand mir mein Freund Dr. Volker Ludwig zur Seite.

Ihr

# INHALT

**Einleitung**    6

Ganzheitliche Gesundheit    6
Gesunde Ernährung    8
Sport und Gesundheit    14
Stress – Grundübel unserer Zeit    16
Impfschutz    18
Laborwerte    20
Vorsorge    22

**Die häufigsten Symptome und ihre Behandlung**    25

**Krankheiten und medizinische Fachbegriffe von A–Z**    213

**Wichtige Telefonnummern und Adressen**    337

**Register**    357

# Gesundheit hat viele Facetten

Gesundheit ist ein Zustand völligen körperlichen, seelischen und sozialen Wohlbefindens und nicht lediglich das Fehlen von Krankheit oder Gebrechen – befindet die Weltgesundheitsorganisation WHO.

Neben den rein medizinischen Aspekten sind also auch unser seelischer Zustand, unsere private Lebenssituation, unser beruflicher Erfolg und unser gesamtes Umfeld bedeutsam für unsere Gesundheit.

In der Antike und im Mittelalter galt solch ganzheitliches Denken als selbstverständlich – der griechische Arzt Hippokrates z. B. hat Gesundheit als Gleichgewicht aller im Menschen wirkenden Kräfte beschrieben. Erst mit der Entstehung der modernen Medizin geriet der ganzheitliche Ansatz vorübergehend in Vergessenheit, und Gesundheit wurde auf den Körper reduziert.

## Für die Gesundheit kann man eine Menge tun

Heute wissen wir wieder, dass Gesundheit oder Krankheit nicht ausschließlich biologisch-genetisch programmiert oder gar schicksalhaft gegeben sind. Jeder kann – innerhalb gewisser Grenzen – dazu beitragen, seine Gesundheit zu gestalten – durch aktive, selbstverantwortliche Gesundheitsvorsorge.

### Gesund leben im Alltag

Mit dem 8-Punkte-Programm ist Gesundheitsvorsorge ganz einfach

1. Auf ausgewogene Ernährung achten.
2. Genussgifte wie Alkohol, Tabak und Kaffee meiden.
3. Schmerz-, Beruhigungs- und Schlafmittel möglichst selten einnehmen.
4. Regelmäßig Sport treiben für die körperliche Fitness.
5. Bei Stress mit Entspannungs-Übungen für psychisches Wohlbefinden sorgen.
6. Hobbies und Freundeskreis pflegen – das macht zufrieden und weniger anfällig für Krankheiten.
7. Impfschutz nicht nur vor Fernreisen beim Arzt überprüfen lassen.
8. Regelmäßig Vorsorgeuntersuchungen und allgemeine Gesundheitschecks wahrnehmen.

## Ganzheitliche Gesundheit – mehr, als nicht krank sein

Bis vor einigen Jahren noch galten die so genannte Schulmedizin, die Gesundheit vorwiegend körperlich über das Nicht-Vorhandensein von Krankheiten, Gebrechen oder Behinderungen definierte, und eine ganzheitliche, an sanften, natürlichen Heilmethoden orientierte Medizin, die den Menschen mit all seinen persönlichen Facetten betrachtet, als Gegensätze. Heute kommen beide Seiten sich näher –

zum Nutzen der Patienten. Effiziente chirurgische oder medikamentöse Heilmethoden finden ihre Ergänzung in persönlichen Strategien zum Wohlbefinden.

## Gesundheit – eine Aufgabe fürs Leben

Gesund, zufrieden und leistungsfähig zu sein bedeutet in jeder Lebensphase und in jeder Lebenssituation etwas anderes. Dass Säuglinge und Kleinkinder anfälliger für Krankheiten sind als Erwachsene, ist normal. Junge Erwachsene verfügen in der Regel über eine höhere Körperkraft und mehr Ausdauer als ältere Menschen. Andererseits wachsen mit der Reife trotz kleiner „Zipperlein" oft Zufriedenheit und Ausgeglichenheit. Realistische Erwartungen an uns selbst gehören deshalb auch zur Gesundheit.

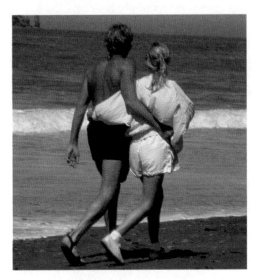

## Gesund im Alter

Die Anti-Aging-Medizin weckt Hoffnungen, dass künftig immer häufiger Menschen die magische Grenze von 100 Lebensjahren überschreiten werden. Ein kleines Wunder, wenn man bedenkt, dass noch im 19. Jahrhundert die durchschnittliche Lebenserwartung bei 40 Jahren lag! Wenn wir länger leben, müssen wir allerdings den normalen Alterungsprozess akzeptieren und kleine Beschwerden oder Einschränkungen in unser Bild von Gesundheit integrieren. Schließlich steigt einerseits die Zahl der chronisch Kranken mit dem Anteil alter Menschen in unserer Gesellschaft, und andererseits machen neue Therapien ein lebenswertes Leben auch bei vielen schweren (chronischen) Leiden möglich.

## Gesundheit und Lebensqualität

Ganzheitliche Gesundheit hat also viel mit unserem Lebensstil zu tun, der unserem jeweiligen Alter, unserer privaten und beruflichen Situation, aber auch unseren Wünschen und Neigungen entsprechen sollte. Die moderne Medizin unterstützt uns dabei. Nicht-medizinische Werte wie Lebensfreude, Selbstbestimmung und Kontaktfähigkeit gewinnen dabei über das physische und psychische Wohlbefinden und die körperliche, geistige und seelische Leistungsfähigkeit hinaus an Bedeutung für unser wichtigstes Gut – denn das wird die Gesundheit wohl immer.

### Thema mit wachsender Brisanz: Gesundheit und Umwelt

Dank der Fortschritte der modernen Medizin können die meisten Menschen in den Industriestaaten heute auf ein langes und gesundes Leben hoffen. Allerdings bedrohen inzwischen von Menschen geschaffene Umweltfaktoren wie Lärm, Luft- und Trinkwasserverschmutzung, Strahlung und Giftstoffe zunehmend das Erreichte.

Gesundheit hat viele Facetten

# Ausgewogen Essen hält gesund und leistungsfähig

Der menschliche Organismus funktioniert nur, wenn ihm Energie zugeführt wird. Dazu wird unsere Nahrung im Verdauungstrakt aufgeschlossen. Die einzelnen Nährstoffe wie Kohlenhydrate, Fett und Eiweiß werden „verbrannt" und liefern so die nötige Energie. Stoffwechselendprodukte, die der Körper nicht verwerten kann, werden über die Lunge (Ausatmung), die Niere und den Darm ausgeschieden. Essen wir mehr, als wir brauchen, legt der Körper Fettdepots an.

Wenn wir über die Nahrung alle Nährstoffe, die unser Organismus benötigt, bekommen, sind wir gesund und leistungsfähig. Essen wir zuviel, werden wir zu dick und bekommen ernährungsbedingte Krankheiten. Nehmen wir zuwenig zu uns, entstehen Mangelkrankheiten, die mit dem Tod enden können.

> Die Einheit für die im Körper benötigte Energie ist Kilojoule (KJ). Häufig findet man allerdings noch die eigentlich veraltete Einheit Kilokalorie (kcal). Für eine grobe Umrechnung kann man 1 kcal = 4 KJ setzen.

## Welche Nährstoffe braucht der Mensch?

Unser Körper braucht Kohlenhydrate, Eiweiß und Fett, um optimal zu funktionieren. Darüber hinaus sind Vitamine, Mineralstoffe, Spurenelemente und Ballaststoffe wichtig. Wasser ist zwar kein Nährstoff, aber zwingend notwendig für den Stoffwechsel – ohne Flüssigkeitszufuhr könnten wir nicht leben.

Gesunde Ernährung bedeutet, dass unsere Nahrung alle Nährstoffe im richtigen Verhältnis zueinander und in der richtigen Menge enthält.

Entscheidend für die Qualität von Lebensmitteln ist ihre Nährstoffdichte, das ist das Verhältnis zwischen dem Nährstoff- und dem Energiegehalt (oder Brennwert). Süßigkeiten wie Schokolade oder Kuchen haben z. B. zwar einen hohen Kaloriengehalt, liefern aber wenige lebenswichtige Nährstoffe; Experten sprechen deshalb von „leeren Kalorien", die den Organismus schnell belasten.

Heute geht man meist davon aus, dass eine ausgewogene, abwechslungsreiche Ernährung vollwertig sein sollte.

## Optimale Nährstoffverteilung laut DGE (Deutsche Gesellschaft für Ernährung)

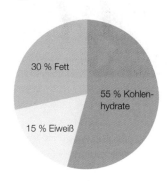

30 % Fett

55 % Kohlenhydrate

15 % Eiweiß

Die Werte gelten für Erwachsene. Kinder und Jugendliche brauchen mehr Energie und dürfen etwas mehr Eiweiß und Fett zu Lasten der Kohlenhydrate essen.

# Richtig Essen mit der Ernährungspyramide

Wie einfach gesunde Ernährung mit den richtigen Lebensmitteln ist, sehen Sie hier. Die Basis Ihres Speiseplans sollten Getreideprodukte bilden, während Fette und Fettreiches nur das I-Tüpfelchen auf Ihrem persönlichen Ernährungsplan sind.

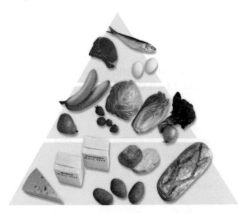

Gruppe 1: Getreide, Getreideprodukte und schonend zubereitete Kartoffeln
Gruppe 2: Gemüse, Salat und Rohkost gehören stets dazu
Gruppe 3: Unverzichtbar: täglich frisches Obst
Gruppe 4: Fettarme Milch und Milchprodukte für Erwachsene, Kleinkinder dürfen Milch und Milchprodukte mit normalem Fettanteil zu sich nehmen
Gruppe 5: Fleisch, Wurst und Eier sparsam genießen
Gruppe 6: Fette, Öle und fettreiche Speisen dosiert essen. Die Versorgung mit den lebensnotwendigen Fetten ist auch durch versteckte Fette gewährleistet

# Die 10 Regeln der gesunden, vollwertigen Ernährung

Zusammengestellt von der Deutschen Gesellschaft für Ernährung (DGE)

Die moderne gesunde Ernährung sollte so vollwertig wie möglich sein. Dazu gelten diese Empfehlungen:

### Regel 1
Vielseitig essen – damit Ihr Körper alle Nährstoffe erhält, die er braucht. Der Energiegehalt der Nahrung sollte Ihrem Bedarf angemessen sein.

### Regel 2
Getreide sollte täglich auf Ihrem Speiseplan stehen: Vollkornbrot, Gerichte aus ganzen Getreidekörnern oder Müsli. Auch Kartoffeln sind unverzichtbar.

### Regel 3
Essen Sie fünfmal am Tag kleine Portionen frisches Obst und Gemüse – also zu jeder Mahlzeit einmal.

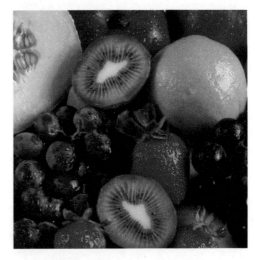

**Regel 4**

Fleisch, Wurst und Eier sollten wegen des hohen Fett- und Eiweißgehaltes nur einmal pro Woche und in kleinen Portionen auf den Tisch kommen. Nehmen Sie diese Nahrungsmittel häufiger oder in größeren Mengen zu sich – etwa mehr als 1–2 Eier pro Woche – so ist Ihre Ernährung nicht mehr vollwertig. Magerer Fisch ist öfter erlaubt.

**Regel 5**

Man sollte nicht nur weniger Fett – empfohlen werden nicht mehr als 1 Gramm Fett pro Kilogramm Körpergewicht pro Tag – sondern auch die richtigen, möglichst pflanzlichen Fette zu sich nehmen. Mindestens ein Drittel des Verzehrs sollte auf einfach ungesättigte Fettsäuren entfallen, gesättigte und mehrfach gesättigte Fettsäuren sollten jeweils höchstens ein Drittel des Verzehrs ausmachen.

**Regel 6**

Verwenden Sie Zucker und Salz so sparsam wie möglich. Zucker schädigt die Zähne und bringt den Blutzuckerspiegel durcheinander, Salz kann zu Bluthochdruck führen. Salzen Sie mit Jodsalz.

**Regel 7**

Unser Organismus braucht reichlich Flüssigkeit. Trinken Sie täglich 1,5 bis 2 Liter Flüssigkeit, bevorzugt Wasser, ungesüßte (Kräuter)-Tees in wechselnden Sorten und verdünnte Säfte. Milch und Kaffee sollten nicht in Ihre Flüssigkeitsbilanz einberechnet werden.

**Regel 8**

Achten Sie darauf, Lebensmittel rasch zu verbrauchen und schonend zuzubereiten.

Also sanft Dünsten statt Frittieren oder Braten, Rohkost statt Gekochtem usw. Auch beim Erwärmen von Speisen werden Vitamine zerstört.

**Regel 9**

Nehmen Sie sich Zeit zum Essen und genießen Sie jede Mahlzeit. Die alte Regel „Gut gekaut ist halb verdaut" stimmt auch heute noch.

**Regel 10**

Achten Sie regelmäßig auf Ihr Gewicht!

---

### Lebensmittelskandale – was dürfen wir noch essen?

Antibiotika, Hormone, Pestizide, Bakterien, Schimmelpilze, Nitrofurane und, und, und – die Lebensmittelskandale der letzten Jahre haben uns die Augen dafür geöffnet, dass unsere Nahrungsmittel nicht immer sicher sind. Was tun? Ernährungsexperten raten, möglichst auf naturbelassene Nahrungsmittel zu vertrauen, viel frisches Obst und Gemüse sowie Vollkornprodukte zu essen. Eben alles, was zur Vollwerternährung gehört. Den perfekten Schutz vor schadstoffbelasteten Lebensmitteln allerdings gibt es nicht.

---

# Gesund und zufrieden mit dem richtigen Gewicht

Schlank und schön – so lautet eines der wichtigsten Ideale unserer Zeit, dem wir fast alle nacheifern. Tatsächlich ist es auch gesundheitlich von Vorteil, sein persönliches Idealgewicht zu halten. Mit dem gängigen Schönheitsideal des Superschlanken allerdings hat das nicht immer etwas zu tun. Denn heute wissen wir,

Gesunde Ernährung

dass untergewichtige Models ebenso ungesund leben wie deutlich Übergewichtige. Gesundheitlich empfehlenswert ist der gesamte mittlere Gewichtsbereich – auch wenn heute das Normalgewicht unter einem rein optischen Gesichtspunkt schon als mildes Übergewicht bewertet wird! Ärzte empfehlen deshalb allen, die weder über- noch untergewichtig sind, einfach ihr individuelles Wohlfühlgewicht zu halten.

Für die Bestimmung des normalen bzw. idealen Gewichtes gibt es verschiedene Verfahren:

## Der Broca-Index

Normalgewicht = Körpergröße in cm – 100
Idealgewicht = Normalgewicht – 10 %
bei Männern, –15 %
bei Frauen

Der Broca-Index ist einfach zu berechnen, aber nur für Personen zwischen 160 und 180 cm Körpergröße geeignet.

## Der Body-Mass-Index

BMI = Körpergewicht in kg: Körpergröße in $m^2$

## Waist-to-hip-ratio (Verhältnis Taillen-Hüftumfang)

Hier wird der Typ der Fettverteilung im Körper bestimmt (Apfel- oder Birnentyp)
WHR = Taillenumfang : Hüftumfang
Ein Wert unter 0,9 spricht für den Birnentyp, ein Wert >1,0 für die Apfelform.

## Bestimmung des Körperfettanteils

Die individuelle Bestimmung des Anteils von Körperfett am Gewicht sagt mehr über die Gesundheit einer Person aus als das Gewicht allein. Eine stark muskulöse Person z. B. darf erheblich mehr wiegen als ein Sportmuffel, dessen Gewicht viel stärker auf Körperfett als auf Muskelmasse beruht.

Die Normwerte liegen für Männer bei nicht mehr als 23 %, für Frauen bei nicht mehr als 27 % Fettanteil am Körpergewicht.

Der Körperfettanteil ist nicht leicht zu bestimmen. Verfahren wie die Bestimmung der Hautfaltendicke sind relativ ungenau, die manchmal praktizierte Infrarotmessung oder die Messung mit Elektroden und Schwachstrom dagegen genau, aber sehr aufwändig.

## Haben Sie Übergewicht?
### So beurteilt die Weltgesundheitsorganisation WHO Ihr Gewicht

| Kategorie | BMI (kg/m$^2$) | Broca-Übergewicht (in %) |
|---|---|---|
| Untergewicht | >18,5 | – |
| Normalgewicht | 18,5–24,9 | – |
| Übergewicht | 25–29,9 | |
| Adipositas Grad I | 30–34,9 | 0–20 |
| Adipositas Grad II | 35–39,9 | 20–70 |
| Adipositas Grad III | über 40 | über 70 |

Etwa jeder dritte erwachsene Bundesbürger ist übergewichtig. In den letzten Jahren ist auch der Anteil übergewichtiger Kinder gestiegen.

# Richtig essen – der Energiebedarf des Körpers

Der tägliche Energiebedarf liegt je nach Geschlecht, Alter und Körpergröße meist zwischen 8 400 und 10 000 KJ (bzw. 2 000 bis 2 400 kcal). Sinnvoll ist es, wenn 25 % auf das Frühstück entfallen, wenn man zwei Zwischenmahlzeiten zu je 10 % einplant, das Mittagessen etwa 30 % und das Abendessen die restlichen 25 % der Energie bringt.

Der Energiebedarf eines Menschen setzt sich zusammen aus dem Grundumsatz und dem Leistungsumsatz. Der Grundumsatz ist die Energiemenge, die ein Mensch im Zustand der Untätigkeit verbraucht, um alle Körperfunktionen aufrecht zu erhalten. Der Leistungsumsatz entspricht der Energiemenge, die ein Mensch für alle seine tagtäglichen Tätigkeiten braucht und ist deshalb je nach Beruf, Lebensalter und Gewohnheiten extrem unterschiedlich.

Ein Beispiel: Ein 70 kg schwerer Mann, dessen berufliche Tätigkeit überwiegend sitzend ausgeübt wird, hat ungefähr folgenden Bedarf:

| Grundumsatz | Normalgewicht in kg x 24 Stunden (1 680 kcal) |
|---|---|
| Leistungsumsatz | 1/3 des Grundumsatzes (560 kcal) |
| Energiebedarf | 2 240 kcal |

Sein Gewicht hält dieser Mann, wenn die mit der Nahrung aufgenommene Energiemenge und der tägliche Energieverbrauch sich die Waage halten. Um sinnvoll Gewicht zu reduzieren, müsste er seinen Energiebedarf langfristig um 1/3 pro Tag unterschreiten. Allerdings wird heute empfohlen, nicht nur den Brennwert der Nahrung auszurechnen, sondern auch zu unterscheiden, ob man Fett-, Eiweiß- oder Kohlenhydrat-Kalorien zu sich nimmt.

### Diät-Risiko Jojo-Effekt

Bei jeder Diät baut der Körper zuerst Wasser und Muskelgewebe ab, während die Fettreserven erst langfristig angegriffen werden. Eine kurzfristige Diät erhöht deshalb paradoxerweise den Körperfettanteil. So kommt es zum gefürchteten Jojo-Effekt: kurz nach einer Diät wird das ursprüngliche Gewicht sogar überschritten. Dagegen hilft nur eine langfristige Ernährungsumstellung.

# Wenn Essen krank macht – so beugen Sie ernährungsbedingten Krankheiten vor

Falsche, einseitige Ernährung kann gravierende Folgen haben. Schon wenn Ihr Vitaminbedarf eine Zeit lang nicht gedeckt ist, werden Sie sich häufig müde und ausgelaugt fühlen. Nahrungsergänzungsmittel wie Vitaminpillen helfen höchstens vorübergehend. Wenn Sie aber langfristig nicht das Richtige essen, drohen ernsthafte Krankheiten.

## Arteriosklerose

Wer jahre- oder jahrzehntelang zuviel Fett mit der Nahrung aufnimmt, hat ein erhöhtes Risiko, an Arterienverkalkung zu erkranken.

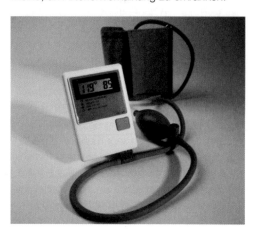

## Bluthochdruck

Fettstoffwechselstörungen wie z. B. ein erhöhter Cholesterinspiegel (die häufig durch falsche Ernährung bedingt sind), hoher Salzverzehr, Übergewicht, dauernder Stress und Alkohol- oder Tabakkonsum erhöhen das Risiko, an Bluthochdruck zu erkranken.

## Diabetes (Zuckerkrankheit)

Diabetes vom Typ II wird durch Übergewicht und Bewegungsmangel begünstigt. Die Spätfolgen dieses ernsten Leidens können dramatisch sein: Netzhauterkrankungen, Durchblutungsstörungen bis hin zum Schlaganfall oder Herzinfarkt, Erkrankungen des Nervensystems.

## Gicht

Vor allem Männer, die häufig und große Mengen Fleisch verzehren oder die viel Alkohol trinken, haben ein erhöhtes Risiko, an der Stoffwechselstörung zu erkranken.

## Krebs

Auch wenn Experten die genauen Zahlen nicht kennen – falsche Ernährung scheint einige Krebsarten zu begünstigen, etwa den gefürchteten Dickdarmkrebs. Zur Prävention wird deshalb empfohlen, den Fettverzehr zu reduzieren, möglichst selten geräucherte oder gepökelte Nahrungsmittel zu essen, wenig Alkohol zu trinken, täglich möglichst reichlich frisches Obst und Gemüse zu essen und viele Ballaststoffe mit der Nahrung zu sich zu nehmen.

## Osteoporose

Dem natürlichen Abbau von Knochenmasse kann man mit dem Verzehr kalziumhaltiger Lebensmittel wie Milch und Milchprodukte, Fisch, grünem Blattgemüse und Nüssen entgegenwirken. Auf Alkohol, Kaffee und koffeinhaltige Softdrinks sollte man den Knochen zuliebe möglichst ganz verzichten.

## Übergewicht

Das Gesundheitsrisiko Nr.1 führt häufig zu Bluthochdruck, Magen-Darm-Erkrankungen, Gelenkerkrankungen und Diabetes.

## Zahnkaries

Obwohl Zahnschmelz die härteste Substanz im menschlichen Körper ist, kann er durch Säuren zersetzt werden – Karies entsteht. Davon sind fast 98 % der Bevölkerung betroffen! Vor allem der Zucker in der Nahrung ist Gift für den Zahnschmelz. Äpfel, Milch und Milchprodukte sowie Gemüse wie Möhren sind dagegen gut für die Zähne. Beste Voraussetzung für gesunde Zähne ist perfekte Mundhygiene.

# Nahrungsmittelzusätze – gesund oder nutzlos?

Vom Traubenkernextrakt bis zur gefriergetrockneten Stutenmilch, vom Algenpulver bis zur Rotweintablette – nicht nur in Deutschland boomt der Markt der Nahrungsmittelzusätze. Viele Menschen wissen, dass sie sich nicht optimal ernähren, zu wenig frisches Obst und Gemüse oder Getreideprodukte verzehren. Mit dem Griff zur „Gesundheitspille" oder dem Vitaminpräparat möchten sie Ernährungsfehler ausgleichen.

Neben Vitaminen und Spurenelementen sind so genannte bioaktive Stoffe, die den Stoffwechsel im Körper positiv beeinflussen, derzeit besonders in der Diskussion: Glucosinolate, Karotinoide, Phytosterine, Polyphenole, Flavonoide, Saponine, Sulfide und andere mehr. Gemüse- und Obstextrakte in Kapseloder Pillenform sollen diese wertvollen Substanzen auch ohne Ernährungsumstellung zugänglich machen. Der Nutzen ist umstritten – denn nur wer sich vollwertig ernährt, nimmt garantiert ausreichend von den unentbehrlichen Helfern zu sich.

# Sport und Gesundheit

**F**itness bedeutet, körperlich leistungsfähig sein und auch mal anstrengende Extras zu bewältigen – wie z. B. ein paar Umzugskartons zu schleppen – ohne aus der Puste zu kommen. Weil sportliche Betätigung positive Auswirkungen auf das Herz-Kreislauf-System, den Stoffwechsel, das Immunsystem und die Knochendichte hat, wirkt Bewegung sogar lebensverlängernd. Bewegungsmuffel sind 55 % anfälliger für Krankheiten. Heute weiß man, dass auch die Psyche profitiert. Sport baut Stresshormone im Blut ab, stärkt die allgemeine Vitalität, fördert den Schlaf und unterstützt sogar bei ernsten Depressionen die Heilung.

## Regelmäßig trainieren – gezielt und mit Spaß

Der Deutsche Sportärztebund empfiehlt, als optimale Gesundheitsprophylaxe drei- bis viermal pro Woche 20 bis 40 Minuten lang Sport zu treiben.

Wenn Sie sich nach Ihrem Trainingspensum angenehm müde fühlen, liegen Sie genau richtig; wenn Sie „erschlagen" sind, haben Sie sich wahrscheinlich zuviel zugemutet. Im Zweifelsfall immer den Arzt fragen!

Ausdauer, Kraft und Beweglichkeit sind die wichtigsten Trainingsziele. Sportarten wie Rad fahren, Joggen, Schwimmen, aber auch Aerobic, Gymnastik oder Tanzen stärken die Kondition. Bei Rückenschmerzen oder Gelenkbeschwerden hilft gezieltes Muskeltraining, das Knochen, Bänder und Gelenke entlastet und

dem natürlichen Knochenabbau entgegenwirkt; in Kombination mit Ausdauertraining wird der ganze Körper ideal gefordert.

Mal ehrlich: Sport soll uns auch schöner machen. Krafttraining wirkt gewebestraffend und ein höherer Muskelanteil am Körper macht eine bessere Figur. Das hebt unser Selbstbewusstsein – und das wiederum ist unglaublich entspannend ...

Viele Hobbysportler hoffen auf eine Gewichtsreduktion. Dafür muss man allerdings sehr regelmäßig und sehr gezielt trainieren. Kurzfristiges Abnehmen durch Sport ist kaum möglich, weil durch Training rasch Muskelmasse aufgebaut wird – und die ist schwer. Langfristig aber kann man durch den erhöhten Kalorienverbrauch, vor allem aber durch den beschleunigten Stoffwechsel sehr wohl gezielt abnehmen.

### Sport verbraucht Energie

... trotzdem sollten Sie den Kalorienbedarf beim Training nicht überschätzen. Ein paar Beispiele. Um nur 100 kcal „abzuarbeiten" – das entspricht einem Riegel Schokolade, einem Brötchen ohne Belag, zwei Esslöffeln Sahne oder zwei Löffeln Nuss-Nougat-Creme – müssen Sie sich ziemlich abstrampeln:

| Dauer in Minuten | Tätigkeit |
| --- | --- |
| 120 Minuten | spazieren gehen |
| 30 Minuten | Wandern |
| 10 Minuten | Joggen |
| 15 Minuten | Rudern |
| 20 Minuten | Schwimmen |

## Die ideale Pulsfrequenz beim Sport

Beim Sport dürfen Sie sich mal so richtig auspowern. Neben der Trainingsdauer ist die jeweils erzielte Pulsfrequenz wichtig für den Erfolg. Ihre Pulsfrequenz können Sie überschlagsmäßig so berechnen: zählen Sie am Handgelenk die Pulsschläge innerhalb von 15 Sekunden und multiplizieren Sie das Ergebnis mit vier.

Bei einem gesunden Erwachsenen liegt der Ruhepuls bei 60 bis 90 Schlägen pro Minute. Junge Menschen können ihren Puls bei Belastung auf bis zu 200 Schläge steigern, ältere Menschen auf maximal 150.

Für das Training gilt:

| | |
|---|---|
| Maximale Pulsfrequenz | 220 minus Lebensalter |
| 50–60 % davon | Gesundheitszone |
| 60–70 % davon | Fettverbrennungszone |
| 70–85 % davon | Aerobe Zone |
| 85–100 % davon | Anaerobe Zone (nur für Hochleistungssportler) |

# Fit und gesund auch im Alter

Grundsätzlich ist sportliche Betätigung auch im Alter wichtig – dann bleibt man auch geistig länger fit. Die goldenen Sportler-Regeln gelten übrigens nicht nur für reifere Hobbysportler:

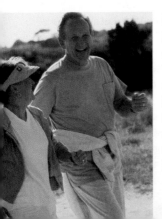

### Regel 1

Lassen Sie sich vor dem Beginn Ihres Trainings ärztlich untersuchen, dann können Sie Belastungen individuell abstimmen, z. B. auf Ihr Herz-Kreislaufsystem.

### Regel 2

Wählen Sie die Sportart, die zu Ihnen passt. Leiden Sie bereits an Osteoporose, ist eine Sportart, bei der Sie stürzen könnten, nicht empfehlenswert.

### Regel 3

Vermeiden Sie Überlastungen. Untrainierte starten mit geringer Intensität und steigern die Anforderungen langsam.

### Regel 4

Nach dem Training und zwischen den einzelnen Trainingstagen sollten Sie sich ausreichende Erholungsphasen gönnen.

### Regel 5

Bei Krankheit, auch bei einer vermeintlich harmlosen Erkältung, sollten Sie mit dem Sport pausieren.

### Regel 6

Verletzungen nicht auf die leichte Schulter nehmen und stets vollkommen ausheilen lassen.

### Regel 7

Zweckmäßige Sportbekleidung unterstützt Ihren Trainingserfolg.

### Regel 8

Ausreichende Flüssigkeitszufuhr und ausgewogene Ernährung sind unerlässlich.

### Regel 9

Fragen Sie Ihren Arzt, ob Sie weiter Sport treiben dürfen, wenn Sie Medikamente einnehmen.

### Regel 10

Haben Sie keine Freude an der Bewegung, machen Sie etwas falsch. Sport macht Spaß – das sollte Ihr oberster Leitsatz sein.

# Stress – Grundübel unserer Zeit

Ursprünglich wurde der Begriff von Hans Selye eingeführt, heute ist er allgegenwärtig. Der ungarische Arzt wollte damit alle Reaktionen unseres Organismus auf äußere Anforderungen beschreiben.

Selye unterschied bereits zwei Formen von Stress: den negativ-belastenden Distress, der krank machen kann, und den positiv-fordernden Eustress, der uns leistungsfähig macht und die Gesundheit fördert. Ein gewisses Maß an Stresserleben bzw. Anspannung ist im Alltag lebensnotwendig, weil nur dadurch unsere Konzentration etwa im Straßenverkehr, bei komplexen beruflichen Aufgaben oder in Prüfungssituationen gewährleistet ist.

Entwicklungsgeschichtlich ist Stress als Bereitstellungsreaktion zu interpretieren, die dafür sorgt, dass genug Energie für Flucht oder Kampf zur Verfügung steht. Die dabei ausgeschütteten Stresshormone helfen uns, rasch und effizient zu reagieren. Physische Energie wird allerdings heute in Belastungssituationen so gut wie nie mehr gebraucht; deshalb entsteht unter Stress ein Energieüberschuss, der uns körperliche und psychische Probleme bereiten kann.

Psychisch erleben wir Stress meist als Überforderung. Wichtig dabei: die eigentliche Stresswirkung ist entscheidend von unserer Wahrnehmung abhängig, vor allem davon, ob wir das Gefühl haben, eine Situation „im Griff zu haben".

Stressreaktionen werden im Körper vom vegetativen (autonomem) Nervensystem gesteuert und lassen sich deshalb nicht willentlich beeinflussen.

Wenn man Stress bewältigen will, gibt es drei grundsätzliche Strategien: 1. Man lernt, Stresssituationen auszuhalten, 2. Man meidet Stresssituationen ganz, 3. Man lernt, mit den Wirkungen der Stresssituation umzugehen.

> Ermüdung durch körperliche Beanspruchung wird am besten durch Ruhe ausgeglichen, Stress wird dagegen nur durch körperliche Aktivität abgebaut!

## Welche Entspannungsmethoden helfen?

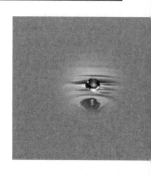

Fast alle Menschen erleben gelegentlich oder häufig Stress, deshalb gibt es inzwischen eine ganze Reihe von Anti-Stress-Strategien. Gezielte Entspannung mobilisiert ganz nebenbei unsere Energiereserven und kann zu Leistungssteigerungen von 40 % und mehr führen. Grundsätzlich unterscheidet man zwischen **Fremdbeeinflussungsverfahren** und **Selbstbeeinflussungsverfahren**.

Lässt man sich vom Profi mit einer Massage verwöhnen oder relaxt man zu Hause bei einem **warmen Bad mit entspannenden Zusätzen** oder einer speziellen **CD mit Entspan-**

nungsmusik, dann bleibt man selbst passiv, lässt nur den Körper reagieren. Zum schnellen Abschalten ist das ideal.

Genussmittel wie **Tabak, Alkohol** oder gar **Drogen** versprechen zwar kurzfristige Entspannung, doch schafft regelmäßiger Konsum neue, gravierendere Probleme.

Bei schwerem Dauerstress kann **Hypnose** helfen, allerdings sollte nur ein qualifizierter Arzt die Behandlung durchführen.

In besonders hartnäckigen Fällen von Stress kann der Arzt **Medikamente** verschreiben, doch sollten diese so bald wie möglich durch **aktive Stressbewältigungsstrategien** ersetzt werden. Denn nur diese helfen dauerhaft.

Für körperlich Gesunde ist **sportliches Ausdauertraining** eines der besten Mittel, weil damit Stresshormone im Blut abgebaut werden. Sport wirkt sogar bei Depression lindernd.

In den letzten Jahrzehnten sind eine fast unüberschaubare Zahl an **Entspannungstechniken** mit **körperlichem oder psychischem Schwerpunkt** entstanden. Autogenes Training, Yoga, Tai Chi und progressive Muskelrelaxation nach Jacobsen gehören zu den bekanntesten. Fragen Sie im Zweifel immer Ihren Arzt, welches Verfahren für Sie geeignet ist.

Bei schwerem und dauerhaftem Stress kann eine **Psychotherapie** sinnvoll sein.

## Mal ehrlich – leiden Sie unter Stress?

Mit unseren 10 Fragen können Sie Ihr Stress-Risiko testen. Wenn Sie mehr als drei Mal mit „manchmal" oder „oft" antworten, sind Sie stressgefährdet und sollten etwas für sich tun.

## Ihr persönliches Stress-Risiko

**Frage 1**

Leiden Sie schon morgens an Müdigkeit?

**Frage 2**

Fühlen Sie sich im Alltag angespannt?

**Frage 3**

Gelingt es Ihnen schwer, vom Berufsleben abzuschalten?

**Frage 4**

Sind Sie oft ungeduldig?

**Frage 5**

Sind Sie manchmal reizbar?

**Frage 6**

Können Sie sich schwer konzentrieren?

**Frage 7**

Haben Sie Magenschmerzen?

**Frage 8**

Fällt es Ihnen schwer, Entscheidungen zu treffen?

**Frage 9**

Leiden Sie an Schlafstörungen?

**Frage 10**

Quält Sie innere Unruhe?

## Stressbewältigung nicht auf eigene Faust!

Nicht alle Beschwerden sind Stress-bedingt. Lassen Sie bei länger anhaltenden Problemen unbedingt beim Arzt abklären, ob z. B. hinter einer „Nervosität" eine körperliche Störung steckt!

# Impfen – ja oder nein?

D ie Zeit der großen Seuchen, als Pocken oder Pest Tausende Menschen dahinrafften, ist heute vorbei. In Deutschland gibt es deshalb weder für Erwachsene noch für Kinder eine Impfpflicht. Nur zwei Prozent aller Eltern lassen ihr Kind nicht impfen, aus Angst vor Impfschäden oder weil sie glauben, dass Impfungen das Immunsystem schwächen, schuld an der Zunahme allergischer Krankheiten sind oder dass Kinder bestimmte Krankheiten durchmachen sollten. Die überwiegende Mehrheit der Ärzte befürwortet bestimmte Impfungen – auch, weil Impfstoffe zu den sichersten Medikamenten gehören.

Am Robert Koch-Institut besteht eine Ständige Impfkommission (STIKO), die regelmäßig Empfehlungen für oder gegen bestimmte Impfungen und für bestimmte Personengruppen ausspricht. Dabei werden sowohl das Auftreten bestimmter Krankheiten wie auch Neuentwicklungen bei den Impfstoffen berücksichtigt.

## Wie funktionieren Impfungen?

Bei Infektionskrankheiten dringen krankmachende Erreger in den Körper ein, vermehren sich und stören die normalen Funktionen. Das menschliche Immunsystem versucht, die Keime zu eliminieren, indem es so genannte Antikörper bildet, die die Erreger zerstören. Gelingt dies, wird der Betroffene wieder gesund. Reichen die Antikörper nicht aus oder werden sie mit den Keimen nicht fertig, drohen

– je nach Art der Infektion – Gesundheitsschäden oder sogar der Tod.

Hat der Organismus so einen Bakterien- oder Viren-Angriff schon einmal überstanden, erinnert sich das Immunsystem beim nächsten Kontakt mit dem gleichen Erreger sofort und bildet aus Erinnerungszellen die erforderlichen Antikörper. Eine Erkrankung bricht dann gar nicht erst aus oder verläuft harmlos. Auf diesem Prinzip beruht eine so genannte **aktive Immunisierung**: der Körper wird mit abgetöteten oder stark abgeschwächten Erregern konfrontiert, die ihn zur Antikörperbildung anregen, aber nicht aggressiv genug sind, ihn krank zu machen. Kommt es zu einem Kontakt mit dem echten Erreger, sind bereits Antikörper vorhanden. Um einen vollständigen Impfschutz zu erreichen, müssen viele Impfungen mehrmals durchgeführt werden. Bei der **passiven Immunisierung** werden nicht abgeschwächte Erreger, sondern fertige Antikörper verabreicht; diese Art der Impfung hält allerdings nur einige Wochen vor.

Je nach Art des Impfstoffes besteht ein geringes Risiko, dass eine Krankheit durch die Impfung selbst ausbricht; die STIKO oder Ihr Arzt informieren Sie darüber. Im – äußerst seltenen – Fall von Impfschäden besteht übrigens ein gesetzlicher Anspruch auf Versorgung, falls es sich um eine von der STIKO empfohlene Impfung handelt.

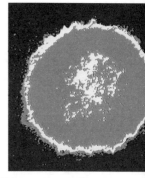

## Impfreaktionen

Leichte Impfreaktionen wie eine milde Temperaturerhöhung über zwei bis drei Tage oder eine leichte Schwellung oder Rötung der Impfstelle sind nicht besorgniserregend. Überempfindlichkeitsreaktionen sind sehr selten; informieren Sie sofort Ihren Arzt, wenn Sie auffallende Symptome bemerken.

# Wogegen sollten Sie sich und Ihr Kind impfen lassen?

Erwachsene sollten Impfungen regelmäßig auffrischen lassen. Älteren und chronisch Kranken empfiehlt die STIKO Grippe- und Pneumokokken-Schutzimpfungen.

Bei Frühgeborenen und Kindern mit chronischen Erkrankungen, insbesondere der Lungen, ist eine Pneumokokkenimpfung ab dem zweiten Lebensmonat verfügbar.

Um die Zahl der Injektionen möglichst gering zu halten, werden bevorzugt Kombinationsstoffe eingesetzt.

# Lebensnotwendig – Impfschutz auf Reisen

Die Deutschen sind ungekrönte Weltmeister im Verreisen, Urlaube in tropischen Gefilden Standard. Informationen über die notwendigen Impfungen in Ihrem Reiseland sind deshalb unverzichtbar für die Reise-Vorbereitung.

Planen Sie ausreichend Zeit ein! Bestimmte Impfungen wie die Gelbfieberimpfung dürfen nicht von jedem niedergelassenen Arzt durchgeführt werden. Informationen bekommen Sie bei Tropeninstituten und Ihrem Arzt.

**Von der STIKO empfohlene Impfungen**

| Alter | Art der Impfung |
| --- | --- |
| Ab 3. Lebensmonat | **Diphtherie-Tetanus** (Wundstarrkrampf)-**Pertussis** (Keuchhusten) 3x im Abstand von mind. 4 Wochen in Kombination mit **Poliomyelitis** (Kinderlähmung) 3x im Abstand von mind. 4 Wochen und **Haemophilus influenzae Typ b** (Erreger u. a. von Hirnhautentzündung) und **Hepatitis B** (Leberentzündung) 3x im Abstand von mind. 4 Wochen |
| Ab 12.–15. Lebensmonat | **Masern-Mumps-Röteln** |
| Ab 15. Lebensmonat | **4. D-T-P-Polio-Hib-HepB-Impfung** |
| Ab 15.–23. Lebensmonat | **2. MMR-Impfung** (frühestens 4 Wochen nach der 1.) |
| 6.–8. Lebensjahr | **D-T-Impfung** |
| Ab 10. Lebensjahr | **Polio** (Wiederimpfung) und Kombiimpfung D-T (evtl. Pertussis) |
| 11.–15. Lebensjahr | **Röteln** (alle Mädchen) bei fehlender Rötelnimmunität **Hepatitis B** für alle noch nicht geimpften Jugendlichen |

Impfen – ja oder nein?

Laboruntersuchungen von Blut und Urin geben Ihrem Arzt schnell und objektiv Auskunft über Ihren Gesundheitszustand.

# Blutuntersuchungen

## Die Blutsenkung

Die Geschwindigkeit, mit der die festen Bestandteile einer Blutprobe nach einer bestimmten Zeit nach unten sinken, gibt – wenn sie erhöht ist – einen ersten Hinweis auf eine Entzündung im Körper.

### Normalwerte der Blutsenkung

| Zeit | Frauen | Männer |
|------|--------|--------|
| 1 Stunde | 3–10 mm | 3–8 mm |
| 2 Stunden | 6–20 mm | 6–20 mm |

## Das kleine Blutbild

Die Untersuchung der Zahl der Erythrozyten (roten Blutkörperchen), Leukozyten (weißen

### Normalwerte des Kleinen Blutbildes

| Blutbestandteil | Frauen | Männer |
|-----------------|--------|--------|
| Erythrozyten | 4,0–5,2 Mio /µl | 4,5–5,9 Mio/µl |
| Leukozyten | 4000–9000 Zellen/µl | 4000–9000 Zellen/µl |
| Thrombozyten | 140.000–440.000 Z/µl | 140.000–440.000 Z/µl |
| Hämoglobin | 12,0–16,0 g/dl | 14,0–18,0 g/dl |
| Hämätokrit | 37–47 % | 42–52 % |

Blutkörperchen), Thrombozyten (Blutplättchen), der Menge des Hämoglobins (roter Blutfarbstoff) sowie des Hämatokrits (prozentualer Anteil aller Zellen am Gesamtvolumen des Blutes) wird als kleines Blutbild bezeichnet.

## Das Differentialblutbild

Zeigt das kleine Blutbild Abweichungen von der Norm für Leukozyten, wird der prozentuale Anteil der verschiedenen Unterarten der Leukozyten – bezogen auf die jeweilige Gesamtzahl – im Blut bestimmt.

## Bestimmung der Blutfette

Fett ist zwar der wichtigste Speicherstoff des Körpers, ein Zuviel aber belastet die Gesundheit. Deshalb kontrolliert der Arzt den Blutfettgehalt regelmäßig.
Zum Transport wird das Blutfett in Eiweiße eingebettet. Diese Kombination aus Fetten (Lipiden) und Eiweißen (Proteinen) bezeichnet man als Lipoproteine.

Das wichtigste Blutfett ist das Cholesterin, das als Lipoprotein hoher Dichte (HDL) und als Lipoprotein geringer Dichte (LDL) vorkommt. Günstig ist ein hoher HDL-Wert und ein niedriger LDL-Wert.

Weitere Blutfette sind die Triglyzeride, das sind reine Energielieferanten, die bei Überversorgung des Körpers als Fettdepots gespeichert werden.

Laborwerte

# Bestimmung des Blutzuckers

## Normalwerte für den Blutfettspiegel

| Art des Blutfetts | Frauen | Männer |
|---|---|---|
| Gesamtcholesterin | Bis 230 mg/dl | Bis 230 mg/dl |
| LDL-Cholesterin | 70–180 mg/dl | 70–180 mg/dl |
| HDL-Cholesterin | 45–65 mg/dl | 35–55 mg/dl |
| Triglyzeride | Bis 200 mg/dl | Bis 200 mg/dl |

Mit der Blutzuckermessung lassen sich Krankheiten mit zu hohem und zu niedrigem Blutzuckerspiegel wie etwa Diabetes mellitus (Zuckerkrankheit) schnell diagnostizieren. Anhand der Blutzuckerwerte kann der Arzt auch den Verlauf der Krankheit kontrollieren.

## Normalwerte für den Blutzuckerspiegel im Nüchternzustand

| Erwachsene und Kinder | 70–110 mg/dl |
|---|---|
| Neugeborene | 30–40 mg/dl |
| Hinweis auf Diabetes | über 120–150 mg/dl |

## Bedeutung von Referenz- und Normalwerten

| Einheiten | Erklärung |
|---|---|
| g/dl | 1 Gramm pro 100 ml |
| mg/dl | 1 Milligramm (Tausendstel Gramm) pro 100 ml |
| µg/dl | 1 Mikrogramm (Millionstel Gramm) pro 100 ml |
| ng/ml | 1 Nanogramm (Milliardstel Gramm) pro 100 ml |
| mval/i | 1 Tausendstel der Stoffmenge, die einem Wasserstoffatom (als Referenz) gleichgesetzt ist (Milligrammäquivalent) |

Als Normalwerte gelten Ergebnisse, die bei 96 % aller gesunden Probanden gefunden werden.

Diese schwanken im Allgemeinen in einem gewissen Bereich, dem Referenzbereich.

# Urinuntersuchungen

Die Nieren reinigen unser Blut von Abfallstoffen und scheiden diese mit dem Urin aus. Der Urin gibt deshalb Auskunft über unseren Stoffwechsel sowie über den Gesundheitszustand von Niere und ableitenden Harnwegen.

Bei Routineuntersuchungen wird festgestellt, ob und in welcher Menge der Urin Eiweiß, Zucker, Nitrit, Ketone (bestimmte Säureverbindungen) und weiße oder rote Blutkörperchen oder Hämoglobin (roter Blutfarbstoff) enthält. Gesunder Urin darf diese Substanzen nicht enthalten; die Werte auf einem der üblichen Urin-Teststreifen müssen negativ sein.

Außerdem wird der PH-Wert des Urins, also sein Säuregehalt, bestimmt sowie untersucht, ob und in welchen Mengen er Bakterien enthält. Hat der Untersuchte Beschwerden, wird zudem die Farbe und Konsistenz des Urins bestimmt; der Harn kann je nach Erkrankung hell, dunkel, rot, weiß oder schwarz sein und schaumig wirken.

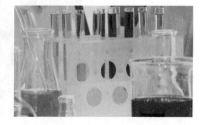

Laborwerte

# Vorsorge schützt Ihre Gesundheit

Vorbeugen ist die beste Medizin – diese bewährte Weisheit gilt ein Leben lang. In Deutschland haben die Krankenkassen daraus die Konsequenzen gezogen und bieten Vorsorgeuntersuchungen von der Zeit im Mutterleib bis ins hohe Seniorenalter an. Nutzen Sie diesen Service für Ihre Gesundheit!

## Vorsorgeuntersuchungen für Schwangere, Babies, Kleinkinder und Jugendliche

Damit von Anfang an alles optimal läuft, stehen werdenden Müttern während ihrer Schwangerschaft insgesamt zehn Vorsorgeuntersuchungen zu. Bei drei dieser Termine prüft der Arzt mit Ultraschall, ob eine Mehrlingsschwangerschaft vorliegt, ob das Kind unter Fehlbildungen leidet, ob es zeitgerecht entwickelt ist und ob die Plazenta richtig liegt. Unmittelbar nach der Geburt wird das Baby dann erstmals gründlich untersucht.

Für Kleinkinder sind in den ersten sechs Lebensjahren weitere acht kinderärztliche Untersuchungen vorgesehen, die die gesunde körperliche, soziale und geistige Entwicklung dokumentieren. Eine zusätzliche Untersuchung zwischen dem 12. und dem 14. Lebensjahr rundet diese Vorsorgemaßnahmen ab.

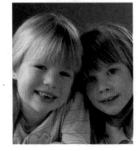

## Babyherzen schlagen schneller

| Die gesunde Pulsfrequenz ändert sich im Lauf des Lebens stark: | |
|---|---|
| Neugeborene | 140 Schläge / Minute |
| Kinder 2 Jahre | 120 Schläge / Minute |
| Kinder 4 Jahre | 100 Schläge / Minute |
| Kinder 10 Jahre | 90 Schläge / Minute |
| Kinder 14 Jahre | 85 Schläge / Minute |
| Erwachsene Frau | 75 Schläge / Minute |
| Erwachsener Mann | 62–70 Schläge / Minute |
| Senioren | 80–85 Schläge / Minute |

## Zahnärztliche Vorsorge

Die Gesundheit von Zähnen und Zahnfleisch kann jeder Mensch selbst bestimmen. Regelmäßige, gründliche Zahnreinigung – mindestens zweimal täglich – ist die beste Vorbeugung von Karies und Parodontose. Diese sollte schon im Säuglingsalter beginnen: Reinigen Sie Babys erste Beißerchen mit einem angefeuchteten Wattestäbchen. Kleinkinder sollten so bald wie möglich lernen, ihre Zähne selbst zu putzen.

Sobald Ihr Kind drei Jahre alt ist, sollten Sie es einmal jährlich zum Zahnarzt bringen, auch wenn alles in Ordnung scheint. Bei Kindern ab sechs Jahren sollte das Gebiss zweimal pro Jahr vom Zahnarzt kontrolliert werden; nicht nur Karies, sondern auch Fehlstellungen können dann rechtzeitig erkannt und korrigiert werden.

Schließlich gilt auch für Erwachsene: mindestens einmal pro Jahr zum Zahnarzt. Dabei sollten Sie auch Zahnstein professionell entfernen lassen.

## Gesundheits-Check-Ups

Frauen über 35 und Männer ab 45 sollten nicht nur regelmäßig zur Krebsvorsorge gehen, sondern auch den jährlichen Gesundheits-Check-Up in Anspruch nehmen, der von den Krankenkassen bezahlt wird. Er dient der Früherkennung von Herz-Kreislauf- und Nierenerkrankungen sowie von Diabetes.

Unabhängig davon sollten Sie bei Bedarf Augen und Gehör regelmäßig untersuchen lassen.

---

### Bluthochdruck – das alltägliche Risiko

Liegt Ihr Blutdruck über dem Normwert von maximal 140/90, so spricht der Arzt von Bluthochdruck. Etwa jeder fünfte Erwachsene über 40 Jahren leidet an dieser Krankheit, die zu Arterienverkalkung, Schlaganfall, Herzinfarkt, Nierenversagen und Erblindung führen kann.

---

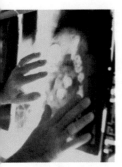

## Krebsvorsorgeuntersuchungen

Auch wenn die heimtückische Krankheit bis heute nicht besiegt ist – rechtzeitig erkannt bessern sich die Chancen auf Heilung bei vielen Krebsarten dramatisch. Voraussetzung ist, dass Sie regelmäßig die Krebsvorsorgeuntersuchungen wahrnehmen.

Jeder Erwachsene über 30 sollte einmal im Jahr seine Haut untersuchen lassen. Ab 45 Jahren wird Männern und Frauen empfohlen, zur Früherkennung von Darmkrebs zu gehen.

Von den Krankenkassen werden darüber hinaus folgende Maßnahmen empfohlen und bezahlt:

### Krebsvorsorge für Frauen

Ab 20 Jahren: jährliche Untersuchung von inneren und äußeren Geschlechtsorganen
Ab 30 Jahren: zusätzlich Untersuchung von Brust und Haut
Ab 45 Jahren: zusätzlich Enddarm- und Mastdarmuntersuchung.
Ab 50 Jahren: nach Absprache mit dem behandelnden Arzt eventuell zusätzlich Untersuchung der Brust mit Mammografie

### Krebsvorsorge für Männer

Ab 45 Jahren: Enddarm- und Mastdarmuntersuchung, Prostatauntersuchung

Nicht vergessen: vor der Vorsorge steht die Vorbeugung.

Tun Sie aktiv etwas dafür, Ihr persönliches Krebsrisiko zu senken: rauchen Sie nicht, trinken Sie so wenig Alkohol wie möglich, ernähren Sie sich gesund, bewegen Sie sich regelmäßig und vermeiden Sie Übergewicht, verzichten Sie auf ausgedehnte Sonnenbäder und ganz aufs Solarium, und schützen Sie sich vor bekanntermaßen krebserzeugenden Substanzen.

Gehen Sie zum Arzt wenn Sie Hautveränderungen oder Schwellungen bemerken, Sie ständig heiser sind, Probleme beim Stuhlgang oder Urinieren haben und wenn Sie plötzlich unerklärlich Gewicht verlieren.

# Die häufigsten Symptome und ihre Behandlung

# Analbeschwerden

**Fragen an den Arzt: Das wird der Arzt fragen:** Seit wann haben Sie die Beschwerden? • Haben Sie Schmerzen am After, Blut am Stuhlgang oder Durchfall?
**Das wird der Arzt fragen:** Haben Sie die Symptome regelmäßig? • Können Sie die Beschwerden mit anderen Gewohnheiten, wie Ernährung oder bestimmten Bewegungen in Verbindung bringen? • Essen Sie sehr fett oder trinken Sie häufig Alkohol?

| Symptome und Beschwerden | Verdacht auf | Behandlung |
|---|---|---|
| **Juckreiz am After und umgebender Haut** | • Infektionen (→ S. 271)<br>• Ekzem (→ S. 240)<br>• mangelnde Hygiene, übertriebene Hygiene<br>• Reizung durch Toilettenpapier<br>• häufiger Durchfall<br>• Lebensmittelunverträglichkeit (Gewürze, Zitrusfrüchte)<br>• chronische Erkrankungen (wie z. B. Diabetes, Lebererkrankungen, Darmerkrankungen)<br>• Nebenwirkung von Medikamenten | Bitte keine falsche Scham, konsultieren Sie Ihren Arzt und besprechen Sie mit ihm vertrauensvoll Ihr Problem |
| **Schmerzende Haut am After mit warzenartigen Wucherungen** | • Feigwarzen (→ S. 244) | 👁 Arztbesuch<br>• evtl. operative Entfernung sinnvoll |
| **Jucken am Po und weiße, bewegliche Würmer im Stuhl** | • Wurmerkrankung | 👁 Arztbesuch<br>• medikamentöse Behandlung hilft rasch |

Analbeschwerden

👁 Arztbesuch notwendig     🚑 Rettungsdienst rufen

| Symptome und Beschwerden | Behandlungsmöglichkeiten | |
| --- | --- | --- |
| | Verdacht auf | Behandlung |
| **Beim oder nach dem Stuhlgang schmerzender After**<br>• evtl. mit hellem Blut | • zu harter Stuhl und Einriss der Schleimhaut<br>• Analfissur (→ S. 217) | Blutungen vor, während und nach dem Stuhlgang sind immer ein Alarmzeichen<br>👁 konsultieren Sie Ihren Arzt; notwendig ist dann<br>• eine körperliche Untersuchung<br>• Austastung des Darmes<br>• evtl. Enddarmspiegelung (→ S. 313 )<br>• evtl. Blutentnahme zur weiteren Diagnosestellung |
| **Schmerzende Haut am After mit Bläschenbildung** | • Herpes genitalis (→ S. 261) | Infektionskrankheit/ Geschlechtskrankheit<br>👁 Arztbesuch und Erörterung notwendig |
| **Schmerzen am After und hellrotes Blut am Stuhl und knotige Schwellungen** | • Hämorrhoiden (→ S. 259 )<br>• Krebs (→ S. 281) | 👁 Arztbesuch notwendig<br>• Austastung des Darmes<br>• körperliche Untersuchung<br>• evtl. Enddarmspiegelung (→ S. 313 ) und Gewebeentnahme zur weiteren Diagnosestellung |

Analbeschwerden

| Symptome und Beschwerden | Behandlungsmöglichkeiten | |
|---|---|---|
| | Verdacht auf | Behandlung |
| **Gerötete, gespannte Haut neben dem After mit Schwellung und Schmerz** | • Abszess (→ S. 214) | 👁 Arztbesuch<br>• meist operative Therapie, ambulant oder in der Klinik |
| **Schleimig-eitriges Sekret beim Stuhlgang**<br>• evtl. Schmerzen mit Durchfall und häufige Stuhlentleerung | • Darmentzündung<br>• Proktitis (→ S. 311)<br>• Colitis (→ S. 232) | 👁 Arztbesuch<br>• körperliche Untersuchung<br>• Blutabnahme<br>• Enddarmspiegelung (→ S. 313)<br>• Coloskopie (→ S. 232)<br>• Stuhluntersuchung |
| **Schmerzhaftes, knotiges bläuliches Gebilde neben Schließmuskel** | • Analthrombose (→ S. 324) | Abwartendes Verhalten und kurzfristige Salbenbehandlung möglich, ansonsten Arztbesuch mit kleinem harmlosen operativen Eingriff |
| **Weiche Hautfalte am After, häufiger Juckreiz** | • Marisken (→ S. 292) | Harmlose Veränderung der Afterschleimhaut, sorgfältige Reinigung nach Toilettengang |
| **Gerötete, schuppige, juckende feuchte Haut im Analbereich** | • Analekzem (→ S. 240) | 👁 konsultieren Sie Ihren Arzt und besprechen Sie Ihr Problem |

Analbeschwerden

👁 Arztbesuch notwendig　　🚑 Rettungsdienst rufen

| Symptome und Beschwerden | Behandlungsmöglichkeiten | |
|---|---|---|
| | Verdacht auf | Behandlung |

# Angstzustände

**Fragen an den Arzt:** Wie kann ich entscheiden, ob diese Ängste schon krankhaft sind? • Kann ich meine Stimmung selbst verändern? • Können die Ängste durch bestimmte Verhaltensweisen vermieden werden? **Das wird der Arzt fragen:** Seit wann haben Sie die Ängste? • Gibt es mögliche Auslöser, wie Gedanken, Personen oder Gespräche? • Nehmen Sie Medikamente, sind Sie oft traurig?

| | | |
|---|---|---|
| **Angstzustände vor oder nach starken seelischen Belastungen** | Normale Reaktion auf: <br> • Prüfungen <br> • Verlust des Arbeitsplatzes <br> • Geburt eines Kindes <br> • schwere Erkrankungen <br> • Verlust eines geliebten Menschen | • sprechen Sie über Ihre Ängste mit Freunden, Verwandten, Angehörigen und Ihrem Arzt oder Therapeuten <br> • besorgen Sie sich unterstützende Literatur in guten Buchhandlungen <br> • suchen Sie Selbsthilfegruppen auf |
| **Angstzustände, die bei bestimmten Gelegenheiten auftreten, beispielsweise** <br> • in geschlossenen Räumen, im Aufzug, im Flugzeug, in Straßentunneln <br> • in den oberen Stockwerken von Hochhäusern <br> • vor größeren Menschenansammlungen | • Klaustrophobie (→ S.279) <br> • Flugangst <br> • Höhenangst <br> • Agoraphobie <br> • soziale Phobie | ☞ konsultieren Sie Ihren Arzt oder Therapeuten <br> • gute Behandlungsmöglichkeiten durch Gesprächs- (→ S. 254) und Verhaltenstherapie sowie alternative Heilverfahren, z. B. Homöopathie (→ S. 265) |

Angstzustände

| Symptome und Beschwerden | Behandlungsmöglichkeiten | |
|---|---|---|
| | Verdacht auf | Behandlung |
| **Angst bei Kindern, vor allem in der Nacht** | • Träume<br>• Angst vor Dunkelheit<br>• Mangel an Sicherheit<br>• Mangel an Geborgenheit und Liebe | Nehmen Sie diese Ängste ernst:<br>• nehmen Sie sich Zeit für Gespräche, körperlichen Kontakt<br>• holen Sie sich Rat bei Arzt oder Kinderarzt<br>• alternative Heilverfahren sind möglich |
| **Angstzustände nach zu viel Alkoholkonsum oder bei Alkoholentwöhnung** | • Alkoholkrankheit (→ S. 215)<br>• Begleiterscheinung des Alkoholentzugs | Sprechen Sie mit Ihrem Arzt oder Therapeuten, auch mit nahe stehenden Menschen<br>• Hilfe durch Gesprächstherapie (→ S. 254) und Medikamente |
| **Angstzustände während einer schweren Krankheit** | • Begleiterscheinung, da Gefühlsleben und Seele von der Krankheit betroffen | Sprechen Sie Ihre Ängste bei Ihrem Arzt an und reden Sie darüber mit anderen Menschen |
| **Angstzustände bei der Einnahme von Schlaf- und Beruhigungsmitteln** | • Nebenwirkungen der Medikamente | Unangenehme Begleiterscheinung<br>• vermeiden Sie die Medikamente wenn möglich<br>• sprechen Sie mit Ihrem Arzt oder Therapeuten<br>• suchen Sie Hilfe mit Entspannungsverfahren |

Angstzustände

⬮ Arztbesuch notwendig    🚑 Rettungsdienst rufen

| Symptome und Beschwerden | Behandlungsmöglichkeiten | |
|---|---|---|
| | Verdacht auf | Behandlung |
| **Angst nach dem Absetzen von Schlaf- und Beruhigungsmitteln mit**<br>• Schlafstörungen<br>• Unruhe | • Entzugserscheinungen | ☞ sprechen Sie mit Ihrem Arzt<br>• versuchen Sie ein bis zwei, sogar bis zu drei Wochen keine abhängigmachenden Schlaf- oder Beruhigungsmittel einzunehmen |
| **Angst und Traurigkeit**<br>• Schlafstörungen<br>• Appetitverlust<br>• Selbstmordgedanken<br>• verschiedene „körperliche" Beschwerden | • Depression (→ S. 235) | ☞ dringender Arztbesuch<br>• Hilfe durch Gespräche, Veränderung der Lebensumstände, alternative Heilverfahren und Medikamente |
| **Anfallartige Angstzustände ohne sichere Ursache** | • Panikattacke | ☞ Arztbesuch notwendig<br>• zunächst Abklärung der Ursachen<br>• anschließend Gesprächstherapie (→ S. 254)<br>• evtl. Medikamente |
| **Dauernde oder sich oft wiederholende Angstzustände mit**<br>• Herzklopfen<br>• Schwitzen<br>• Bauchschmerzen<br>• Verspannungen | • Angststörung | ☞ Arztbesuch notwendig<br>• zunächst Abklärung der Ursachen<br>• anschließend Gesprächstherapie (→ S. 254)<br>• evtl. Medikamente |

Angstzustände

# Appetitlosigkeit

**Fragen an den Arzt:** Kann privater oder beruflicher Stress auslösender Faktor sein?
• Ich bin ein „schlechter Esser". Muss ich mir darüber schon Gedanken machen?
• Wie kann ich zwischen keinem Hunger und krankhafter Appetitlosigkeit unterscheiden?
**Das wird der Arzt fragen:** Gibt es auslösende Faktoren, wie Situationen, Medikamente oder seelische Probleme? • Empfinden Sie diese Appetitlosigkeit regelmäßig?

| | | |
| --- | --- | --- |
| **Appetitlosigkeit bei hohem Alkohol- oder Zigarettenkonsum, bei Drogengebrauch** | • Begleiterscheinung des Alkohol- und Nikotinmissbrauchs <br> • Begleiterscheinung der Drogeneinnahme | • wenden Sie sich an Ihren Arzt; versuchen Sie, diese Probleme offen anzusprechen <br> • reduzieren Sie Alkohol, Zigaretten und Drogen <br> • wenden Sie sich an Selbsthilfeorganisationen |
| **Appetitlosigkeit in Problemsituationen und bei Depressionen** | • typische Begleiterscheinungen dieser Zustände | • sprechen Sie über Ihre Situation und Gefühle mit Freunden, Bekannten, Arzt oder einem Therapeuten <br> • suchen Sie Hilfe mit Entspannungsverfahren |
| **Appetitlosigkeit mit** <br> • Magenschmerzen <br> • Übelkeit <br> • Völlegefühl | • Magenschleimhautentzündung (→ S. 248) <br> • Magen- (→ S. 290) und Zwölffingerdarmgeschwür (→ S. 335) <br> • Magenkrebs (→ S. 290) | ◉ Arztbesuch <br> • Untersuchung <br> • Blutabnahme <br> • Ultraschall (→ S.327) des Bauches <br> • Magenspiegelung (→ S. 249) |

Appetitlosigkeit

◉ Arztbesuch notwendig    🚑 Rettungsdienst rufen

| Symptome und Beschwerden | Behandlungsmöglichkeiten | |
|---|---|---|
| | Verdacht auf | Behandlung |
| **Appetitlosigkeit und Verstopfung** | • Folge der Verstopfung | • ballaststoffreiche Ernährung, Ernährungsumstellung auf Vollwertkost, wenig Süßes<br>• viel Bewegung<br>• sprechen Sie mit Ihrem Arzt<br>• kein gedankenloser Afhmtelgebrauch |
| **Appetitlosigkeit bei Stress, Problemen, Sorgen** | • typische Begleiterscheinung | Sprechen Sie mit Ihrem Arzt oder Therapeuten |
| **Appetitlosigkeit bei der Einnahme von Medikamenten** | • Nebenwirkung von Medikamenten wie Digitalis, Antiepileptika (→ S. 218) | Denken Sie bei Einnahme von Medikamenten an eventuelle Nebenwirkungen und Begleiterscheinungen, lesen Sie den Beipackzettel und fragen Sie Arzt und Apotheker |
| **Appetitlosigkeit mit Schmerzen im Mund- und Rachenbereich** | • Reaktion auf kleine Verletzungen<br>• Prothesendruckstelle<br>• Entzündung der Mundschleimhaut<br>• verschiedene schmerzhafte Erkrankungen im Mund- oder Rachenbereich | Leuchten Sie Ihren Mund vor dem Spiegel mit einer Taschenlampe aus<br>👁 konsultieren Sie Ihren Arzt oder Zahnarzt |

Appetitlosigkeit

| Symptome und Beschwerden | Behandlungsmöglichkeiten | |
| --- | --- | --- |
| | Verdacht auf | Behandlung |
| **Appetitlosigkeit mit gelber Haut und gelben Augen** <br>• Übelkeit | • Gelbsucht (→ S. 251) <br>• Hepatitis (→ S. 260) <br>• Leberzirrhose (→ S. 284) | ◉ dringender Arztbesuch <br>• körperliche Untersuchung <br>• Blutabnahme <br>• Urinuntersuchung <br>• Ultraschalluntersuchung (→ S. 327) <br>• evtl. Krankenhaus |
| **Appetitlosigkeit und Schmerzen im Oberbauch** <br>• Blähungen, Koliken, Übelkeit, Erbrechen | • Bauchspeicheldrüsenerkrankung (→ S. 225) <br>• Erkrankung der Gallenblase | ◉ dringender Arztbesuch <br>• körperliche Untersuchung <br>• Blutabnahme <br>• Urinuntersuchung <br>• Ultraschalluntersuchung (→ S. 327) <br>• evtl. Krankenhaus |
| **Appetitlosigkeit und Angst vor Gewichtszunahme** <br>• selbst herbeigeleitetes Erbrechen <br>• Nahrungsverweigerung | • Anorexie (→ S. 217) <br>• Bulimie (→ S. 230) | Besprechen Sie diese Probleme mit Eltern, Arzt, sonstigen Therapeuten, Freunden (wenn möglich), je früher desto besser |
| **Appetitlosigkeit bei schweren Erkrankungen** | • Krebs (→ S. 282) <br>• fortgeschrittene Nierenerkrankung <br>• schwere Herzerkrankung | ◉ ständiger Arztkontakt nötig |

◉ Arztbesuch notwendig     🚑 Rettungsdienst rufen

| Symptome und Beschwerden | Behandlungsmöglichkeiten | |
|---|---|---|
| | Verdacht auf | Behandlung |
| **Appetitlosigkeit mit Müdigkeit und Blässe** | • Anämie (Eisenmangel) (→ S. 217)<br>• Vitamin-B-12-Mangel | 👁 Arztbesuch notwendig<br>• Blutabnahme<br>• Stuhl- und Urinuntersuchung<br>• Ultraschall (→ S. 327) des Bauchraumes<br>• evtl. Magenspiegelung (→ S. 249), Coloskopie (→ S. 232) |

# Arm- und/oder Handschmerzen

**Fragen an den Arzt:** Ich habe Schmerzen im Arm. Kann sich dahinter eine ernsthafte Krankheit verbergen? • Was kann ich selber dagegen tun? • Können die Schmerzen auch von anderen Bereichen des Körpers ausstrahlen?
**Das wird der Arzt fragen:** Haben Sie Beschwerden im Nackenbereich? • Haben Sie sich überlastet? • Haben Sie häufig Kribbeln im Arm, in den Händen?

| Symptome und Beschwerden | Verdacht auf | Behandlung |
|---|---|---|
| **Schmerzen in den Armen nach ungewohnter oder einseitiger Belastung** | • Muskelkater<br>• Sehnenscheidenentzündung (→ S. 320) | • Wechselbäder<br>• Kälte- oder Wärmeanwendung<br>• schmerzstillende Salbe und Verbände<br>• dosierte Bewegung, keine völlige Ruhigstellung |
| **Starke Rötung und Schwellung an der Ellebogenspitze** | • Schleimbeutelentzündung (→ S. 318) | 👁 Arztbesuch<br>• Punktion<br>• evtl. Medikamente<br>• selten operative Behandlung |

| Symptome und Beschwerden | Behandlungsmöglichkeiten | |
|---|---|---|
| | Verdacht auf | Behandlung |
| **Plötzlich schmerzende, weißlich verfärbte Finger bei Kälte** | • Digitus mortuus (→ S. 236) <br> • Morbus Raynaud (→ S. 297) | Sprechen Sie mit Ihrem Arzt, meist keine Behandlung nötig |
| **Schmerzen in den Fingergrundgelenken** <br> • Rötung und Schwellung <br> • morgens Schmerzen und Steifigkeit | • entzündliche Gelenkerkrankung | ◉ Arztbesuch <br> • Untersuchung <br> • Blutabnahme <br> • evtl. Röntgenaufnahme zur Abklärung <br> • Selbsthilfe nach Abklärung oft sinnvoll, z. B. Naturheilverfahren, Gymnastik |
| **Schmerzen in den Fingerend- und -mittelgelenken mit** <br> • Gelenkverformung <br> • evtl. Entzündung | • Abnutzungserscheinung <br> • Polyarthrose (→ S. 220) | ◉ Arztbesuch <br> • Untersuchung <br> • Blutabnahme <br> • evtl. Röntgen <br> • Selbsthilfe nach Abklärung oft sinnvoll, z. B. Naturheilverfahren, Gymnastik |
| **Schmerzen im Arm, die vom Nacken ausstrahlen, mit Empfindungsstörungen** | • Bandscheibenschaden <br> • HWS-Syndrom (→ S. 266) <br> • Muskelverspannungen | ◉ Arztbesuch <br> • Untersuchung <br> • evtl. Röntgen und Blutabnahme <br> • Massage <br> • Krankengymnastik <br> • Sauna, Wärme |

◉ Arztbesuch notwendig   🚑 Rettungsdienst rufen

| Symptome und Beschwerden | Behandlungsmöglichkeiten | |
| --- | --- | --- |
| | Verdacht auf | Behandlung |
| **Schmerzen in Arm und Hand besonders in der Nacht**<br>• Prickeln oder Gefühllosigkeit in Daumen, Zeige- und Mittelfinger | • Druck auf einen Nerv im Handgelenk (Karpaltunnelsyndrom → S. 277) | 👁 Arztbesuch<br>• Untersuchung<br>• evtl. neurologische Abklärung<br>• Chirotherapie (→ S. 230)<br>• krankengymnastische Übungen<br>• nächtliche Ruhigstellung mit Schiene |
| **Schmerzen und Schwellung nach einer Brustoperation mit Bestrahlung** | • Lymphödem (→ S. 289) | 👁 Arztbesuch<br>• Lymphdrainagen (→ S. 289) |
| **Schmerzen im Arm oder in den Handgelenken nach einem Sturz oder Unfall**<br>• Bluterguss<br>• Schwellung | • verstauchtes oder verrenktes Gelenk<br>• Knochenbruch (→ S. 279) | 👁 Arztbesuch<br>• Untersuchung<br>• Röntgen<br>• evtl. Ruhigstellung in Gips<br>• Operation oder funktioneller Verband (Tape → S. 323) |
| **Schmerzen am Grundgelenk des Daumens**<br>• Schwellung<br>• Knirschen bei Bewegung | • Daumengrundgelenksarthrose (→ S. 220) | 👁 Arztbesuch<br>• Röntgen<br>• Schienenverband<br>• medikamentöse Therapie |

Arm- und/oder Handschmerzen

| Symptome und Beschwerden | Behandlungsmöglichkeiten | |
|---|---|---|
| | Verdacht auf | Behandlung |
| **Schmerzen vor allem im linken Arm, die von der Brust ausstrahlen**<br>• evtl. mit Atembeschwerden, bei körperlicher Belastung schlimmer | • Angina pectoris (→ S. 217) | 👁 dringender Arztbesuch<br>• EKG (→ S. 240)<br>• Blutuntersuchung<br>• evtl. Belastungs-EKG<br>• Herz-Stressecho<br>• evtl. Coronar-(Herz-)angiografie (→ S. 217) |
| **Akute Schmerzen im linken Arm mit starken Brustschmerzen**<br>• Beklemmung, Angst<br>• Atemnot<br>• kalter Stirnschweiß | • Herzinfarkt (→ S. 262) | Lebensbedrohliche Erkrankung<br>🚑 Notarzt und Rettungsdienst über Rettungsleitstelle rufen |

# Atembeschwerden

**Fragen an den Arzt:** Habe ich Asthma? • Ich habe eine schlechte Kondition. Ist dies verantwortlich für meine Atembeschwerden? • Was soll ich tun, wenn ich keine Luft bekomme?

**Das wird der Arzt fragen:** Bekommen Sie nach Anstrengung schwer Luft? • Haben Sie Husten, Auswurf, Schmerzen? • Leiden Sie unter Angst oder Stress?

| | | |
|---|---|---|
| **Atembeschwerden bei körperlicher Belastung** | • Trainingsmangel<br>• Leistungsschwäche | Mehr Sport, evtl. mit ärztlicher Anleitung |
| **Atembeschwerden mit Husten und Halsschmerzen** | • Erkältungskrankheit | 👁 Arztbesuch<br>• Ruhe<br>• Medikamente, evtl. Antibiotika (→ S. 218) |

Atembeschwerden

👁 Arztbesuch notwendig   🚑 Rettungsdienst rufen

| Symptome und Beschwerden | Behandlungsmöglichkeiten | |
|---|---|---|
| | Verdacht auf | Behandlung |
| **Bei jüngeren Menschen: schnelle Atmung mit dem Empfinden, nicht genug Luft zu bekommen**<br>• Kribbeln in den Fingern und um den Mund<br>• verkrampfte Hände (Pfötchenstellung)<br>• Angstgefühle | • Hyperventilation (→ S. 267) | Ruhe bewahren, in Plastiktüte, vor Mund und Nase gehalten, atmen 📞 evtl. Rettungsdienst rufen |
| **Atembeschwerden mit Husten und Auswurf, der klar oder gelbgrün sein kann** | • Infektion der Atemwege | 👁 Arztbesuch<br>• Ruhe<br>• Medikamente, evtl. Antibiotika (→ S. 218) |
| **Anfallartige Atembeschwerden, starke Atemnot und Unruhe** | • Asthma (→ S. 220)<br>• Allergische Reaktion (→ S. 216) | Dosieraerosole benutzen 📞 wenn keine rasche Besserung: Notarzt und Rettungsdienst über Rettungsleitstelle rufen |
| **Atemnot mit unregelmäßigem oder zu schnellem Puls** | • Herzrhythmusstörungen (→ S. 219) | 📞 Notarzt und Rettungsdienst über Rettungsleitstelle alarmieren |
| **Atemnot bei Verdacht auf Gehirnerkrankung** | • Hirntumor (→ S. 264)<br>• Meningitis (→ S. 294)<br>• Encephalitis (→ S. 240) | 👁 Arztbesuch dringend notwendig |

Atembeschwerden

| Symptome und Beschwerden | Behandlungsmöglichkeiten | |
|---|---|---|
| | Verdacht auf | Behandlung |

**Im Alter: Kurzatmigkeit, am Anfang nur bei körperlicher Belastung, später auch im Ruhezustand**
- Atemnot in der Nacht (Probleme, flach zu liegen)
- häufiges Wasserlassen in der Nacht
- evtl. geschwollene Beine

- Herzschwäche (Herzinsuffizienz → S. 262)

- 👁 Arztbesuch
- körperliche Untersuchung
- EKG (→ S. 240)
- Blutabnahme
- Röntgen des Brustkorbs und Ultraschall (→ S. 327) vom Herz
- medikamentöse Therapie

---

**Atemnot bei Belastung mit**
- allgemeiner Müdigkeit
- Blässe
- Schwäche

- Anämie (→ S. 217)

- 👁 Arztbesuch
- Abklärung der Ursache

---

**Plötzlich auftretende schwere Atemnot beim Essen**

- größeres Nahrungsteil in Kehlkopf oder Rachen geraten evtl. nach Verschlucken

Bedrohliche Erkrankung
🚑 Notarzt und Rettungsdienst über Rettungsleitstelle rufen

---

**Bei Kindern: Atembeschwerden mit Schluckbeschwerden und Halsschmerzen**
- bellender Husten
- Heiserkeit
- kloßige Stimme

- Kehlkopfdeckelentzündung (→ S. 277)
- Epiglottitis (→ S. 242)
- Pseudokrupp (→ S. 311)

Bedrohliche Erkrankung
🚑 Notarzt und Rettungsdienst über Rettungsleitstelle rufen

Atembeschwerden

👁 Arztbesuch notwendig     🚑 Rettungsdienst rufen

| Symptome und Beschwerden | Behandlungsmöglichkeiten | |
|---|---|---|
| | **Verdacht auf** | **Behandlung** |
| **Zunehmende Atembeschwerden mit Schmerzen in der Brust**<br>• schneller Herzschlag<br>• evtl. einige Tage zuvor Spannungsgefühl und Schwellung eines Beines<br>• evtl. Husten mit Blutspucken | • Lungenembolie (→ S. 287) | Bedrohliche Erkrankung 🚑 Notarzt und Rettungsdienst über Rettungsleitstelle rufen |
| **Im Alter: rasch zunehmende Atemnot mit blutig-schaumigen Auswurf**<br>• Druck auf der Brust<br>• Angst und Unruhe<br>• Blauverfärbung der Lippen | • Lungenödem (→ S. 289) | Bedrohliche Erkrankung 🚑 Notarzt und Rettungsdienst über Rettungsleitstelle rufen |
| **Atemnot und heftige, flächige Schmerzen in der Herzgegend, die in den Nacken, linken Arm, Rücken und Oberbauch ausstrahlen**<br>• kalter Schweiß und Angst<br>• evtl. Übelkeit und Erbrechen | • Herzinfarkt (→ S. 262) | Bedrohliche Erkrankung 🚑 Notarzt und Rettungsdienst über Rettungsleitstelle rufen |

Atembeschwerden

41

# Aufstoßen

**Fragen an den Arzt:** Hat Aufstoßen immer mit dem vorangegangenen Essen zu tun? • Gibt es Hausmittel gegen Aufstoßen? • Muss ich mit einer ernsthaften Krankheit rechnen?
**Das wird der Arzt fragen:** Essen Sie sehr scharf und fett, oder hastig? • Seit wann haben Sie diese Beschwerden?

| | | |
|---|---|---|
| **Aufstoßen, bei dem Speisebrei oder Magensaft hochkommt**<br>• Sodbrennen<br>• evtl. brennende, drückende Schmerzen hinter dem Brustbein | • Gastritis (→ S. 248)<br>• Schwäche des Speiseröhrenschließmuskels<br>• Übergewicht<br>• Zwerchfellbruch (→ S. 335)<br>• Refluxösophagitis (→ S. 313) | ⊛ Arztbesuch notwendig<br>• evtl. Speiseröhren- und Magenspiegelung (→ S. 249)<br>• Gewichtsreduktion und Änderung der Ernährungsgewohnheiten (Meiden von säurelockenden Speisen)<br>• magensäurehemmende Medikamente |
| **Aufstoßen mit einem brennenden, drückenden Schmerz, der sich bis zum Hals hinaufziehen kann und im Liegen und nachts schlimmer wird** | • Entzündung der Speiseröhre (→ S. 320) | ⊛ Arztbesuch notwendig<br>• evtl. Speiseröhren- und Magenspiegelung (→ S. 249)<br>• Gewichtsreduktion und Änderung der Ernährungsgewohnheiten (Meiden von säurelockenden Speisen)<br>• Einnahme von magensäurehemmenden Medikamenten |

Aufstoßen

⊛ Arztbesuch notwendig     🛏 Rettungsdienst rufen

| Symptome und Beschwerden | Behandlungsmöglichkeiten | |
| --- | --- | --- |
| | Verdacht auf | Behandlung |
| **Aufstoßen nach einer Mahlzeit** | • blähende Nahrungs-mittel<br>• zu üppige Speisen<br>• hastiges Essen<br>• unbewusstes Luft-schlucken | • Ernährungsumstellung<br>• Meiden blähender Speisen, langsames bewusstes Kauen so-wie ruhiges Essen mit Muse bessert oft die Beschwerden |

# Augen, Sehstörungen

**Fragen an den Arzt:** Kann eine ernsthafte Krankheit hinter den Beschwerden stehen?
• Kann eine Brille Abhilfe schaffen? • Gibt es Möglichkeiten, sich selbst zu helfen?
**Das wird der Arzt fragen:** Verspüren Sie Kopfschmerzen? • Haben Sie diese Symp-tome schon lange bzw. regelmäßig? • Können Sie die Sehprobleme mit anderen Gewohnheiten oder Situationen in Verbindung bringen?

| | | |
| --- | --- | --- |
| **Sehen von Blitzen und leuchtenden Zacken-mustern mit**<br>• Kopfschmerzen<br>• evtl. heftige, einseitige Kopfschmerzen | • Migräne (→ S. 295) | 👁 Arztbesuch sinnvoll<br>• evtl. augenärztliche und neurologische Zu-satzuntersuchungen<br>• keine regelmäßige Ein-nahme von Schmerz-mitteln, da Gefahr der Gewöhnung<br>• evtl. alternative Heil-verfahren wie Aku-punktur (→ S. 215) |
| **Mangelhaftes Sehen im Dunkeln** | • Kurzsichtigkeit (→ S. 283)<br>• Vitamin-A-Mangel<br>• Alterserscheinung | 👁 konsultieren Sie Ihren Augenoptiker oder Au-genarzt |

| Symptome und Beschwerden | Behandlungsmöglichkeiten | |
|---|---|---|
| | Verdacht auf | Behandlung |
| **Gestörtes Sehen bei der Einnahme von Medikamenten** | • gelegentlich Nebenwirkung einer großen Zahl von Medikamenten | Bei Sehstörungen und gleichzeitiger Einnahme von Medikamenten Beipackzettel lesen wegen Nebenwirkungen oder Begleiterscheinungen |
| **Gestörtes Sehen und übermäßige Lichtempfindlichkeit mit Hautausschlag** | • Masern (→ S. 292) | 👁 Arztbesuch notwendig |
| **Plötzliche, starke Sehverschlechterung oder Erblindung auf beiden Augen** | • Erkrankung der Augenarterie<br>• Hirnblutung (→ S. 264) | Schwerwiegende Erkrankung<br>👁 dringender Arztbesuch notwendig |
| **Sehen von farbigen Ringen um Lichtquellen**<br>• evtl. Augenschmerzen | • Grüner Star (→ S. 255) | Gefahr schwerwiegender Schädigung des Auges durch erhöhten Augeninnendruck<br>👁 dringender Arztbesuch notwendig |
| **Plötzliche, starke Sehverschlechterung oder Schwarzsehen auf einem Auge** | • Verschluss der Netzhautarterie<br>• Erkrankung des Sehnervs (z. B. durch Entzündung) | Schwerwiegende Erkrankung<br>👁 dringender Arztbesuch notwendig |

Augen, Sehstörungen

　　👁 Arztbesuch notwendig　　🚑 Rettungsdienst rufen

| Symptome und Beschwerden | Behandlungsmöglichkeiten | |
|---|---|---|
| | Verdacht auf | Behandlung |
| **Verschwommenes Sehen** | • Fehlsichtigkeit<br>• Falsche Brillen- oder Kontaktlinsenstärke<br>• Trübung der Linse<br>• Hornhauterkrankung<br>• Netzhauterkrankung (→ S. 301)<br>• Erkrankung des Sehnervs<br>• Nervenerkrankung | 👁 konsultieren Sie Ihren Augenoptiker oder Augenarzt |
| **Verschwommenes Sehen, meist einseitig auftretend**<br>• Schmerzen im Auge<br>• tränendes, gerötetes Auge | • Entzündung der Regenbogenhaut | 👁 augenärztliche Untersuchung notwendig |
| **Anhaltendes Doppelbildersehen** | • Multiple Sklerose (→ S. 297)<br>• Hirntumor (→ S. 264)<br>• Myasthenie (→ S. 298) | Schwerwiegende Erkrankung<br>👁 dringender Arztbesuch notwendig |
| **Sehverschlechterung, weil ein Teil des Bildes verloren geht (Gesichtsfeldausfall)** | • Netzhauterkrankungen (→ S. 301)<br>• chronischer Grüner Star (→ S. 255)<br>• Erkrankungen des Sehnervs<br>• Diabetes (→ S. 236)<br>• Schlaganfall | 👁 augenärztliche Untersuchung dringend notwendig |

Augen, Sehstörungen

45

| Symptome und Beschwerden | Behandlungsmöglichkeiten | |
| --- | --- | --- |
| | Verdacht auf | Behandlung |
| **Sehstörung und Licht-empfindlichkeit mit** <br> • Kopf- und Nacken-schmerzen <br> • Fieber | • Meningitis (→ S. 294) | Schwerwiegende Er-krankung <br> ◉ dringender Arztbe-such bzw. Krankenhaus-behandlung |
| **Sehverschlechterung** | • Diabetes mellitus (→ S. 236) <br> • Hypotonie (→ S. 269) <br> • rheumatische Erkran-kungen (→ S. 314) <br> • Arteriosklerose (→ S. 220) <br> • Schilddrüsenüberfunk-tion (→ S. 318) | ◉ Arztbesuch mit au-genärztlicher und inter-nistischer Abklärung und endgültiger Diagno-sestellung |

# Augenbeschwerden

**Fragen an den Arzt:** Können unsaubere Linsen Grund für die Beschwerden sein? • Ich arbeite viel am Computer. Gibt es besondere Entlastungsübungen? • Steht mög-licherweise eine ernste Erkrankung dahinter?
**Das wird der Arzt fragen:** Arbeiten Sie am Computer und lesen viel? • Haben Sie eine Allergie oder Schmerzen?

| **Übermüdete Augen und angestrengtes Sehen** | • Erschöpfung | • Ruhe, ausgiebiger Schlaf <br> • auf gute Lichtquelle und richtigen Objekt-Auge-Abstand achten <br> • Sehtest <br> • Überprüfung der Brillen-/ Kontaktlinsenstärke |

Augenbeschwerden

◉ Arztbesuch notwendig 🚑 Rettungsdienst rufen

| Symptome und Beschwerden | Behandlungsmöglichkeiten | |
|---|---|---|
| | Verdacht auf | Behandlung |
| **Trockene Augen mit Brennen** | • überheizte Räume mit trockener Raumluft<br>• Reizung durch Klimaanlage, Wind, Rauch, Staub | Wenn möglich Vermeiden der reizauslösenden Ursachen |
| **Tränende Augen und Rötung** | • Überanstrengung<br>• mechanische Reizung (Staubkorn, Wimper oder Kontaktlinsen)<br>• Verlegung der Tränen abführenden Wege<br>• Belastungen durch Chemikalien<br>• Luftschadstoffe (z. B. Zigarettenrauch)<br>• allergische Reaktion (→ S. 216) | • Ruhe, ausgiebiger Schlaf<br>• stets auf gute Lichtquelle und richtigen Objekt-Auge-Abstand achten<br>• Sehtest<br>• Überprüfung der Brillen- und Kontaktlinsenstärke<br>• wenn möglich Vermeiden der Ursachen<br>☞ Augenarztbesuch |
| **Juckende Augen und Rötung** | • Allergische Reaktion (→ S. 216)<br>• Heuschnupfen (→ S. 262) | • Einnahme von Antiallergika in Tablettenform oder als Augentropfen<br>• evtl. Allergietestung beim Arzt |
| **Geschwollenes Ober- und Unterlid mit Rötung** | • Gerstenkorn (→ S. 251)<br>• Entzündungen am oder im Auge | ☞ Abklärung und Therapie durch den Arzt |

Augenbeschwerden

| Symptome und Beschwerden | Behandlungsmöglichkeiten | |
|---|---|---|
| | **Verdacht auf** | **Behandlung** |
| **Gerötete Augen mit Juckreiz und leichten Schmerzen** | • nicht erkannte Fehl-sichtigkeit<br>• falsche Brillen- oder Kontaktlinsenstärke<br>• Reizung der Bindehaut durch starken Wind, Staub, grelles Licht<br>• Bindehautentzündung (→ S. 227) | 👁 Augenarztbesuch notwendig<br>• Sehtest<br>• Überprüfung der Brillen- und Kontaktlinsenstärke |
| **Verklebte Augen mit Jucken, Schmerzen und Rötung** | • Lidrandentzündung<br>• Bindehauterkrankung<br>• Herpesinfektion (→ S. 261) der Hornhaut | 👁 augenärztliche Untersuchung und Behandlung notwendig |
| **Gelbfärbung der Augen** | • Gelbsucht (→ S. 251) | 👁 dringender Arztbesuch zur weiteren Abklärung<br>• Blutentnahme<br>• Ultraschalluntersuchung (→ S. 327) der Leber- und Gallenwege und Bauchspeicheldrüse |
| **Ein- oder beidseitiges Hervortreten der Augäpfel** | • Entzündungen<br>• Blutungen nach einem Unfall<br>• Schilddrüsenerkrankungen<br>• Krebs (→ S. 282) | 👁 Arztbesuch notwendig |

👁 Arztbesuch notwendig     🚑 Rettungsdienst rufen

Augenbeschwerden

| Symptome und Beschwerden | Behandlungsmöglichkeiten | |
|---|---|---|
| | Verdacht auf | Behandlung |
| **Im Alter: leicht geröte-te Augen mit dem Gefühl der Trockenheit**<br>• leichter Juckreiz | • Sjögren-Syndrom (→ S. 320) | ☞ Arztbesuch zur wei-teren Abklärung not-wendig |

# Augenschmerzen

**Fragen an den Arzt:** Kann eine unausreichende Brillenstärke zu Schmerzen führen? • Ich habe häufig Migräne und Kopfschmerzen. Gibt es Zusammenhänge? • Können auch Zahnschmerzen ein Rolle spielen?
**Das wird der Arzt fragen:** Wie ist Ihr Sehvermögen? • Haben Sie häufig Gesichts-schmerzen? • Seit wann haben Sie die Schmerzen?

| | | |
|---|---|---|
| **Augenschmerzen, die sich beim Vorbeugen des Kopfes verstärken und in Stirn und Wan-gen ausstrahlen**<br>• gelb-grüner Ausfluss aus der Nase<br>• verstopfte Nase<br>• Halsschmerzen | • Stirn- und Nasen-nebenhöhlenentzün-dung (→ S. 300) | ☞ Arztbesuch not-wendig<br>• evtl. Röntgen oder Ultraschalluntersu-chung (→ S. 327) der Nasennebenhöhlen<br>• bei Bedarf schleimlö-sende, schmerzstil-lende und antibioti-sche Therapie |
| **Augenschmerzen mit Verschlechterung des Sehvermögens** | • Entzündung der Horn-haut<br>• akuter Grüner Star (→ S. 255)<br>• Regenbogenhautent-zündung (→ S. 274)<br>• Entzündung des Seh-nervs | ☞ dringende Vorstellung beim Arzt wegen schwerwiegender Er-krankung |

| Symptome und Beschwerden | Behandlungsmöglichkeiten | |
|---|---|---|
| | Verdacht auf | Behandlung |
| **Einseitige Augen-schmerzen und Schmerzen im Bereich des Oberkiefers und der Schläfe** | • Gesichtsneuralgie (→ S. 254) | 👁 Arztbesuch not-wendig<br>• evtl. neurologische Abklärung |
| **Meist einseitiger Augenschmerz mit**<br>• starker Rötung<br>• Verschlechterung des Sehvermögens<br>• Lidkrampf<br>• Tränenfluss | • Bindehautentzündung (→ S. 227)<br>• Entzündung der Hirn-haut (→ S. 294)<br>• Regenbogenhaut-entzündung (→ S. 274)<br>• Fremdkörper ins Auge gelangt | 👁 dringender Arztbe-such notwendig |
| **Akute Augenschmer-zen mit**<br>• starker Rötung<br>• Verschlechterung der Sehkraft<br>• Kopfschmerzen<br>• starke Übelkeit, die bis zum Erbrechen führen kann | • akuter Grüner Star (→ S. 255) | 👁 dringender Arztbe-such notwendig |
| **Augenschmerzen mit**<br>• gruppierten Bläschen auf geröteter Haut um die Augen und die Stirn<br>• starker Schmerz | • Herpesinfektion der Hornhaut (→ S. 261) | 👁 dringender Arztbe-such notwendig |

👁 Arztbesuch notwendig   🚑 Rettungsdienst rufen

| Symptome und Beschwerden | Behandlungsmöglichkeiten | |
|---|---|---|
| | Verdacht auf | Behandlung |
| **Schmerz und Schwellung zwischen innerem Augenwinkel und Nase** | • Tränengangverschluss mit Entzündung des Tränensacks | 👁 Arztbesuch notwendig |
| **Schmerzhaftes oder schmerzloses, langsam wachsendes Knötchen an Ober- oder Unterlid** | • Basaliom (→ S. 224) | 👁 Augenarztbesuch notwendig<br>• meist operative Entfernung des Tumors |
| **Schmerzhafte Rötung und Schwellung des seitlichen Oberlids** | • Tränendrüsenentzündung | 👁 Arztbesuch notwendig |

# Ausfluss aus der Scheide

**Fragen an den Arzt:** Gibt es auch ungefährlichen Ausfluss, der zyklusabhängig ist? • Kann mein Partner sich anstecken? • Was kann ich selbst tun?
**Das wird der Arzt fragen:** Können Sie eine Regelmäßigkeit feststellen? • Spüren Sie Jucken und Brennen im Vaginalbereich? • Haben Sie Bauchschmerzen oder Fieber?

| **Ausfluss, der nicht unangenehm riecht bei**<br>• Stress, Überlastung<br>• seelischen Problemen | • Reaktion des Körpers auf erhöhte Anforderungen | Keine Maßnahmen nötig, beobachten<br>• evtl. Änderung der Lebensgewohnheiten<br>• Ruhe und ausreichender Schlaf<br>• Entspannungsübungen |
|---|---|---|

| Symptome und Beschwerden | Behandlungsmöglichkeiten | |
|---|---|---|
| | Verdacht auf | Behandlung |
| **Leichter Ausfluss, der nicht unangenehm riecht** | • normaler Vorgang | Keine Maßnahmen nötig, beobachten |
| **Leichter, wässrig-schleimiger Ausfluss, der nicht unangenehm riecht** <br> • in der Mitte zwischen zwei Monatsblutungen auftretend | • Zeit des Eisprungs | Keine Maßnahmen nötig, beobachten |
| **Ausfluss, der nicht unangenehm riecht** <br> • bei Verwendung einer Spirale <br> • Einnahme der „Pille" | • Reizung durch Spirale (→ S. 274) <br> • hormonelle Veränderung durch die Antibabypille (→ S. 218) | Zunächst beobachten, 👁 falls keine spontane Besserung auftritt Arztbesuch |
| **Weißlicher Ausfluss mit Juckreiz und Brennen** <br> • gerötete, entzündete Schamlippen <br> • evtl. mit weißlichem Belag | • bakterielle Infektion <br> • Pilzinfektion | 👁 Arztbesuch <br> • gynäkologische Untersuchung mit Abstrich <br> • medikamentöse Therapie |
| **Gelbgrünlicher, übel riechender Ausfluss mit Juckreiz und Brennen** | • bakterielle Infektion <br> • Trichomonaden (→ S. 325) <br> • Gonorrhoe (→ S. 325) | 👁 Arztbesuch <br> • gynäkologische Untersuchung mit Abstrich <br> • Medikamente |

**Ausfluss aus der Scheide**

👁 Arztbesuch notwendig   🚑 Rettungsdienst rufen

| Symptome und Beschwerden | Behandlungsmöglichkeiten | |
|---|---|---|
| | Verdacht auf | Behandlung |
| **Leichter Ausfluss mit** <br> • Schmerzen im Unterbauch und beim Geschlechtsverkehr <br> • häufiger Harndrang | • Infektion mit Clamydien (→ S. 230) | ☞ Arztbesuch notwendig <br> • gynäkologische Untersuchung mit Abstrich <br> • medikamentöse Therapie |
| **Ausfluss mit heftigen, oft einseitigen Unterbauchschmerzen** | • Eileiterentzündung oder Eierstockentzündung (→ S. 238) | ☞ Arztbesuch notwendig <br> • gynäkologische Untersuchung <br> • Abstrich <br> • Ultraschalluntersuchung (→ S. 327) <br> • evtl. Blutentnahme |
| **Blutiger Ausfluss** | • Zwischenblutungen <br> • gutartige Tumore der Gebärmutter <br> • Krebs von Gebärmutter oder Gebärmutterhals | ☞ dringender Arztbesuch notwendig zur Abklärung <br> • gynäkologische Untersuchung <br> • Ultraschalluntersuchung (→ S. 327) <br> • Abstrich <br> • Blutabnahme |
| **Schmierblutungen und heftige Schmerzen im Unterbauch bei möglicher Schwangerschaft** | • Eileiterschwangerschaft (→ S. 238) <br> • drohende Fehlgeburt | ☞ dringender Arztbesuch notwendig, evtl. Krankenhauseinweisung |

Ausfluss aus der Scheide

# Bauchschmerzen

**Fragen an den Arzt:** Kann sich hinter meinen Bauchschmerzen eine ernsthafte Erkrankung verbergen? • Können falsche Ernährung und Stress diese Beschwerden verursachen? • Welche Behandlungsmöglichkeiten gibt es? **Das wird der Arzt fragen:** Leiden Sie momentan unter Stress oder Problemen? • Wann sind die Schmerzen zum ersten Mal aufgetreten? • Werden die Beschwerden beim Essen stärker?

| | | |
|---|---|---|
| **Bauchschmerzen** <br> • nachdem Sie zu schwer oder zu viel gegessen haben | • überlasteter Magen | Meist spontane Besserung ohne Maßnahmen |
| **Bauchschmerzen im Zusammenhang mit Stress oder seelischen Belastungen** <br> • Durchfall | • Stress <br> • Nervosität <br> • ungelöste Probleme <br> • Konflikte | Erkennen des Zusammenhangs zwischen seelischen und emotionalen Problemen und körperlichen Beschwerden, Versuch der Problem- und Konfliktbewältigung durch <br> • Entscheidungen <br> • Reduktion von Stress <br> • Entspannungsübungen <br> • Gespräche <br> • Arztkonsultation |
| **Bauchschmerzen** <br> • Durchfall <br> • Erbrechen <br> • Übelkeit | • Magen-Darm-Infektion | Diätpause mit Tee und Zwieback und reichlich Flüssigkeitszufuhr für zwei bis drei Tage <br> 👁 falls keine Besserung eintritt Arztbesuch |

Bauchschmerzen

👁 Arztbesuch notwendig 🚑 Rettungsdienst rufen

| Symptome und Beschwerden | Behandlungsmöglichkeiten | |
|---|---|---|
| | Verdacht auf | Behandlung |
| **Krampfartige Unterleibschmerzen während der Regel** | • Begleiterscheinung der Regelblutung | Häufige unangenehme Begleiterscheinungen<br>• evtl. kurzzeitige medikamentöse Behandlung<br>• alternative Heilverfahren wie Homöopathie (→ S. 265) und Akupunktur (→ S. 215) |
| **Bauchschmerzen mit Wechsel zwischen Durchfall und Verstopfung**<br>• häufiger Stuhlgang<br>• Blähungen | • nervöser Darm | • Ernährungsumstellung, z. B. auf Vollwertkost<br>• Verringerung von Stresssituationen<br>• Lösung von Problemen und Konflikten<br>👁 Arztbesuch: Blutentnahme, Ultraschall (→ S. 327) und evtl. Magen-Darmspiegelung (→ S. 249) |
| **Bauchschmerzen nach der Einnahme von Medikamenten** | Nebenwirkungen von verschiedenen Medikamenten, vor allem von<br>• Abführmitteln<br>• Rheumamittel<br>• Schmerzmittel<br>• Antibiotikum (→ S. 218) | Wenn Sie Medikamente einnehmen, lesen Sie bitte die Packungsbeilage und fragen Sie Ihren Arzt oder Apotheker |

Bauchschmerzen

| Symptome und Beschwerden | Behandlungsmöglichkeiten | |
|---|---|---|
| | Verdacht auf | Behandlung |
| **Bauchschmerzen oder allgemeine Beschwerden im Bauchbereich mit Wechsel zwischen Verstopfung und Durchfall**<br>• evtl. Blut im Stuhl<br>• Gewichtsabnahme | • Entzündung von Darmdivertikeln (→ S. 237)<br>• Darmkrebs (→ S. 233) | ☻ dringender Arztbesuch notwendig<br>• körperliche Untersuchung<br>• Blutentnahme<br>• Ultraschalluntersuchung (→ S. 327) des Bauches |
| **Bauchschmerzen, die immer wieder in Schüben auftreten mit blutigem, schleimigem Durchfall**<br>• oft verbunden mit Gewichtsabnahme | • entzündliche Darmerkrankung | ☻ dringender Arztbesuch<br>• Darmspiegelung |
| **Bei Frauen: Schmerzen im Unterbauch mit Ausfluss und Fieber** | • Entzündung der Eierstöcke (→ S. 238)<br>• Entzündung der Eileiter (→ S. 238)<br>• Entzündung der Gebärmutter (→ S. 249) | ☻ Arztbesuch notwendig<br>• gynäkologische Untersuchung mit Abstrich<br>• evtl. Ultraschalluntersuchung (→ S. 327) |
| **Bauchschmerzen im rechten Unterbauch, die sich beim Gehen, Husten oder Niesen verstärken**<br>• Übelkeit<br>• Erbrechen | • Blinddarmentzündung (→ S. 219) | ☻ dringender Arztbesuch notwendig<br>• operative Therapie nötig |

Bauchschmerzen

☻ Arztbesuch notwendig   🚑 Rettungsdienst rufen

| Symptome und Beschwerden | Behandlungsmöglichkeiten | |
|---|---|---|
| | Verdacht auf | Behandlung |
| **Bauchschmerzen in der Flanke, die sich von der Lendengegend zur Leiste ziehen und Schmerzen beim Harnlassen** <br> • häufigeres Harnlassen <br> • evtl. Koliken (einseitig) | • Entzündung der Harnwege (→ S. 259) <br> • Nierensteine (→ S. ) | ◉ Arztbesuch notwendig <br> • Blut- und Urinuntersuchung <br> • Ultraschalluntersuchung (→ S. 327) <br> • evtl. Röntgen der Nieren |
| **Druckgefühl unter dem rechten Rippenbogen** <br> • Gelbfärbung von Augen und Haut <br> • Juckreiz | • Leberentzündung (→ S. 284) <br> • Gelbsucht (→ S. 251) | ◉ dringender Arztbesuch notwendig |
| **Krampfartige, heftige Schmerzen im Oberbauch, die in den gesamten Bauchraum und Rücken ausstrahlen** <br> • bekannte Gallensteine <br> • hoher Alkoholkonsum | • Entzündung der Bauchspeicheldrüse (→ S. 225) | ◉ dringender Arztbesuch notwendig <br> • meist Krankenhausaufenthalt |
| **Heftige Bauchschmerzen und harte gespannte Bauchdecke** <br> • Erbrechen <br> • schneller Atem <br> • schneller Puls | • Bauchfellentzündung (→ S. 225) <br> • geplatztes Aortenaneurysma (→ S. 217) <br> • Mesenterialinfarkt (→ S. 295) | ◉ dringender Arztbesuch notwendig <br> • evtl. Alarmierung von Notarzt und Rettungsdienst über Rettungsleitstelle |

Bauchschmerzen

| Symptome und Beschwerden | Behandlungsmöglichkeiten | |
|---|---|---|
| | Verdacht auf | Behandlung |
| **Bauchschmerzen, Beklemmungsgefühl und relativ plötzlich auftretender Druck auf der Brust, starker Schmerz**<br>• evtl. Atemnot und kalter Stirnschweiß | • Herzinfarkt (→ S. 262) | Lebensbedrohliche Erkrankung<br>🚑 Alarmierung von Notarzt und Rettungsdienst über Rettungsleitstelle |
| **Starke Bauchkrämpfe**<br>• aufgetriebener Bauch<br>• Erbrechen<br>• kein Stuhl- und Windabgang | • Darmverschluss (→ S. 233) | 👁 dringender Arztbesuch notwendig<br>• evtl. Alarmierung von Notarzt und Rettungsdienst über Rettungsleitstelle |
| **Schmerzen im Ober- und Mittelbauch bei bekannten Magenproblemen** | • Zwölffingerdarmgeschwür (→ S. 335)<br>• Ulcus ventriculi (→ S. 327) | 👁 Arztbesuch notwendig<br>• Untersuchung<br>• Blutentnahme<br>• Ultraschalluntersuchung (→ S. 327)<br>• Magenspiegelung (→ S. 249) |
| **Schmerz im Unterbauch**<br>• Urinieren nicht möglich | • Harnsperre (→ S. 259) | 👁 dringender Arztbesuch notwendig<br>• Legen eines Katheters (→ S. 233)<br>• evtl. Krankenhauseinweisung |

Bauchschmerzen

58          👁 Arztbesuch notwendig          🚑 Rettungsdienst rufen

| Symptome und Beschwerden | Behandlungsmöglichkeiten | |
|---|---|---|
| | Verdacht auf | Behandlung |
| **Schmerzen im Leisten-bereich oder im Nabel mit oder ohne Vorwöl-bung** | • Leistenhernie (→ S. 266)<br>• Nabelhernie (→ S. 299) | 👁 Arztbesuch not-wendig<br>• evtl. operative Thera-pie nötig |
| **Kolikartige Schmerzen im rechten Oberbauch** | • Gallensteine<br>• Gallenblasenentzün-dung (→ S. 248) | 👁 dringender Arztbe-such notwendig |

# Beinschmerzen

**Fragen an den Arzt:** Können meine Beschwerden ein Hinweis auf eine ernsthafte Erkrankung sein? • Sollte ich mein Bein entlasten? • Können Schmerzen aus anderen Körperbereichen ins Bein ausstrahlen? **Das wird der Arzt fragen:** Seit wann und wo genau haben Sie die Schmerzen? • Verspüren Sie ein Kribbeln im Bein? • Können Sie Ihr Bein wie gewohnt belasten, haben Sie Schmerzen beim Gehen?

| | | |
|---|---|---|
| **Beinschmerzen mit Kribbeln in einem Bein nach längerem Sitzen oder Liegen** | • Druck auf Beinnerv | Rasche Besserung nach Positionswechsel |
| **Schmerzen und beid-seitige Gefühlsstörun-gen in Füßen und Unterschenkeln bei Alkoholikern und Dia-betikern** | • Polyneuropathie (→ S. 310) | 👁 Arztbesuch not-wendig<br>• evtl. neurologische Untersuchung<br>• Behandlung der Grundkrankheit<br>• medikamentöse The-rapie |

Beinschmerzen

| Symptome und Beschwerden | Behandlungsmöglichkeiten | |
|---|---|---|
| | Verdacht auf | Behandlung |
| **Beinschmerzen nach einer ungewohnt starken Belastung (z. B. durch Sport)** | • Muskelkater durch Überbeanspruchung | • Wärmeanwendungen<br>• leichte Massage<br>• Salbeneinreibungen<br>• Bewegung |
| **Beinschmerzen, besonders nach langem Stehen oder Sitzen mit hervorstehenden Venen am Bein**<br>• schwere, geschwollene Beine<br>• nächtliche Wadenkrämpfe | • Venenschwäche<br>• Krampfadern<br>(→ S. 281) | 👁 Arztbesuch<br>• viel Bewegung<br>• evtl. Kompressionsstrümpfe (→ S. 280)<br>• bei deutlicher Krampfaderbildung operative Therapie möglich |
| **Schmerzen, die vom Rücken oder Gesäß in den Oberschenkel ausstrahlen**<br>• Gefühlsstörung<br>• evtl. Lähmung | • Ischiasreizung<br>• Bandscheibenvorfall<br>(→ S. 224) | 👁 Arztbesuch<br>• Untersuchung<br>• evtl. Computertomografie (→ S. 232) oder Kernspintomografie (→ S. 277)<br>• Medikamente<br>• Krankengymnastik<br>• bei Lähmung meist operative Therapie |
| **Wadenkrämpfe nach starkem Schwitzen**<br>• Verwendung entwässernder Medikamente<br>• Abmagerungskuren | • Störung des Salz- und Wasserhaushaltes | Wenn keine spontane Besserung<br>👁 Blutabnahme beim Arzt zur Abklärung<br>• evtl. Medikamente |

Beinschmerzen

👁 Arztbesuch notwendig    🚑 Rettungsdienst rufen

| Symptome und Beschwerden | Behandlungsmöglichkeiten | |
|---|---|---|
| | Verdacht auf | Behandlung |
| **Knie- oder Sprunggelenkschmerzen nach einem Sturz oder Unfall** | • Sehnenzerrung<br>• Bänderzerrung<br>• Bänderriss (→ S. 223)<br>• Knochenbruch (→ S. 279) | ◉ Arztbesuch notwendig<br>• nach körperlicher Untersuchung evtl. Röntgenaufnahme<br>• Salbenverbände, funktionelle Verbände (Tape → S. 323) oder Gipsverbände |
| **Wadenschmerzen oder Fußschmerz bei Fehlstellungen oder Fehlform der Füße** | • Plattfuß (→ S. 309)<br>• Knickfuß (→ S. 279)<br>• Spitzfuß (→ S. 322)<br>• Senkfuß<br>• Spreizfuß (→ S. 322) | ◉ Arztbesuch notwendig<br>• evtl. Einlagenverordnung<br>• Krankengymnastik<br>• chirotherapeutische Maßnahmen (→ S. 230) |
| **Wadenschmerzen beim Gehen, die in Ruhe nachlassen**<br>• kalte Füße mit bläulicher Verfärbung, auch einseitig | • Durchblutungsstörungen der Beine<br>• Arteriosklerose (→ S. 220) | ◉ Arztbesuch notwendig<br>• Dopplersonografie (→ S. 327)<br>• evtl. Angiografie (→ S. 217) mit Darstellung der Arterien<br>• evtl. Operation |
| **Geschwollene Beine** | • Herzschwäche (Herzinsuffizienz → S. 262)<br>• Lymphödem (→ S. 289)<br>• Eiweißmangel | ◉ Arztbesuch notwendig<br>• Ursachenabklärung |

Beinschmerzen

| Symptome und Beschwerden | Behandlungsmöglichkeiten | |
| --- | --- | --- |
| | Verdacht auf | Behandlung |
| **Schmerzen in der Leiste beim Gehen** | • Abnutzung des Hüftgelenks | 👁 Arztbesuch<br>• orthopädische Untersuchung<br>• Röntgenbild der Hüfte |
| **Schmerzen an bestimmten Stellen am Bein**<br>• mit einem geröteten, geschwollenen Bereich im Verlauf einer harten, entzündeten Vene | • Venenentzündung mit Thrombose (→ S. 324) | 👁 Arztbesuch<br>• Salbenverbände, Kompressionsverbände<br>• evtl. medikamentöse Therapie |
| **Geschwollene, schmerzende Wade oder ganzes Bein**<br>• relativ akut aufgetreten | • Venenverschluss (→ S. 327) | 👁 Arztbesuch dringend notwendig<br>• evtl. mit Transport durch Rettungsdienst |
| **Plötzlich auftretende, starke Beinschmerzen, besonders in der Wade**<br>• blasse Haut und kalter Fuß | • Embolie einer Beinarterie (→ S. 240) | 👁 Arztbesuch dringend notwendig<br>• evtl. operative Therapie zur Entfernung des Embolus |
| **Nächtliche Gefühlsstörung in beiden Beinen mit Unruhe**<br>• Bewegungsdrang | • Restless-Legs-Syndrom (→ S. 313) | 👁 Arztbesuch<br>• evtl. Medikamente<br>• Lymphdrainagen (→ S. 289)<br>• alternative Heilverfahren |

Beinschmerzen

👁 Arztbesuch notwendig          🚑 Rettungsdienst rufen

| Symptome und Beschwerden | Behandlungsmöglichkeiten | |
|---|---|---|
| | Verdacht auf | Behandlung |
| **Fuß- und Zehengelenk-schmerzen**<br>• Schmerzen in anderen Gelenken, besonders den Fingern<br>• geschwollene Gelenke<br>• morgens Schmerzen nachdem Sie aufgestanden sind | • entzündliche Gelenkerkrankung | 👁 Arztbesuch<br>• körperliche Untersuchung<br>• Blutentnahme<br>• evtl. Röntgenbilder zur Diagnosesicherung |

# Blähungen, aufgeblähter Bauch

**Fragen an den Arzt:** Sind Blähungen immer harmloser Natur? • Können meine Beschwerden auf falsche Ernährung zurückgehen? • Kann ich mit mehr Bewegung Blähungen vorbeugen? **Das wird der Arzt fragen:** Seit wann und wie häufig treten Ihre Beschwerden auf? • Haben Sie Begleitsymptome wie Bauchschmerzen, Erbrechen oder Durchfall? • Verschlimmern sich die Beschwerden in bestimmten Situationen?

| | | |
|---|---|---|
| **Blähungen einige Zeit nach dem Essen** | Blähende Speisen<br>• Bohnen<br>• Linsen<br>• Kohl<br>• Zwiebeln<br>• Knoblauch<br>• Erbsen<br>• Sauerkraut | • langsamer und bewusster kauen und essen<br>• evtl. Meiden blähender Speisen<br>• ansonsten normale Reaktion |
| **Blähungen, nachdem Sie Ihre Ernährung umgestellt haben oder ungewohnte Kost essen (z. B. Vollwertkost)** | • normale Umstellungsphase | Geduld, Umstellungen dauern einige Zeit |

| Symptome und Beschwerden | Behandlungsmöglichkeiten | |
|---|---|---|
| | Verdacht auf | Behandlung |
| **Aufgeblähter Bauch und gelbliche Haut** <br>• langjähriger Alkohol- oder Drogenmiss- brauch | • Lebererkrankungen <br>• Leberzirrhose (→ S. 284) <br>• Leberversagen <br>• Hepatitis (→ S. 260) | 👁 dringender Arztbesuch notwendig <br>• körperliche Untersu- chung <br>• Blutentnahme <br>• Ultraschalluntersu- chung (→ S. 327) des Bauches und weitere Untersuchungen <br>• evtl. Krankenhausbe- handlung |
| **Aufgeblähter Bauch über einen längeren Zeitraum hinweg** <br>• Ekel vor Fleisch <br>• Appetitlosigkeit <br>• Gewichtsverlust <br>• Blässe <br>• wiederkehrende Schmerzen | • Krebserkrankung (→ S. 282) | 👁 dringender Arztbesuch notwendig <br>• körperliche Untersu- chung <br>• Blutentnahme <br>• Ultraschalluntersu- chung (→ S. 327) des Bauches und weitere Untersuchungen <br>• evtl. Krankenhausbe- handlung |
| **Aufgeblähter Bauch und keine Stuhlent- leerung** <br>• kein Windabgang, obwohl Sie normaler- weise eine geregelte Verdauung haben <br>• Bauchschmerzen <br>• Erbrechen | • Darmverschluss (→ S. 233) | 👁 dringender Arzt- besuch notwendig <br>• körperliche Untersu- chung <br>• evtl. Röntgenauf- nahme des Bauches und Krankenhausbe- handlung |

Blähungen, aufgeblähter Bauch

👁 Arztbesuch notwendig     🚑 Rettungsdienst rufen

| Symptome und Beschwerden | Behandlungsmöglichkeiten | |
|---|---|---|
| | Verdacht auf | Behandlung |
| **Blähungen nach bestimmten Speisen** | • Nahrungsmittelallergie<br>• Milchintoleranz (→ S. 296)<br>• Zöliakie (→ S. 335)<br>• Fruchtzuckerunverträglichkeit | 👁 Arztbesuch<br>• Allergietests<br>• Blut- und Stuhluntersuchungen<br>• Darmspiegelung |
| **Blähungen mit Durchfall nach einem Auslandsaufenthalt** | • Darmbefall mit Parasiten | 👁 Arztbesuch<br>• Stuhluntersuchungen<br>• Medikamente |

# Blutiger Husten

**Fragen an den Arzt:** Können meine Beschwerden ein Hinweis auf eine ernsthafte Erkrankung sein? • Besteht Ansteckungsgefahr für andere? • Welche Behandlungsmöglichkeiten gibt es? **Das wird der Arzt fragen:** Seit wann treten Ihre Beschwerden auf? • Haben Sie Begleitsymptome wie Fieber, Atemnot, nächtliches Schwitzen, Schmerzen, Gewichtsabnahme, Heiserkeit?

| | | |
|---|---|---|
| **Blutspucken mit Schmerzen im Mund (Zunge, Zahnfleisch)** | • Verletzung der Mundschleimhaut<br>• Verletzungen der Zunge<br>• Infektionen der Schleimhaut | Ausleuchten der Mundhöhle mit Taschenlampe vor einem Spiegel, um Verletzungen zu finden<br>• evtl. Arztbesuch wenn anhaltend |
| **Blutspucken nach dem Zähneputzen oder nach dem Zahnarztbesuch** | • Zahnfleischerkrankungen<br>• Verletzungen des Zahnfleisches | Harmloses Problem, hört meist von alleine auf |

| Symptome und Beschwerden | Behandlungsmöglichkeiten | |
|---|---|---|
| | Verdacht auf | Behandlung |
| **Blutspucken und Erbrechen nach oder beim Nasenbluten** | • Blut rinnt von der Nase in den Rachen oder wird verschluckt | Typisches Begleitsymptom bei starkem Nasenbluten <br> • evtl. Arztbesuch wenn Nasenbluten nicht aufhört |
| **Blutspucken und evtl. Atemnot und Fieber** | • akute Bronchitis <br> • chronische Bronchitis (→ S. 229) <br> • Lungenentzündung (→ S. 289) <br> • Tuberkulose (→ S. 326) | 👁 dringender Arztbesuch <br> • Lungenuntersuchung <br> • Röntgenbild des Brustkorbes <br> • Blutuntersuchungen <br> • evtl. Krankenhaus |
| **Blutspucken nach einem epileptischen Anfall** | • Zungenbiss | Regelmäßiges Begleitsymptom beim epileptischen Anfall; bedarf keiner Behandlung, behandelt werden muss die Epilepsie (→ S. 242) |
| **Blutiger, „schaumiger" Husten mit Auswurf und schnellem Herzschlag** <br> • Atemnot <br> • kalter Schweiß <br> • bläulich verfärbte Lippen | • Lungenödem (→ S. 289) | Lebensbedrohliche Erkrankung <br> 🚑 Notarzt und Rettungsdienst über Rettungsleitstelle alarmieren |

Blutiger Husten

👁 Arztbesuch notwendig 🚑 Rettungsdienst rufen

| Symptome und Beschwerden | Behandlungsmöglichkeiten | |
| --- | --- | --- |
| | Verdacht auf | Behandlung |
| **Blutspucken und lang anhaltende Heiserkeit** | • Kehlkopfkrebs | 👁 dringender Arztbesuch und anschließende Krankenhausbehandlung notwendig |
| **Bluthusten**<br>• nächtliches Schwitzen<br>• evtl. Schmerzen in der Brust<br>• Appetitlosigkeit<br>• Gewichtsverlust<br>• Abgeschlagenheit<br>• Fieber | • Lungentuberkulose (→ S. 326)<br>• Lungenkrebs (→ S. 289) | 👁 dringender Arztbesuch und anschließende Krankenhausbehandlung notwendig |
| **Bluthusten mit Erbrechen und Magenschmerzen** | • blutendes Magen- oder Zwölffingerdarmgeschwür (→ S. 335)<br>• Blutung aus der Speiseröhre | Lebensbedrohliche Erkrankung<br>📞 Notarzt und Rettungsdienst über Rettungsleitstelle rufen |
| **Einseitiger, atemabhängiger Brustschmerz**<br>• Husten<br>• Atemnot<br>• blutiger Auswurf<br>• Schmerzen in der Brust<br>• kleiner, schneller Puls<br>• evtl. bläuliche Hautverfärbung | • Lungenembolie (→ S. 287) | Lebensbedrohliche Erkrankung<br>📞 Notarzt und Rettungsdienst über Rettungsleitstelle alarmieren |

# Blutungen, ungewöhnliche, bei Frauen

**Fragen an den Arzt:** Können meine Beschwerden ein Hinweis auf eine ernsthafte Erkrankung sein? • Können die Blutungen hormonell verursacht sein? • Welche therapeutischen Möglichkeiten gibt es? **Das wird der Arzt fragen:** Wann treten Ihre Beschwerden auf? • Haben Sie sich einer Hormonbehandlung unterzogen? • Sind Sie schwanger? • Sind Ihnen Krebserkrankungen in der Familie bekannt?

| Symptome und Beschwerden | Verdacht auf | Behandlung |
|---|---|---|
| **Blutungen nach dem Geschlechtsverkehr** | • harmlose Veränderungen am Muttermund<br>• Verletzung durch den Geschlechtsverkehr<br>• Polypen am Gebärmutterhals (→ S. 249)<br>• Krebs (→ S. 282) | Bei wiederholten Blutungen<br>⊚ Arztbesuch und gynäkologische Untersuchung |
| **Blutungen in den Wechseljahren** | • Myome (→ S. 299)<br>• Gebärmutterkrebs<br>• Gebärmutterhalskrebs | ⊚ Arztbesuch<br>• gynäkologische Untersuchung<br>• Gewebeprobe<br>• Ultraschall (→ S. 327)<br>• medikamentöse Therapie<br>• evtl. Krankenhausbehandlung |
| **Blutungen nach der Anwendung von Medikamenten (Hormontabletten oder andere)** | Nebenwirkungen von<br>• Hormonen bei Wechseljahrsbeschwerden<br>• Antibabypille (→ S. 218)<br>• gerinnungshemmenden Mitteln | Sprechen Sie mit Ihrem Arzt über diese Nebenwirkungen |

⊚ Arztbesuch notwendig     🚑 Rettungsdienst rufen

Blutungen, ungewöhnliche, bei Frauen

| Symptome und Beschwerden | Behandlungsmöglichkeiten | |
|---|---|---|
| | Verdacht auf | Behandlung |
| **Blutungen und übel riechender Ausfluss** | • Gebärmutterentzündung (→ S. 249)<br>• Eierstockentzündung (→ S. 238)<br>• Gebärmutterhalskrebs | 👁 Arztbesuch<br>• gynäkologische Untersuchung<br>• Gewebeprobe<br>• Ultraschalluntersuchung (→ S. 327)<br>• medikamentöse Therapie<br>• evtl. Krankenhausbehandlung notwendig |
| **Blutungen nach dem Einsetzen der Spirale** | • anfängliche Irritation durch den Fremdkörper<br>• Unverträglichkeit der Spirale (→ S. 274) | Wenn die Blutungen anhalten<br>👁 Arztbesuch |
| **Blutungen im ersten oder zweiten Schwangerschaftsdrittel** | • drohende Fehlgeburt<br>• drohende Frühgeburt | 👁 dringender Arztbesuch<br>• evtl. Notarzt und Rettungsdienst über Rettungsleitstelle rufen |
| **Blutungen im letzten Schwangerschaftsdrittel** | • Frühgeburt<br>• Plazentafehllage<br>• Plazentablösung | 👁 dringender Arztbesuch<br>• evtl. Notarzt und Rettungsdienst über Rettungsleitstelle rufen |

Blutungen, ungewöhnliche, bei Frauen

| Symptome und Beschwerden | Behandlungsmöglichkeiten | |
|---|---|---|
| | Verdacht auf | Behandlung |
| **Blutungen und starke Bauchschmerzen außerhalb der normalen Regel**<br>• bei Möglichkeit einer eingetretenen Schwangerschaft | • Eileiterschwangerschaft (→ S. 239) | 👁 dringender Arztbesuch<br>• gynäkologische Untersuchung<br>• Ultraschall (→ S. 327)<br>• evtl. operative Behandlung notwendig |

# Brustschmerzen

**Fragen an den Arzt:** Wie groß ist die Gefahr eines Herzinfarktes? • Kommt es vom Rücken? • Sollte ich bestimmte Belastungen vermeiden?
**Das wird der Arzt fragen:** Sind die Schmerzen akut aufgetreten oder bestehen sie bereits seit längerem? • Treten die Schmerzen in Ruhe oder bei Belastung auf? • Sind Herzerkrankungen in der Familie bekannt? • Haben Sie hohen Blutdruck?

| | | |
|---|---|---|
| **Beklemmungsgefühl und Druck auf der Brust**<br>• wenn Sie Angst haben, trauern oder in Beziehungsproblemen stecken | • Herzschmerz | • sprechen Sie mit Ihrem Arzt, Therapeuten, Freunden und Bekannten<br>• holen Sie sich Bücher aus guten Buchhandlungen zu diesen Themen<br>• suchen Sie evtl. Selbsthilfegruppen auf |
| **Einseitiger Schmerz, der vom Rücken ausstrahlt und zur Brustmitte zieht** | • Muskelverspannung<br>• Rippenblockierung<br>• Intercostalneuralgie (→ S. 273) | 👁 Arztbesuch<br>• Chirotherapie (→ S. 230)<br>• Massagen und Krankengymnastik<br>• evtl. Medikamente |

Brustschmerzen

👁 Arztbesuch notwendig    🚑 Rettungsdienst rufen

| Symptome und Beschwerden | Behandlungsmöglichkeiten | |
|---|---|---|
| | Verdacht auf | Behandlung |
| **Schmerzen in der Brust nach einem Unfall**<br>• meist einseitig, stechend und atemabhängig<br>• evtl. Bluterguss | • Rippenprellung<br>• Rippenbruch | 👁 Arztbesuch<br>• Röntgenuntersuchung |
| **Schmerzen im Brustbereich**<br>• Husten mit schleimigem Auswurf<br>• evtl. Fieber | • akute Bronchitis<br>• chronische Bronchitis (→ S. 229) mit akuter Verschlechterung | 👁 Arztbesuch<br>• evtl. erweiterte medikamentöse Therapie notwendig |
| **Schmerz und Druck hinter dem Brustbein**<br>• Sodbrennen besonders nachts<br>• nach Kaffee, Alkohol | • Zwerchfellbruch (→ S. 335)<br>• Speiseröhrenentzündung (→ S. 321) | 👁 Arztbesuch<br>• evtl. Speiseröhren- und Magenspiegelung (→ S. 249)<br>• säurehemmende Medikamente |
| **Beklemmung und Schmerzen in der Brust, die vor allem bei Belastung auftreten**<br>• Atembeschwerden | • Angina pectoris (→ S. 217) | 👁 dringender Arztbesuch<br>• körperliche Untersuchung<br>• Blutentnahme<br>• EKG (→ S. 240)<br>• Ultraschalluntersuchung (→ S. 327) des Herzens<br>• evtl. Coronar-(Herz-)-angiografie (→ S. 217) |

Brustschmerzen

| Symptome und Beschwerden | Behandlungsmöglichkeiten | |
|---|---|---|
| | Verdacht auf | Behandlung |
| **Schmerzen in der Brust mit Husten** • gelbem oder gelbgrünem Auswurf und Atembeschwerden einseitig • evtl. Fieber | • Rippenfellentzündung (→ S. 314) | ◉ Arztbesuch • körperliche Untersuchung • evtl. Röntgenuntersuchung • Antibiotikatherapie (→ S. 218) |
| **Schmerzen in der Brust mit Reizhusten und unerklärlichem Gewichtsverlust** | • Tuberkulose (→ S. 326) • Lungenkrebs (→ S. 289) | ◉ Arztbesuch • körperliche Untersuchung • Blutuntersuchung • Röntgenuntersuchung des Brustkorbes • anschließende Krankenhausbehandlung |
| **Schmerzen am Brustkorb mit Bläschen und Hautrötung** • streifenförmig • nur einseitig | • Gürtelrose (→ S. 256) | ◉ Arztbesuch • medikamentöse Behandlung sinnvoll |
| **Druckgefühl und starke Schmerzen in der Brust, die sich auf den Nacken, die Schultern und den linken Arm ausbreiten** • Atemnot, kalter Schweiß, Angst und Übelkeit | • Herzinfarkt (→ S. 262) | Lebensbedrohliche Erkrankung 🚑 Notarzt und Rettungsdienst über Rettungsleitstelle alarmieren |

Brustschmerzen

　　◉ Arztbesuch notwendig　　🚑 Rettungsdienst rufen

| Symptome und Beschwerden | Behandlungsmöglichkeiten | |
|---|---|---|
| | **Verdacht auf** | **Behandlung** |
| **Schmerzen hinter dem Brustbein**<br>• Sodbrennen<br>• Druckgefühl beim Essen<br>• Schluckstörung | • Speiseröhrenentzündung, -krebs (→ S. 321) | ☞ Arztbesuch<br>• Speiseröhren- und Magenspiegelung (→ S. 249), evtl. mit Gewebeentnahme |
| **Schmerz in der Brust**<br>• Leistungsschwäche<br>• Fieber<br>• Atembeschwerden über Tage<br>• evtl. nach Erkältung | • Perikarditis (→ S. 308)<br>• Myokarditis (→ S. 299)<br>• Endokarditis (→ S. 241) | ☞ dringender Arztbesuch<br>• körperliche Untersuchung<br>• EKG (→ S. 240)<br>• Blutuntersuchungen<br>• Ultraschall (→ S. 327) des Herzens<br>• evtl. Röntgen des Brustkorbs<br>• evtl. Krankenhaus |
| **Rasch einsetzender einseitiger Schmerz im Brustkorb**<br>• Atembeschwerden bis Atemnot bei jüngeren Menschen | • Pneumothorax (→ S. 310) | ☞ dringender Arztbesuch<br>• evtl. Notarzt und Rettungsdienst über Rettungsleitstelle alarmieren |
| **Brustschmerzen vom Rücken ausstrahlend**<br>• bei Bewegungen des Oberkörpers schlimmer | • Scheuermann'sche Erkrankung (→ S. 316)<br>• Bechterew'sche Erkrankung (→ S. 226)<br>• Wirbelsäulenblockierungen | ☞ Arztbesuch<br>• Röntgenuntersuchung der Brustwirbelsäule<br>• orthopädische Untersuchung<br>• evtl. Blutuntersuchungen |

Brustschmerzen

# Brustschmerzen oder -knoten bei Frauen

**Fragen an den Arzt:** Kann sich hinter meinen Beschwerden eine Krebserkrankung verbergen? • Ist eine Operation notwendig? • Welche alternativen Behandlungsmöglichkeiten gibt es? **Das wird der Arzt fragen:** Seit wann treten die Verhärtungen oder Schmerzen auf? • Sind Ihnen Absonderungen aus der Brustdrüse aufgefallen? • Ist Brustkrebs in der Familie bereits aufgetreten?

| Symptome | Verdacht auf | Behandlung |
|---|---|---|
| **Schmerzende, empfindliche Brüste kurz vor der Regelblutung** | • Begleiterscheinungen der Regel | Oft regelmäßig wiederkehrend aber harmlos<br>• evtl. naturheilkundliche Behandlung |
| **Schmerzende, empfindliche, sich vergrößernde Brüste während der Schwangerschaft** | • normale Reaktion auf die hormonelle Umstellung | Meist zeitlich begrenztes Problem<br>• Gewöhnung<br>• Tragen eines evtl. größeren Büstenhalters |
| **Schmerzende Brustwarzen beim Stillen mit Rötung** | • Brustwarzenentzündung | Die Brustwarze bedarf einer gewissen Zeit der Abhärtung<br>• evtl. kalte Quarkumschläge<br>• weiter stillen |
| **Brustschmerzen und Brustspannen nach der Einnahme von Medikamenten** | • Nebenwirkung von Hormonpräparaten | Sprechen Sie mit Ihrem Arzt über die Medikamenteneinnahme |

Brustschmerzen oder -knoten bei Frauen

👁 Arztbesuch notwendig     🚑 Rettungsdienst rufen

| Symptome und Beschwerden | Behandlungsmöglichkeiten | |
|---|---|---|
| | Verdacht auf | Behandlung |
| **Schmerzende, druck-empfindliche Brüste** | • vergrößertes oder ver-dicktes Brustdrüsen-gewebe<br>• Brustentzündung | 👁 Arztbesuch not-wendig<br>• körperliche Untersu-chung<br>• evtl. Mammografie (→ S. 292)<br>• Ultraschalluntersu-chung (→ S. 327) der Brust<br>• evtl. Blutabnahme |
| **Ein oder mehrere Kno-ten in der Brust, die aber nicht schmerzen**<br>• evtl. verschiebbar sind | • verdicktes Brustge-webe<br>• Zyste (→ S. 335)<br>• Brustkrebs (→ S. 229) | 👁 Arztbesuch not-wendig<br>• körperliche Untersu-chung<br>• evtl. Mammografie (→ S. 292)<br>• Ultraschalluntersu-chung (→ S. 327) der Brust<br>• evtl. Blutabnahme |
| **Schmerzende Brust-warze, die eingezogen ist, juckt, schuppt**<br>• mit Ausfluss aus der Brust | • Brustkrebs (→ S. 229) | 👁 Arztbesuch not-wendig<br>• körperliche Unter-suchung<br>• evtl. Mammografie (→ S. 292)<br>• Ultraschalluntersu-chung (→ S. 327) der Brust<br>• evtl. Blutabnahme<br>• Operation |

Brustschmerzen oder -knoten bei Frauen

# Brustwachstum bei Männern

**Fragen an den Arzt:** Kann sich hinter meinen Beschwerden eine Krebserkrankung verbergen? • Ist eine Operation notwendig? • Welche alternativen Behandlungsmöglichkeiten gibt es?

**Das wird der Arzt fragen:** Tritt die Brustvergrößerung ein- oder beidseitig auf? • Trinken Sie gewohnheitsmäßig Alkohol? • Nehmen Sie regelmäßig Medikamente ein?

| Symptome und Beschwerden | Verdacht auf | Behandlung |
| --- | --- | --- |
| **Brustwachstum bei Jungen in der Pubertät** | • Hormonumstellung | Beobachtung, meist spontane Rückbildung <br> • sprechen Sie mit Ihrem Arzt |
| **Brustwachstum bei extremer Fettleibigkeit** | • typische Fettverteilung und Hormonverschiebung | Versuch der Gewichtsreduktion |
| **Brustwachstum nach der Einnahme von Medikamenten** | • Begleiterscheinung von Medikamenten mit entwässernder Wirkung | • sprechen Sie mit Ihrem Arzt über die Nebenwirkungen der Medikamente <br> • evtl. Umstellung auf andere Medikamente |
| **Brustwachstum, gleichzeitig Verlust der Körperbehaarung und Gewichtsabnahme** | • hormonaktiver Tumor <br> • Begleiterscheinung bei Lungenkrebs (→ S. 289) <br> • Leberzirrhose (→ S. 284) | 👁 dringender Arztbesuch <br> • Abklärung der Ursache durch Blutuntersuchungen <br> • Röntgenuntersuchungen <br> • Krankenhausaufenthalt |

👁 Arztbesuch notwendig     🚑 Rettungsdienst rufen

| Symptome und Beschwerden | Behandlungsmöglichkeiten | |
|---|---|---|
| | Verdacht auf | Behandlung |
| **Brustwachstum bei Schilddrüsenerkrankungen** | • Basedow'sche Krankheit (→ S. 225) | ◉ Arztbesuch<br>• Blutabnahme<br>• Ultraschall (→ S. 327) und Szintigrafie (→ S. 323) der Schilddrüse<br>• Medikamente<br>• evtl. Radiojodtherapie (→ S. 313), Operation |

# Durchfall

**Fragen an den Arzt:** Ist die Einnahme von Medikamenten mit stopfender Wirkung ausreichend? • Können schwere Erkrankungen Ursache des Durchfalls sein? • Sollte ich bestimmte Nahrungsmittel meiden? **Das wird der Arzt fragen:** Sind Sie gerade von einer Auslandsreise zurückgekehrt? • Leiden sie unter Stress, fühlen Sie sich überlastet? • Nehmen Sie zur Zeit Antibiotika ein?

| | | |
|---|---|---|
| **Durchfall bei Stress, seelischen Belastungen und Angst**<br>• evtl. mit Übelkeit | • Stress<br>• seelische Probleme | Häufige Begleitsymptomatik bei Problemsituationen |
| **Durchfall mit Magenschmerzen, Übelkeit und Erbrechen** | • Magen-Darm-Infektion<br>• Gastroenteritis (→ S.248) | Infektion durch Bakterien oder Viren, meist nach wenigen Tagen vorüber<br>• Diät mit Zwieback, Knäckebrot und Tee<br>• evtl. Arztbesuch wenn länger anhaltend |

| Symptome und Beschwerden | Behandlungsmöglichkeiten | |
|---|---|---|
| | Verdacht auf | Behandlung |
| **Durchfall nach dem Essen bestimmter Speisen** | • Nahrungsmittelallergie | 👁 Arztbesuch<br>• evtl. Allergietests |
| **Durchfall nach der Einnahme von Medikamenten** | Nebenwirkungen von Medikamenten<br>• Antibiotika (→ S. 218)<br>• eisenhaltige Mittel<br>• Gichtmittel<br>• Zuckermedikamente<br>• Zytostatika (→ S. 336) | Typische Nebenwirkung<br>👁 Erörterung der Therapienotwendigkeit mit Ihrem Arzt |
| **Durchfall mit Schleim**<br>• evtl. Fieber | • Colitis ulcerosa (→ S. 232)<br>• Morbus Crohn (→ S. 297)<br>• Divertikulitis, Divertikulose (→ S. 237) | 👁 Arztbesuch<br>• Untersuchung<br>• Blutentnahme<br>• Coloskopie (→ S. 236) |
| **Durchfall, der mit Verstopfung abwechselt**<br>• Gewichtsverlust<br>• Blut im Stuhl | • Darmkrebs (→ S. 233) | 👁 Arztbesuch<br>• Untersuchung<br>• Blutentnahme<br>• Coloskopie (→ S. 236) |
| **Häufige Durchfälle bei Kindern** | • Zöliakie (→ S. 335)<br>• Mukoviszidose (→ S. 297)<br>• Milchunverträglichkeit | 👁 Arztbesuch (Hausarzt oder Kinderarzt) nötig |

Durchfall

👁 Arztbesuch notwendig   🚑 Rettungsdienst rufen

| Symptome und Beschwerden | Behandlungsmöglichkeiten | |
|---|---|---|
| | Verdacht auf | Behandlung |
| **Durchfall mit Übelkeit** • Erbrechen • Schmerzen kurz nach dem Essen | • Lebensmittelvergiftung • Pilzvergiftung | 👁 Arztbesuch nötig |
| **Durchfall nach Abführmittel** | • zu hohe Dosierung | • Verminderung der Medikamentendosis • Abführmittelgebrauch vermeiden |
| **Durchfall bei Schilddrüsenerkrankungen** | • Schilddrüsenüberfunktion (→ S. 318) | 👁 Arztbesuch • Blutabnahme • Ultraschall (→ S. 327) • evtl. Szintigrafie (→ S. 323) der Schilddrüse |

# Durst, verstärkter

**Fragen an den Arzt:** Kann eine ernsthafte Erkrankung zugrunde liegen? • Kann falsche Ernährung Ursache sein? • Ist eine medikamentöse Behandlung notwendig? **Das wird der Arzt fragen:** Hatten Sie vor kurzem eine Virusinfektion? • Seit wann treten diese Beschwerden auf? • Ist Diabetes in der Familie bekannt? • Wie viel trinken Sie?

| | | |
|---|---|---|
| **Starker Durst, Müdigkeit, Gewichtsabnahme** | • Hinweis auf Zuckerkrankheit (→ S. 335) | 👁 dringender Arztbesuch • Blutabnahme • Urinuntersuchung • Ernährungsumstellung • evtl. Medikamente |

| Symptome und Beschwerden | Behandlungsmöglichkeiten | |
|---|---|---|
| | Verdacht auf | Behandlung |
| **Starker Durst mit sehr großen Harnmengen** | • Diabetes (→ S. 236)<br>• Nebenwirkung von Diuretika (→S. 237) | ◉ Arztbesuch zur Diagnosesicherung bzw.<br>• geringere Medikamenteneinnahme falls möglich |
| **Durst nach und bei Durchfall** | • Folge von Flüssigkeitsverlust über Stuhlgang | • ausreichend trinken<br>◉ bei lang anhaltendem Durchfall Arztbesuch zur Abklärung |

# Erbrechen

**Fragen an den Arzt:** Können meine Beschwerden ein Hinweis auf eine ernsthafte Erkrankung sein? • Kann psychischer Stress Ursache sein? • Kann eine Vergiftung oder Infektion zugrunde liegen?
**Das wird der Arzt fragen:** Treten die Beschwerden öfter auf? • Haben sie Fieber, Bauchschmerzen, Durchfall? • Nehmen Sie Medikamente?

| | | |
|---|---|---|
| **Erbrechen nach Alkoholkonsum**<br>• heftige Bauchschmerzen<br>• Unruhe | • Entzündung der Bauchspeicheldrüse (→ S. 226) | ◉ dringender Arztbesuch<br>• evtl. Krankenhausbehandlung nötig |
| **Erbrechen im Schwall ohne Übelkeit mit Kopfweh und Nackenschmerzen** | • Hirnhautentzündung (→ S. 294)<br>• Hirnblutung (→ S. 264) | ◉ dringender Arztbesuch<br>• evtl. Notarzt mit Rettungsdienst über Rettungsleitstelle rufen |

◉ Arztbesuch notwendig    🚑 Rettungsdienst rufen

Erbrechen

| Symptome und Beschwerden | Behandlungsmöglichkeiten | |
| --- | --- | --- |
| | Verdacht auf | Behandlung |
| **Erbrechen mit Durchfall, Übelkeit, Bauchbeschwerden** | • Magen-Darm-Infektion<br>• Gastroenteritis (→ S.248)<br>• Nahrungsmittelvergiftung | Infektion durch Bakterien oder Viren, meist nach wenigen Tagen vorüber<br>• Diät mit Zwieback, Knäckebrot, Tee<br>• evtl. Arztbesuch wenn länger anhaltend |
| **Erbrechen nach fetten Mahlzeiten**<br>• krampfartige Schmerzen im rechten Oberbauch | • Gallenkolik (→ S. 248) | ☞ Arztbesuch<br>• körperliche Untersuchung<br>• Blutentnahme<br>• Ultraschalluntersuchung (→ S. 327) |
| **Erbrechen und Übelkeit mit kolikartigen Schmerzen in der Nierengegend** | • Nierenkolik (→ S. 303) | ☞ Arztbesuch<br>• körperliche Untersuchung<br>• Blutentnahme<br>• Ultraschalluntersuchung (→ S. 327) |
| **Erbrechen und Übelkeit, Müdigkeit und Schwäche**<br>• Gelbfärbung von Augen und Haut | • Gelbsucht (→ S. 251) | ☞ dringender Arztbesuch<br>• Blutentnahme<br>• Ultraschalluntersuchung (→ S. 327)<br>• evtl. Magen-Darm-Spiegelung (→ S. 249)<br>• meist Krankenhausbehandlung notwendig |

Erbrechen

| Symptome und Beschwerden | Behandlungsmöglichkeiten | |
|---|---|---|
| | Verdacht auf | Behandlung |
| **Erbrechen und Übelkeit mit Schwindel und Hörstörung**<br>• unabhängig vom Essen | • Störung des Innenohres mit Gleichgewichtsorgan (Menièr'sche Krankheit → S. 294) | ☞ Arztbesuch notwendig<br>• evtl. neurologische und HNO-ärztliche Untersuchung |
| **Erbrechen nach längerem Aufenthalt in der Sonne**<br>• Schwindel mit Kreislaufproblemen<br>• Kopfschmerzen<br>• evtl. Ohrensausen | • Sonnenstich (→ S. 321) | • Kühlung<br>• ausreichend trinken<br>• evtl. salzhaltige Nahrungsmittel |
| **Erbrechen mit Kopfweh und kurzzeitiger Gedächtnisverlust nach Sturz auf den Kopf** | • Gehirnerschütterung (→ S. 249) | sehr häufig rasche Besserung durch Bettruhe<br>• genaue Beobachtung des Verlaufes, bei rascher Besserung harmlos<br>☞ Arztbesuch notwendig falls keine Besserung eintritt |
| **Erbrechen von Blut oder einer Flüssigkeit, die wie Kaffeesatz aussieht** | • Blutung aus Magen- oder Zwölffingerdarmgeschwür (→ S. 335)<br>• Blutung aus Speiseröhre<br>• Magenkrebs (→ S. 290) | ☞ dringender Arztbesuch notwendig<br>🚑 Notarzt und Rettungsdienst über Rettungsleitstelle alarmieren |

Erbrechen

☞ Arztbesuch notwendig     🚑 Rettungsdienst rufen

| Symptome und Beschwerden | Behandlungsmöglichkeiten | |
|---|---|---|
| | Verdacht auf | Behandlung |
| **Erbrechen mit starken Bauchschmerzen und kaltem Schweißausbruch** <br> • anhaltend ohne Besserung | • Magendurchbruch mit Bauchfellentzündungen (→ S. 225) <br> • Magen- und Zwölffingerdarmgeschwür (→ S. 335) <br> • Gallenblasenentzündung <br> • Blinddarmentzündung (→ S. 227) | 🚑 Notarzt und Rettungsdienst über Rettungsleitstelle alarmieren |
| **Erbrechen mit starken Bauchschmerzen, Krämpfen, aufgetriebenem Bauch, Stuhl- und Windverhalt** | • Darmverschluss (→ S. 233) | 👁 dringender Arztbesuch notwendig <br> • Krankenhauseinweisung und -behandlung |
| **Erbrechen, absichtlich herbeigeführt nach dem Essen** | • Bulimie (→ S. 230) | Erkennen Sie dieses Problem bei sich, sprechen Sie es wenn möglich bei Ihrem Arzt oder Therapeuten an bzw. sprechen Sie mit Ihren Eltern, Freunden oder Bekannten darüber |
| **Erbrechen nach Medikamenten und Drogen** | • Digitalis <br> • Antibiotika (→ S. 218) <br> • Opiate (Morphium) <br> • Zytostatika (→ S. 336) | Häufige Nebenwirkung <br> • sprechen Sie mit Ihrem Arzt |

Erbrechen

| Symptome und Beschwerden | Behandlungsmöglichkeiten | |
|---|---|---|
| | Verdacht auf | Behandlung |

# Fieber

**Fragen an den Arzt:** Kann eine ernsthafte Erkrankung zugrunde liegen? • Sind Wadenwickel sinnvoll? • Ist die Einnahme von Antibiotika notwendig?
**Das wird der Arzt fragen:** Seit wann besteht das Fieber? Wie hoch ist es? • Welche Begleitsymptome treten auf (Schmerzen, Husten, Auswurf, Gewichtsabnahme)? • Essen und trinken Sie ausreichend?

| | | |
|---|---|---|
| **Fieber mit Abgeschlagenheit, Schnupfen, Kopf- und Gliederschmerzen, Husten** | • Grippaler Infekt <br> • Grippe (Influenza) (→ S. 255) | • Bettruhe <br> • naturheilkundliche Maßnahmen <br> • ausreichend trinken <br> • Fieber unter 40 Grad nicht künstlich senken <br> 👁 bei länger anhaltendem Verlauf Arztbesuch notwendig |
| **Fieber mit Husten und schleimigem, eitrigem Auswurf** | • akute Bronchitis <br> • chronische Bronchitis (→ S. 229) mit akuter Verschlechterung <br> • Lungenentzündung (→ S. 289) | 👁 Arztbesuch notwendig <br> • körperliche Untersuchung <br> • evtl. Antibiotika (→ S. 218) notwendig |
| **Fieber mit Halsschmerzen, Kopfweh und geschwollenen Lymphknoten am Hals** | • Mandelentzündung (Tonsillitis → S. 324) <br> • Rachenentzündung (→ S. 312 ) <br> • Morbus Pfeiffer (→ S. 297 ) | 👁 Arztbesuch notwendig <br> • körperliche Untersuchung <br> • evtl. Antibiotika (→ S. 218) notwendig |

Fieber

👁 Arztbesuch notwendig     🚑 Rettungsdienst rufen

| Symptome und Beschwerden | Behandlungsmöglichkeiten | |
|---|---|---|
| | Verdacht auf | Behandlung |
| **Fieber mit Hals-schmerzen, Schluck-beschwerden und Hei-serkeit bei Kindern** | • Kehlkopfentzündung (→ S. 277) <br> • Epiglottitis (→ S. 242) | ◉ Arztbesuch not-wendig <br> • körperliche Untersu-chung <br> • evtl. Antibiotika (→ S. 218) notwendig |
| **Fieber mit Übelkeit, Erbrechen und Durch-fall** | • Gastroenteritis (→ S. 248) | • Diät mit Tee, Zwieback und trockenem Knä-ckebrot <br> • naturheilkundliche Maßnahmen <br> ◉ falls nach zwei bis drei Tagen keine Besse-rung Arztbesuch not-wendig |
| **Fieber und einseitige Ohrschmerzen** | • Mittelohrentzündung (→ S. 296) | ◉ Arztbesuch notwendig <br> • evtl. antibiotische Be-handlung (→ S. 218) |
| **Fieber sowie Rücken-schmerzen in der Nie-rengegend** <br> • oft einseitig | • Nierenbeckenentzün-dung (→ S. 301) | ◉ Arztbesuch notwendig <br> • evtl. antibiotische Be-handlung (→ S. 218) |
| **Fieber und Schmerzen beim Wasserlassen** | • Infektion der Blase (→ S. 259) | ◉ Arztbesuch notwendig <br> • evtl. antibiotische Be-handlung (→ S. 218) |

Fieber

| Symptome und Beschwerden | Behandlungsmöglichkeiten | |
|---|---|---|
| | Verdacht auf | Behandlung |
| **Fieber mit Stirn-schmerz oder Schmerz im Oberkiefer** <br> • besonders beim Vor-beugen des Kopfes | • Nasennebenhöhlen-entzündung (→ S. 300) | 👁 Arztbesuch <br> • evtl. antibiotische Be-handlung (→ S. 218) |
| **Fieber und Schmerzen im rechten Oberbauch, die krampfartig auftre-ten** | • Gallenblasenentzün-dung (→ S. 248) | 👁 Arztbesuch <br> • körperliche Untersu-chung <br> • Blutentnahme <br> • Ultraschall (→ S. 327) <br> • medikamentöse The-rapie <br> • evtl. Infusionstherapie und Krankenhausbe-handlung |
| **Bei Frauen: Fieber und Schmerzen im Unter-leib** <br> • Ausfluss | • Eierstockentzündung <br> • Eileiterentzündung (→ S. 238) | 👁 Arztbesuch <br> • gynäkologische Unter-suchung mit Abstrich und Ultraschall (→ S. 327) |
| **Wiederkehrendes Fie-ber mit Husten, Ge-wichtsabnahme und Schwäche** | • Lungentuberkulose (→ S. 326) <br> • Lungenkrebs (→ S. 289) | 👁 Arztbesuch dringend notwendig <br> • Untersuchung <br> • Blutentnahme <br> • Röntgenuntersuchung des Brustkorbes <br> • Krankenhausbehand-lung notwendig |

Fieber

👁 Arztbesuch notwendig    🚑 Rettungsdienst rufen

| Symptome und Beschwerden | Behandlungsmöglichkeiten | |
|---|---|---|
| | Verdacht auf | Behandlung |
| **Hohes Fieber und Schmerzen im Bereich der Schilddrüse** | • Schilddrüsenentzündung (→ S. 318) | ◉ Arztbesuch notwendig<br>• Blutentnahme<br>• Ultraschalluntersuchung (→ S. 327) der Schilddrüse<br>• evtl. Szintigrafie (→ S. 323) der Schilddrüse |
| **Fieber und Schmerzen im rechten Unterbauch** | • Blinddarmentzündung (→ S. 227) | ◉ Arztbesuch notwendig<br>• evtl. operative Therapie |
| **Fieber mit starken Kopfschmerzen, Nackenschmerz, Übelkeit und Erbrechen** | • Hirnhautentzündung (→ S. 294)<br>• Hirntumor (→ S. 264)<br>• Gehirnmetastase | ◉ dringender Arztbesuch notwendig<br>• evtl. Notarzt und Rettungsdienst über Rettungsleitstelle alarmieren |
| **Hohes Fieber**<br>• heiße und trockene Haut<br>• Schwindel und Übelkeit nach zu langem Aufenthalt in der Sonne<br>• evtl. Bewusstseinsstörungen | • Hitzschlag (→ S. 264) | • Kühlung<br>• Flüssigkeitszufuhr<br>◉ wenn keine rasche Besserung dringender Arztbesuch oder Rettungsdienst rufen |

Fieber

| Symptome und Beschwerden | Behandlungsmöglichkeiten | |
|---|---|---|
| | Verdacht auf | Behandlung |
| **Fieberschübe mit heftigem Schüttelfrost und schwerem Krankheitsgefühl** | • Sepsis (→ S. 229) | ☞ dringender Arztbesuch<br>• evtl. Notarzt und Rettungsdienst über Rettungsleitstelle rufen<br>• Krankenhausbehandlung notwendig |
| **Fieber mit umschriebener Hautrötung (z. B. am Bein)** | • Wundrose (→ S. 332) | ☞ Arztbesuch<br>• Medikamente (Antibiotika → S. 218) |
| **Seltene Erkrankungen mit Fieber** | • AIDS (→ S. 215)<br>• Tropenkrankheit<br>• Sarkoidose (→ S. 315)<br>• Osteomyelitis (→ S. 306)<br>• Malaria (→ S. 290)<br>• Toxoplasmose | ☞ Arztbesuch notwendig zur weiteren Abklärung |

# Füße, geschwollene

**Fragen an den Arzt:** Können hormonelle Störungen Ursache sein? • Muss ich mich mehr bewegen? • Kann eine Erkrankung dahinter stehen?
**Das wird der Arzt fragen:** Haben Sie Krampfadern? • Treiben Sie regelmäßig Sport? • Nehmen Sie Hormone oder Medikamente ein? • Haben Sie gleichzeitig andere Beschwerden?

| | | |
|---|---|---|
| **Geschwollene Füße nach langem Stehen oder Gehen und/oder bei großer Hitze** | • Ermüdungserscheinung<br>• Schwellung durch Hitze | • Hochlegen der Füße<br>• Kühlung<br>• meist rasche Besserung |

☞ Arztbesuch notwendig    🚑 Rettungsdienst rufen

| Symptome und Beschwerden | Behandlungsmöglichkeiten | |
|---|---|---|
| | Verdacht auf | Behandlung |
| **Geschwollene Füße bei Krampfadern und evtl. Schmerzen** | • Begleiterscheinung der Krampfadern<br>• venöse Insuffizienz (→ S. 329) | • Wechselbäder<br>• naturheilkundliche Maßnahmen<br>• Kompressions-strümpfe (→ S. 280)<br>• weitere Ursachenab-klärung beim Arzt |
| **Bei Frauen: Geschwollene Füße vor und während der Regel, während der Einnahme der Antibabypille oder während der Schwangerschaft** | • Wassereinlagerung im Körper<br>• normale Reaktion des Körpers | • kalt-warme Wechsel-bäder<br>• sonstige naturheil-kundliche Maßnahmen<br>• Hochlagern der Füße<br>• evtl. Kompressions-strümpfe (→ S. 280) |
| **Geschwollener Knöchel nach einer Verletzung, die unter Umständen auch schon Monate zurückliegen kann** | • Bänderdehnung<br>• Bänderzerrung | ☞ Arztbesuch notwendig<br>• evtl. Röntgenbilder<br>• evtl. funktioneller Ver-band (Tape → S. 323) oder Fertigbandagen |
| **Geschwollene Knöchel an beiden Beinen ohne erkennbare Ursache (Verletzung, Überbean-spruchung)**<br>• evtl. Kurzatmigkeit | • Herzschwäche (Herz-insuffizienz → S. 262) | ☞ Arztbesuch notwendig<br>• körperliche Untersu-chung<br>• EKG (→ S. 240)<br>• Röntgenbild des Brustkorbes<br>• Blutentnahme<br>• herzstärkende Medika-mente |

Füße, geschwollene

| Symptome und Beschwerden | Behandlungsmöglichkeiten | |
|---|---|---|
| | Verdacht auf | Behandlung |
| **Geschwollene Knöchel und Augenlider**<br>• Abgeschlagenheit<br>• trüber Harn<br>• evtl. Kopfschmerzen und Fieber | • Nierenentzündung<br>• Nachlassen der Ausscheidungsfunktion der Nieren | 👁 Arztbesuch notwendig<br>• körperliche Untersuchung<br>• Blutentnahme<br>• Urinuntersuchung<br>• Ultraschall (→ S. 327) des Harntraktes<br>• medikamentöse Therapie (Antibiotika → S. 218) notwendig |

# Füße, schmerzende

**Fragen an den Arzt:** Können qualitativ hochwertige Schuhe Abhilfe schaffen?
• Kann langes Stehen die Schmerzen verursachen? • Was kann ich selbst gegen die Schmerzen tun?
**Das wird der Arzt fragen:** Spüren Sie Druckschmerz oder Jucken und Brennen?
• Wo tut es weh? • Schmerzen zusätzlich andere Gelenke?

| | | |
|---|---|---|
| **Schmerzende Füße nach langem Stehen oder Gehen** | • falsches Schuhwerk<br>• Überlastung<br>• Fußfehlformen | 👁 Arztbesuch, Ursache abklären lassen |
| **Schmerzende Füße durch Fehlstellung der Füße** | • Plattfuß (→ S. 309)<br>• Senkfuß<br>• Spreizfuß (→ S. 322) | 👁 Arztbesuch, Ursache abklären lassen |
| **Schmerzende Stelle an der Fußsohle oder den Zehen mit Hornhaut** | • Hornschwielen<br>• Hühnerauge (→ S. 266) | 👁 Arztbesuch, Ursache abklären lassen |

Füße, schmerzende

👁 Arztbesuch notwendig   🚑 Rettungsdienst rufen

| Symptome und Beschwerden | Behandlungsmöglichkeiten | |
|---|---|---|
| | Verdacht auf | Behandlung |
| **Juckreiz und Brennen zwischen den Zehen und an der Fußsohle mit rissiger oder aufgeweichter Haut** | • Fußpilz (→ S. 248) | • Spray gegen Pilzerkrankungen, mindestens zwei Wochen lange Anwendung nötig<br>• evtl. Arztbesuch |
| **Gerötetes, entzündetes, eitriges Nagelbett meist an der Großzehe** | • Nagelbettentzündung (→ S. 290)<br>• eingewachsener Zehennagel | ☜ Arztbesuch<br>• kleine operative Maßnahme nötig |
| **Schmerzende Fuß- und Zehengelenke im Alter sowie Schmerzen in den Knien und Hüftgelenken** | • Polyarthrose (→ S. 220) | ☜ Arztbesuch<br>• nach Abklärung evtl. Medikamenteneinnahme<br>• Einreibung mit Salben<br>• naturheilkundliche Maßnahmen |
| **Schmerzende, geschwollene, gerötete Fußgelenke**<br>• evtl. andere schmerzende Gelenke<br>• evtl. Fieber | • Rheuma (→ S. 314)<br>• Gicht (→ S. 254) (meist ist große Zehe betroffen) | ☜ Arztbesuch<br>• nach Abklärung evtl. Medikamenteneinnahme<br>• Einreibung mit Salben<br>• naturheilkundliche Maßnahmen<br>• Ernährungsumstellung |

Füße, schmerzende

| Symptome und Beschwerden | Behandlungsmöglichkeiten | |
|---|---|---|
| | **Verdacht auf** | **Behandlung** |
| **Nächtlicher Fersen-schmerz mit Rücken-schmerzen und mor-gendlicher Steifigkeit** | • Bechterew'sche Krankheit (→ S. 226) | ☞ Arztbesuch notwendig<br>• Untersuchung<br>• Röntgenuntersuchungen<br>• Blutentnahme<br>• medikamentöse The-rapie möglich, natur-heilkundliche Maß-nahmen sinnvoll<br>• intensive Kranken-gymnastik |
| **Strumpfförmige Fuß- und Wadenschmerzen**<br>• Brennen in den Beinen nachts und ständige Gefühlsstörungen | • Polyneuropathie (→ S. 310) | ☞ Arztbesuch notwendig<br>• evtl. neurologische Abklärung<br>• medikamentöse The-rapie möglich |
| **Schmerz nach einer gewissen Wegstrecke, beim Stehenbleiben besser**<br>• mit Blässe der Füße<br>• kalte Füße | • Durchblutungsstörung | ☞ Arztbesuch notwendig<br>• dopplersonografische Untersuchung (→ S. 327) der Beine<br>• evtl. Angiografie (→ S. 217)<br>• medikamentöse oder operative Maßnahmen |
| **Schmerz beim Gehen unter der Ferse** | • Fersensporn (→ S. 244) | ☞ Arztbesuch notwendig<br>• evtl. mit Medikamenten, Salbenbehandlung, In-jektionsbehandlung, Einlagenverordnung |

Füße, schmerzende

☞ Arztbesuch notwendig   🚑 Rettungsdienst rufen

| Symptome und Beschwerden | Behandlungsmöglichkeiten | |
|---|---|---|
| | Verdacht auf | Behandlung |
| **Schmerzen in Vorfuß und Abweichen der Großzehe** | • Hallux valgus (→ S. 256) | 👁 Arztbesuch notwendig • evtl. mit Medikamenten, Salbenbehandlung, Injektionsbehandlung, Einlagenverordnung |

# Gewichtsabnahme

**Fragen an den Arzt:** • Kann eine bedrohliche Krankheit Ursache sein? • Was muss ich essen, um mein Gewicht stabil zu halten?
**Das wird der Arzt fragen:** Hatten Sie in den letzten Wochen/Monaten hohen psychischen Stress? • Haben Sie zusätzlich Symptome wie Durst, Schmerzen, Durchfall? • Wollen Sie Ihr Gewicht reduzieren? • Nehmen Sie Medikamente?

| | | |
|---|---|---|
| **Gewichtsabnahme bei Stress oder seelischen Belastungen** | • ungelöste Konflikte • seelische und emotionale Probleme | • sprechen Sie mit Ihren Freunden, Bekannten, Verwandten und Ihrem Arzt über Ihre Probleme • besorgen Sie sich Literatur in guten Buchhandlungen • evtl. Selbsthilfegruppen |
| **Gewichtsabnahme bei hohem Alkoholkonsum** | • Alkoholkrankheit (→ S. 215) • Leberzirrhose (→ S. 284) | Wichtig ist, die Alkoholerkrankung zu erkennen und zu akzeptieren • sprechen Sie mit Ihrem Arzt • suchen Sie Selbsthilfegruppen auf |

| Symptome und Beschwerden | Behandlungsmöglichkeiten | |
|---|---|---|
| | Verdacht auf | Behandlung |
| **Gewichtsabnahme nach der Einnahme von Medikamenten** | • Diuretika (→ S. 237)<br>• Überdosierung von Schilddrüsenhormonen | Bei Diuretika gewünschte Reaktion, bei Schilddrüsenhormonen evtl. notwendige Umstellung<br>☞ sprechen Sie mit Ihrem Arzt |
| **Gewichtsabnahme mit herbeigeführten Erbrechen und Anfällen von Fresssucht** | • Bulimie (→ S. 230) | ☞ vertrauen Sie sich Ihrem Arzt oder Therapeuten an<br>• sprechen Sie mit Eltern, Freunden und Bekannten über Ihr Problem<br>• evtl. Psychotherapie (→ S. 312) notwendig |
| **Gewichtsabnahme durch Nahrungsverweigerung** | • Anorexie (→ S. 217) | ☞ vertrauen Sie sich Ihrem Arzt oder Therapeuten an<br>• sprechen Sie mit Eltern, Freunden und Bekannten über Ihr Problem<br>• evtl. Psychotherapie (→ S. 312) notwendig |
| **Unklarer, oft symptomloser Gewichtsverlust** | • Warnsignal bei fast allen Krebserkrankungen (→ S. 282) | ☞ Arztbesuch zur weiteren Abklärung der Ursache |

Gewichtsabnahme

☞ Arztbesuch notwendig          🚑 Rettungsdienst rufen

| Symptome und Beschwerden | Behandlungsmöglichkeiten | |
|---|---|---|
| | Verdacht auf | Behandlung |
| **Gewichtsabnahme mit Schwitzen, Zittern der Hände, Unruhe und Nervosität** | • Schilddrüsenüberfunktion (→ S. 318)<br>• Basedow'sche Krankheit (→ S. 225) | 👁 Arztbesuch notwendig<br>• körperliche Untersuchung<br>• Blutuntersuchung<br>• Ultraschall (→ S. 327)<br>• evtl. Szintigrafie (→ S. 323) der Schilddrüse |
| **Gewichtsabnahme mit häufigem Wasserlassen, Durst und Müdigkeit** | • Diabetes mellitus (→ S. 236) | 👁 Arztbesuch<br>• Blut- und Urinuntersuchung<br>• Ernährungsumstellung<br>• Gewichtsreduktion<br>• evtl. Medikamente |
| **Gewichtsabnahme mit blutig-schleimigen Durchfällen und Bauchkrämpfen** | • entzündliche Darmerkrankungen<br>• schwere Darminfektion | 👁 Arztbesuch nötig<br>• körperliche Untersuchung<br>• Blutentnahme<br>• Ultraschall (→ S. 327)<br>• Darmspiegelung mit Probeentnahme<br>• anschließend medikamentöse Therapie |
| **Gewichtsverlust; jeder deutliche, unklare und symptomlose Gewichtsverlust bedarf der Abklärung** | • Warnsignal bei fast allen Krebserkrankungen (→ S. 282) | 👁 Arztbesuch notwendig |

Gewichtsabnahme

# Gewichtszunahme

**Fragen an den Arzt:** Kann Stress mit Gewichtszunahme zusammenhängen? • Ist Übergewicht Veranlagung? • Was ist besser? Dreimal täglich oder öfter zwischendurch essen? **Das wird der Arzt fragen:** Beschreiben Sie Ihre Ernährungsgewohnheiten! • Bewegen Sie sich regelmäßig? • Haben Sie psychische Probleme oder andere Beschwerden? • Nehmen Sie Medikamente ein?

| Symptome und Beschwerden | Verdacht auf | Behandlung |
|---|---|---|
| **Gewichtszunahme, nachdem durch veränderte Lebensumstände weniger Kalorien verbraucht werden** | • verminderter Kalorienbedarf bei unveränderter Kalorienaufnahme | • Ernährungsumstellung<br>• mehr Bewegung, Sport, Fitness<br>• evtl. Rücksprache mit Arzt |
| **Gewichtszunahme bei Stress, gedrückter Stimmung und bei ungelösten Problemen** | • Essen als Ersatzhandlung | • Erkennen der Zusammenhänge, Versuch der Problemlösung<br>• Verminderung von Stresssituationen<br>• sprechen Sie mit Ihrem Arzt |
| **Gewichtszunahme im Zusammenhang mit Herzerkrankungen, Nierenerkrankungen oder Lebererkrankungen** | • Wassereinlagerung im Gewebe | Bei Herz-, Nieren- und Lebererkrankungen ist es sinnvoll, sich mehrmals wöchentlich zu wiegen<br>⊚ bei deutlicher oder rascher Gewichtszunahme Arztbesuch notwendig |

Gewichtszunahme

⊚ Arztbesuch notwendig   🚑 Rettungsdienst rufen

| Symptome und Beschwerden | Behandlungsmöglichkeiten | |
|---|---|---|
| | Verdacht auf | Behandlung |
| **Gewichtszunahme und/oder ungewöhnliche Appetitzunahme nach der Einnahme von Medikamenten** | Nebenwirkung von<br>• Cortison (→ S. 232)<br>• Beruhigungsmitteln<br>• Medikamenten gegen Zuckerkrankheit (→ S. 335) oder Epilepsie (→ S. 242) | • sprechen Sie mit Ihrem Arzt<br>• evtl. können Medikamente reduziert oder weggelassen werden |
| **Gewichtszunahme**<br>• trockene Haut<br>• Müdigkeit<br>• ungewöhnliches Kältempfinde<br>• Schwellungen | • Schilddrüsenunterfunktion (→ S. 318) | ☞ Arztbesuch notwendig<br>• Blutuntersuchungen<br>• Ultraschall (→ S. 327) und evtl. Szintigrafie (→ S. 323) der Schilddrüse |
| **Bei Frauen: zu rasche Gewichtszunahme in der Schwangerschaft** | • Schwangerschaftshochdruck | Gefährliche Erkrankung für Mutter und Kind<br>☞ dringender Arztbesuch notwendig |

# Haarausfall (Alopezie, Effluvium)

**Fragen an den Arzt:** Ich bin privat oder beruflich im Stress. Gibt es Zusammenhänge? • Kann falsche Ernährung Grund für den Haarausfall sein? • Kann falsche Haarpflege Grund für die Beschwerden sein? **Das wird der Arzt fragen:** Haben Sie eine Hormonbehandlung oder hormonelle Störungen? • Nehmen Sie Medikamente ein? • Fühlen Sie sich häufig matt und erschöpft, sind Sie gestresst? • Juckt die Kopfhaut?

| | | |
|---|---|---|
| **Kreisrunder Haarausfall** | • Alopecia (→ S. 216) areata | ☞ Arztbesuch (Haus- oder Hautarzt) notwendig |

| Symptome und Beschwerden | Behandlungsmöglichkeiten | |
|---|---|---|
| | Verdacht auf | Behandlung |
| **Bei Männern: langsam schütter werdendes Haar** <br> • mit zunehmendem Alter mit „Geheimratsecken" <br> • Hinterkopfglatze und Stirnglatze | • Vererbung <br> • normaler Alterungsprozess | • sprechen Sie mit Ihrem Arzt <br> • kosmetische Operationen möglich, medikamentöse Behandlung nicht sinnvoll |
| **Bei Frauen: Haarausfall nach der Geburt eines Kindes** | • hormonelle Umstellung | Meist folgenlose Hormonumstellung |
| **Haarausfall nach oder während einer schweren Krankheit** | • Folgeerscheinung der Erkrankung | Sprechen Sie mit Ihrem Arzt über evtl. mögliche Maßnahmen |
| **Haarausfall bei Leberzirrhose und Alkoholkrankheit** | • Begleiterscheinung dieser Erkrankungen | Wichtig ist die Behandlung der Grundkrankheit <br> • sprechen Sie mit Ihrem Arzt |
| **Haarausfall nach schwerer seelischer Belastung und Stress** | • Folge dieser Belastung | Im Vordergrund steht die Bewältigung der Konflikte und Probleme <br> • oft deutliche Besserung der Haarsymptomatik nach Konfliktlösung |

Haarausfall

👁 Arztbesuch notwendig          🚑 Rettungsdienst rufen

| Symptome und Beschwerden | Behandlungsmöglichkeiten | |
|---|---|---|
| | Verdacht auf | Behandlung |
| **Bei Frauen: Haarausfall während und nach den Wechseljahren** | • zunehmender Östrogenmangel | 👁 Arztbesuch sinnvoll, um weitere Maßnahmen (evtl. Hormonsubstitution) und Vorgehensweise zu diskutieren |
| **Haarausfall bei Einnahme von Medikamenten** | Nebenwirkung von<br>• Zytostatika (→ S. 336)<br>• Cortisontherapie (→ S. 232)<br>• Heparin (→ S. 260)<br>• Marcumartherapie (→ S. 292) | Sprechen Sie mit Ihrem Arzt<br>• evtl. können Medikamente abgesetzt oder umgestellt werden |
| **Haarausfall und brüchiges Haar** | • Eisenmangel-Anämie (→ S. 239)<br>• Vitamin-B12-Mangel | 👁 Arztbesuch und Blutuntersuchungen notwendig |
| **Haarausfall mit kahlen Stellen und geröteter, juckender Kopfhaut in Verbindung mit Schuppenbildung** | • Entzündung der Kopfhaut<br>• Pilzinfektion (Microsporie) | 👁 Arztbesuch notwendig zur Diagnosestellung und entsprechenden Therapie |
| **Haarausfall bei Hormonbehandlung** | • Folge dieser Behandlung | Sprechen Sie mit Ihrem Arzt<br>• evtl. Änderungen der Medikamenteneinnahme |

Haarausfall

# Haarwuchs, übermäßiger bei Frauen

**Fragen an den Arzt:** Leide ich an hormonellen Störungen oder kann starke Behaarung auch normal sein? • Kann eine ernsthafte Erkrankung hinter den Problemen stehen? • Welche Behandlungsmöglichkeiten gibt es?

**Das wird der Arzt fragen:** Treiben Sie sehr viel Sport oder nehmen Sie Hormone zum Muskelaufbau? • Haben Sie regelmäßig Ihre Regelblutung?

| | | |
|---|---|---|
| **Behaarung, die nach und während der Wechseljahre auftritt** <br> • v. a. über der Oberlippe und am Kinn | • zunehmender Hormonmangel | ◉ Arztbesuch sinnvoll, um mögliche Maßnahmen zu besprechen |
| **Vermehrter Haarwuchs nach der Einnahme von Medikamenten** | • Nebenwirkungen von männlichen Sexualhormonen <br> • Mitteln gegen Zyklusstörungen <br> • Mitteln gegen Epilepsie (→ S. 242) | Sprechen Sie mit Ihrem Arzt über die Möglichkeit, die medikamentöse Behandlung zu verändern |
| **Zunehmende Behaarung mit Tieferwerden der Stimme** <br> • Ausbleiben der Monatsblutung und weitere Anzeichen einer „Vermännlichung" | • Störung der Hirnanhangdrüse <br> • Störung der Nebennierenrinde <br> • Störung der Eierstöcke (→ S. 238) | ◉ Arztbesuch notwendig zur Abklärung <br> • Blutabnahme <br> • Untersuchung <br> • Röntgenuntersuchungen <br> • Computertomografie (→ S. 232) oder Kernspintomografie (→ S. 277) |

Haarwuchs, übermäßiger bei Frauen

◉ Arztbesuch notwendig     🚑 Rettungsdienst rufen

# Halsschmerzen

**Fragen an den Arzt:** Kann eine ernsthafte Krankheit hinter den Schmerzen liegen? • Ist starkes Rauchen ein Risikofaktor? • Gibt es Hausmittel gegen Halsschmerzen?
**Das wird der Arzt fragen:** Haben Sie zudem noch Schnupfen, Gliederschmerzen, Kopfweh, Husten, Auswurf, Fieber? • Wo genau im Halsbereich liegt der schmerzende Bereich? • Haben Sie Schwellungen im Halsbereich?

| **Halsschmerzen** • Schnupfen • Husten • Kopfschmerzen • Muskelschmerzen • Fieber | • grippaler Infekt (→ S. 255) | • Ruhe, ausreichend Schlaf • naturheilkundliche Verfahren zur Unterstützung ☺ bei länger anhaltendem Infekt Arztbesuch notwendig |
|---|---|---|
| **Halsschmerzen** • Schluckbeschwerden • geschwollene, eitrigbelegte Mandeln • Fieber • geschwollene Lymphknoten am Hals | • Mandelentzündung (→ S. 292) • Morbus Pfeiffer (→ S. 297) | ☺ Arztbesuch notwendig |
| **Halsschmerzen mit Heiserkeit** | • Stimmbandentzündung • Kehlkopfentzündung (→ S. 277) | • Inhalationen mit Kamillen- und Salzdampf • sonstige naturheilkundliche unterstützende Maßnahmen ☺ Arztbesuch wenn nach einer Woche keine Besserung eintritt |

Halsschmerzen

| Symptome und Beschwerden | Behandlungsmöglichkeiten | |
|---|---|---|
| | Verdacht auf | Behandlung |
| **Halsschmerzen mit einseitiger Schwellung der Wange** | • Mumps (→ S. 298) | 👁 Arztbesuch notwendig |
| **Bei Kindern: Halsschmerzen und Fieber mit feinfleckigem Hautausschlag** | • Scharlach (→ S. 316)<br>• Masern (→ S. 292) | 👁 Arztbesuch notwendig |
| **Halsschmerzen im Bereich der Schilddrüse** | • Schilddrüsenentzündung (→ S. 318) | 👁 Arztbesuch notwendig<br>• körperliche Untersuchung<br>• Blutentnahme<br>• Ultraschall (→ S. 327) und evtl. Szintigrafie (→ S. 323) |
| **Bei Kindern: Halsschmerzen, Schluckbeschwerden, bellender Husten, Atemnot und kloßige Stimme** | • Pseudokrupp (→ S. 311)<br>• Epiglottitis (→ S. 242) | 👁 dringender Arztbesuch notwendig<br>• evtl. Notarzt und Rettungsdienst über Rettungsleitstelle |
| **Halsschmerzen mit weißlichen Belägen im Rachen und im Mund** | • Soor (→ S. 321) | 👁 Arztbesuch notwendig zur Abklärung der Ursache<br>• antimykotische Mundspülung |

Halsschmerzen

👁 Arztbesuch notwendig   🚑 Rettungsdienst rufen

| Symptome und Beschwerden | Behandlungsmöglichkeiten | |
|---|---|---|
| | Verdacht auf | Behandlung |
| **Halsschmerzen, die vom Brustkorb her ausstrahlen** <br> • Engegefühl <br> • evtl. Schmerz im linken Arm | • Herzinfarkt (→ S. 262) | 🚑 Notarzt und Rettungsdienst über Rettungsleitstelle rufen |
| **Kloßgefühl im Hals** | • Folge von Angst und Stress <br> • Globusgefühl (→ S. 255) | Sprechen Sie mit Ihrem Arzt über eventuelle Hintergründe, Probleme und Konflikte |
| **Halsschmerzen mit Mundtrockenheit im Alter** | • Xerostomie (→ S. 332) <br> • Sjögren-Syndrom (→ S. 320) <br> • Nebenwirkungen von Medikamenten, z. B. Parkinsonmittel | 👁 Arztbesuch besprechen Sie die evtl. aufgetretenen Nebenwirkungen von Medikamenten |

# Hautausschlag

**Fragen an den Arzt:** Kann falsche oder zu häufige Hautpflege Ursache für die Ausschläge sein? • Kann Stress oder Unwohlsein Grund für die Probleme sein? • Können ernsthafte Erkrankungen die Ursache sein?
**Das wird der Arzt fragen:** Haben Sie seelische Probleme? • Nehmen Sie Medikamente? • Wo ist der Ausschlag?

| | | |
|---|---|---|
| **Gerötete, stark juckende Quaddeln** | • Insektenstiche | • evtl. Kühlung <br> • evtl. antiallergische Salben |

| Symptome und Beschwerden | Behandlungsmöglichkeiten | |
|---|---|---|
| | Verdacht auf | Behandlung |
| **Hautausschlag bei seelischen Problemen und starkem Stress** | • Reaktion der Haut auf Überbelastung und Probleme | Sprechen Sie mit Ihrem Arzt oder Therapeuten über die Zusammenhänge zwischen Seele und Körper und suchen Sie nach Problemlösungen |
| **Rötliche oder helle, juckende Quaddeln** • evtl. am ganzen Körper | • Nesselausschlag • Nesselsucht (→ S. 301) | ☞ Arztbesuch mit Abklärung der Ursache |
| **Juckende, entzündete, trockene, rissige und gerötete Haut** • v. a. an Ellenbeuge, Kniekehlen und Gesicht | • Neurodermitis (→ S. 216) | ☞ Arztbesuch notwendig • Ernährungsumstellung • Salbenbehandlung • medikamentöse Theapie |
| **Hautausschlag lokalisiert oder am ganzen Körper bei Einnahme von Medikamenten** | • mögliche Reaktion auf nahezu alle Medikamente | Besprechen Sie die aufgetretenen Nebenwirkungen von Medikamenten mit Ihrem Arzt |
| **Gelbliche, schuppige, leicht gerötete juckende Haut** • meistens am behaarten Kopf, auf der Brust und am Rücken | • Seborrhoisches Ekzem (→ S. 320) | ☞ Arztbesuch sinnvoll • Salbenbehandlung |

Hautausschlag

☞ Arztbesuch notwendig  🚑 Rettungsdienst rufen

| Symptome und Beschwerden | Behandlungsmöglichkeiten | |
| --- | --- | --- |
| | Verdacht auf | Behandlung |
| **Helle, schuppende Hautflecken, die meist am Rücken und Brust auftreten**<br>• besonders auffällig nach intensiver Sonnenbräune | • Hauterkrankung aus unterschiedlicher Ursache | 👁 Arztbesuch nötig<br>• gute Behandelbarkeit mit Salben und Haarwaschmitteln |
| **Rote, erhabene, meist nicht juckende Hautflecken mit weißen Schuppen**<br>• v. a. auf der Kopfhaut, am Ellenbogen und Kniegelenk, aber auch am ganzen Körper<br>• evtl. mit Gelenkschmerz | • Schuppenflechte (→ S. 319) | 👁 Arztbesuch zur Diagnosestellung nötig<br>• nach Diagnose Salbenbehandlung<br>• Bestrahlungsbehandlung<br>• evtl. Einnahme von Medikamenten<br>• Ernährungsumstellung und naturheilkundliche Verfahren sinnvoll |
| **Schmerzhafte Bläschen mit Rötung, die gruppenförmig stets nur auf einer Körperseite auftreten**<br>• streifenförmig | • Gürtelrose (→ S. 256) | 👁 Arztbesuch nötig<br>• Einnahme von Medikamenten |
| **Gelbliche Bläschen um Mund und Nase, die platzen und gelbe Krusten bilden** | • bakterielle Hautinfektion (Impetigo → S. 239) | 👁 Arztbesuch nötig<br>• Salbenbehandlung |

Hautausschlag

| Symptome und Beschwerden | Behandlungsmöglichkeiten | |
| --- | --- | --- |
| | Verdacht auf | Behandlung |
| **Kleine, gerötete, oft linienförmig angeordnete, juckende Knötchen** <br> • an der Beugeseite der Handgelenke und Ellenbogen, den Fußknöcheln, Pobacken und im Genitalbereich | • Krätze (Scabies → S. 281) | 👁 Arztbesuch nötig zur Diagnosestellung <br> • anschließend äußerliche Behandlung |
| **Gerötete, rissige, nässende und juckende Haut zwischen den Zehen** | • Fußpilz (→ S. 248) | • Spray gegen Fußpilz, Verwendung mindestens zwei Wochen <br> • evtl. Arztbesuch |
| **Akute Hautrötung und Schwellung am ganzen Körper** <br> • Juckreiz <br> • evtl. Atemnot | • allergische Dermatitis (→ S. 235) | 👁 Arztbesuch nötig <br> • Abklärung der allergieauslösenden Ursache <br> • Meiden der Allergene <br> • Salbenbehandlung <br> • evtl. Medikamenteneinnahme |
| **Juckender Hautausschlag mit flüssigkeitsgefüllten Bläschen, die austrocknen und Krusten bilden** <br> • Kopf- und Gliederschmerzen <br> • Fieber | • Windpocken (→ S. 332) | 👁 Arztbesuch nötig zur Diagnosestellung |

Hautausschlag

👁 Arztbesuch notwendig    🚑 Rettungsdienst rufen

| Symptome und Beschwerden | Behandlungsmöglichkeiten | |
|---|---|---|
| | Verdacht auf | Behandlung |
| **Hautausschlag mit hellroten Punkten, die deutlich voneinander abgegrenzt sind**<br>• meist im Gesicht beginnend und sich auf den ganzen Körper ausbreitend<br>• Fieber<br>• besonders im Nacken geschwollene Lymphknoten | • Röteln (→ S. 314) | 👁 Arztbesuch zur Diagnosestellung |
| **Hautausschlag mit hellroten, zusammenfließenden Flecken, die hinter den Ohren und im Gesicht beginnen und sich auf den ganzen Körper ausbreiten**<br>• in Verbindung mit Lichtempfindlichkeit, Fieber, Husten und Kopfschmerzen | • Masern (→ S. 292) | 👁 Arztbesuch zur Diagnosestellung |
| **Feinfleckiger, stecknadelgroßer Hautausschlag am ganzen Körper**<br>• mit Halsschmerzen, Fieber und himbeerroter Zunge | • Scharlach (→ S. 316) | 👁 Arztbesuch zur Diagnosestellung<br>• Antibiotikaeinnahme (→ S. 218) |

Hautausschlag

107

| Symptome und Beschwerden | Behandlungsmöglichkeiten | |
|---|---|---|
| | Verdacht auf | Behandlung |
| **Hautausschlag mit kleinen, roten Pickeln, bei Säuglingen** • v. a. im Genitalbereich und am Po | • Windeldermatitis (→ S. 235) | • antimykotische Salben ☞ bei starker Ausprägung oder lang anhaltender Hautveränderung Arztbesuch |
| **Leichter Hautausschlag mit starker Rötung vor allem am Unterschenkel** • hohes Fieber | • Wundrose (→ S. 332) | ☞ Arztbesuch notwendig • Antibiotikaeinnahme (→ S. 218) |
| **Punktförmiger, purpurner Hautausschlag** • hohes Fieber, Lichtscheue, Kopfschmerz, Nackensteifigkeit | • Meningitis (→ S. 294) | Lebensbedrohliche Erkrankung 🚑 Notarzt und Rettungsdienst über Rettungsleitstelle alarmieren |

# Hautveränderungen

**Fragen an den Arzt:** Können blaue Flecken Veranlagung sein? • Wie kann ich Hautveränderungen von ernsten Erkrankungen unterscheiden? • Wann sind Leberflecken gefährlich? **Das wird der Arzt fragen:** Seit wann bemerken Sie diese Veränderungen? • Nehmen Sie Medikamente? • Sind Sie viel Chemikalien oder der prallen Sonne ausgesetzt?

| | | |
|---|---|---|
| **Hautveränderungen nur an Stellen, die Sonne und Licht ausgesetzt werden** | • Lichtdermatose (→ S. 287) | ☞ Arztbesuch notwendig zur Abklärung |

☞ Arztbesuch notwendig 🚑 Rettungsdienst rufen

| Symptome und Beschwerden | Behandlungsmöglichkeiten | |
|---|---|---|
| | Verdacht auf | Behandlung |
| **Rote Flecken auf der Haut, die bei bestimmten Gelegenheiten auftreten und nach einiger Zeit wieder verschwinden** | • Aufregung<br>• Allergie (→ S. 216) | Beobachten der möglichen Zusammenhänge<br>• evtl. mit Arzt sprechen |
| **Rotblau schimmernde Flecken unter der Haut**<br>• nach Verletzungen | • Ansammlung von Blut im Gewebe (Hämatom) | Harmlose Hauterscheinung, verschwindet über Gelb- und Grünfärbung nach wenigen Tagen |
| **Punktförmige oder kleinfleckige Blutungen unter der Haut** | • Gefäßveränderungen der Haut<br>• Gerinnungsstörungen<br>• Blutplättchenmangel | Häufig altersbedingt, evtl. Bluterkrankung<br>• evtl. Arztbesuch und Blutuntersuchungen |
| **Blaue, gut sichtbare, oft geschlängelte Adern an Fuß, Unter- und Oberschenkel** | • Krampfadern (→ S. 281) | • kalt-warme Wechselbäder<br>• naturheilkundliche Maßnahmen<br>• Kompressionsstrümpfe<br>• Arzt kontaktieren zur eventuellen operativen Behandlung |
| **Braune, evtl. behaarte Hautflecken**<br>• oft seit der Geburt | • Muttermal (→ S. 298) | Harmlose Hautveränderung |

Hautveränderungen

| Symptome und Beschwerden | Behandlungsmöglichkeiten | |
|---|---|---|
| | Verdacht auf | Behandlung |
| **Weißliche Flecken und Streifen**<br>• meist an Bauch und Gesäß | Überdehnung der Haut durch<br>• starke Gewichts-schwankungen<br>• erhöhte Hormonpro-duktion der Neben-niere als Nebenwir-kung von Cortison-behandlung (→ S. 232)<br>• Störung der Hirnan-hangdrüse (→ S. 264) | 👁 Arztbesuch zur Ab-klärung notwendig |
| **Gelblichbraune Haut-flecken**<br>• meistens im Gesicht | • Pigmentstörungen bei Frauen, häufig durch Schwangerschaft oder durch die Einnahme der Antibabypille (→ S. 218) verursacht<br>• Chloasma (→ S. 230) | Kosmetisches Problem<br>• meist rückläufig nach der Schwangerschaft bzw. beim Weglassen der Antibabypille |
| **Brauner Hautfleck, der blutet, juckt und mit der Zeit größer wird (flach oder erhaben)** | • Melanom (→ S. 293) | 👁 dringender Arzt-besuch notwendig<br>• operative Entfernung<br>• engmaschige Nach-kontrollen |
| **Scharf begrenzte, weiße Hautflecken**<br>• besonders an Händen und Armen | • Vitiligo (→ S. 330) | Harmlose, kosmetisch oft störende Verände-rung<br>• sprechen Sie mit Ihrem Arzt |

Hautveränderungen

👁 Arztbesuch notwendig   🚑 Rettungsdienst rufen

| Symptome und Beschwerden | Behandlungsmöglichkeiten | |
|---|---|---|
| | Verdacht auf | Behandlung |
| **Gelbfärbung der Haut und gelbe Augen** | • Gelbsucht (→ S. 251) | 👁 dringender Arztbesuch zur Abklärung der Ursache notwendig<br>• Blutabnahme<br>• Ultraschalluntersuchung (→ S.   ) des Bauchraums<br>• evtl. Krankenhausbehandlung |
| **Kleine, sternförmige Hautrötungen**<br>• gelbe Augen<br>• rote Handflächen<br>• Appetitlosigkeit<br>• Gewichtsverlust<br>• mangelnde Körperbehaarung | • Leberzirrhose (→ S. 284) | 👁 Arztbesuch notwendig zur weiteren Abklärung<br>• Blutuntersuchung<br>• Ultraschalluntersuchung (→ S. 327) des Bauchraums<br>• Abklärung der zugrunde liegenden Ursache der Leberzirrhose |
| **Ringförmige Rötung der Haut, die sich ein bis zwei Wochen und später nach einem Zeckenstich vergrößert**<br>• Fieber<br>• Muskelschmerzen<br>• Gelenkschmerzen<br>• evtl. Muskellähmungen | • Borreliose (→ S. 229) | 👁 Arztbesuch notwendig<br>• Blutuntersuchungen<br>• antibiotische Behandlung (→ S. 218) |

Hautveränderungen

| Symptome und Beschwerden | Behandlungsmöglichkeiten | |
|---|---|---|
| | Verdacht auf | Behandlung |

# Hautknoten

**Fragen an den Arzt:** Gibt es auch harmlose Knötchen? • Weisen Schmerzen auf die Schwere der Erkrankung hin? • Welche Behandlungsmethoden gibt es?
**Das wird der Arzt fragen:** Seit wann haben Sie diese Hautknoten? • Haben sie sich in der letzten Zeit verändert? • Jucken oder bluten die Knoten? • Wo überall sind die Knoten?

| | | |
|---|---|---|
| **Gelbliche bis bräunliche Wucherung** | • Muttermal (→ S. 298) | Harmlose Hautveränderung |
| **Weiche Knoten unter der Haut von verschiedener Größe** | • Fettgewebegeschwulst (Lipom → S. 244) | Harmlose Veränderung des subkutanen Fettgewebes<br>• wenn kosmetisch störend operative Entfernung |
| **Rötung mit Schwellung um ein Haar herum** | • oberflächliche Haarbalgentzündung | Harmlose Erkrankung, meist von selbst abheilend, beobachten |
| **Kleiner Knoten unter der Haut in der Nähe von Ellenbogen, Hand- und Fingergelenken**<br>• schmerzende, gerötete, geschwollene Gelenke<br>• morgens Schmerzen | • Rheumaknoten (→ S. 314) | 👁 Arztbesuch nötig<br>• Blutuntersuchungen<br>• evtl. Röntgen<br>• medikamentöse Maßnahmen notwendig<br>• naturheilkundliche Therapieformen sinnvoll |

Hautknoten

👁 Arztbesuch notwendig          🚑 Rettungsdienst rufen

| Symptome und Beschwerden | Behandlungsmöglichkeiten | |
|---|---|---|
| | Verdacht auf | Behandlung |
| **Brauner bis schwarzer, neu aufgetretener und sich vergrößernder Hautknoten, der evtl. juckt und beim Kratzen blutet** | • Melanom (→ S. 293) | 👁 dringender Arztbesuch notwendig<br>• operative Entfernung<br>• engmaschige Nachkontrollen |
| **Tiefer, in der Unterhaut befindlicher, entzündlicher, eitriger, schmerzhafter Knoten** | • Furunkel (→ S. 248)<br>• Karbunkel (→ S. 276) | 👁 Arztbesuch notwendig<br>• evtl. kleine operative Maßnahme notwendig |
| **Rötlichblaue, knotige, weiche Geschwulst** | • Blutschwamm (→ S. 228) | Meist harmlose Hautveränderung<br>👁 zur Diagnosestellung Arztbesuch |
| **Kleine, auf der Haut aufsitzende, warzenartige, verhornte Gebilde im Genitalbereich und am After** | • Feigwarzen (→ S. 244) | 👁 Arztbesuch zur Diagnosesicherung<br>• operative Entfernung |
| **Rötung und Schwellung mit kleinen Bläschen an Lippen oder Genitalien** | • Herpes simplex<br>• Herpes genitalis (→ S. 261) | 👁 Arztbesuch zur Diagnosesicherung<br>• Behandlung mit Salben bzw. medikamentöse Therapie möglich |

Hautknoten

| Symptome und Beschwerden | Behandlungsmöglichkeiten | |
| --- | --- | --- |
| | Verdacht auf | Behandlung |
| **Harter, neu aufgetretener Knoten am Penis, an den Schamlippen oder am After** | • Syphilis (→ S. 323) | 👁 dringender Arztbesuch zur Diagnosesicherung<br>• medikamentöse Behandlung |
| **Langsam meist im Gesicht wachsendes Knötchen mit zentraler Delle und Verkrustung** | • Basaliom (→ S. 224) | 👁 Arztbesuch<br>• operative Entfernung<br>• sichere Heilung durch Operation |
| **Großporige Haut**<br>• v. a. auf der Nase<br>• Knötchen mit Eiter, Pusteln, Rötung, Schwellung | • Rosacea (→ S. 314) | 👁 Arztbesuch<br>• medikamentöse Therapie und Salbenbehandlung |
| **Offene Stellen am Unterschenkel** | • Geschwüre (Ulcera cruris → S. 327) bei Venenschwäche oder Durchblutungsstörungen | 👁 Arztbesuch zur Abklärung der Ursache<br>• Salbenbehandlung<br>• Kompressionsbehandlung |
| **Derbe, starre Haut, die kaum verschiebbar ist**<br>• trockener Mund, trockene Augen<br>• Schluckstörungen<br>• evtl. offene Stellen an den Fingerkuppen | • Sklerodermie (→ S. 320) | 👁 Arztbesuch notwendig zur Diagnosestellung |

Hautknoten

👁 Arztbesuch notwendig   🚑 Rettungsdienst rufen

# Heiserkeit

**Fragen an den Arzt:** Was kann ich selbst dagegen tun? • Kann eine ernste Erkrankung des Halsbereichs dahinter stehen?

**Das wird der Arzt fragen:** Rauchen Sie? • Gibt es parallel andere Symptome, wie Halsschmerzen, Husten, Auswurf , Auswurf? • Sind Sie seelisch überbelastet? • Wie lange schon haben Sie die Heiserkeit?

| Symptome und Beschwerden | Verdacht auf | Behandlung |
|---|---|---|
| **Heiserkeit im Zusammenhang mit Nervosität, Problemen, Anspannung, Angst oder Wut** | • seelische Probleme | • Erkennen der Zusammenhänge zwischen seelischen Problemen und körperlicher Ausdrucksform<br>• sprechen Sie mit Ihrem Arzt oder Therapeuten über die Probleme und deren Lösung |
| **Heiserkeit nach langem, lautem Sprechen, Singen oder Schreien** | Überanstrengung der Stimmbänder | Nach Schonung üblicherweise rasche Besserung |
| **Heisere Stimme mit trockener Haut und trockenem Haar**<br>• Gewichtszunahme<br>• Müdigkeit<br>• ungewöhnliches Kälteempfinden | • Schilddrüsenunterfunktion (→ S. 318) | 👁 Arztbesuch zur Diagnosestellung; notwendig sind dann<br>• Blutuntersuchungen<br>• Ultraschalluntersuchungen (→ S. 327)<br>• evtl. Szintigrafie (→ S. 323) der Schilddrüse |

Heiserkeit

| Symptome und Beschwerden | Behandlungsmöglichkeiten | |
|---|---|---|
| | Verdacht auf | Behandlung |
| **Heiserkeit mit Hals-schmerzen**<br>• Schluckbeschwerden<br>• Husten<br>• Fieber | • grippaler Infekt (→ S. 255)<br>• Erkältungskrankheit<br>• Kehlkopfentzündung (→ S. 277) | • Ruhe<br>• naturheilkundliche unterstützende Maß-nahmen<br>👁 falls keine Besserung nach einer Woche ein-tritt, Arztbesuch sinn-voll |
| **Heiserkeit in Verbin-dung mit Halsschmer-zen, Schluckbe-schwerden**<br>• Schmerzen beim Spre-chen<br>• evtl. langsam begin-nende Stimmverände-rung | • Stimmbandentzün-dung<br>• Kehlkopfentzündung (→ S. 277)<br>• Kehlkopf- und Stimm-bandtumor | 👁 HNO-ärztliche Abklä-rung durch Kehlkopf-spiegelung |
| **Heiserkeit nach Opera-tion der Schilddrüse** | • Stimmbandlähmung (→ S. 322) | 👁 HNO-ärztliche Abklä-rung durch Kehlkopf-spiegelung |
| **Bei Kindern: Heiserkeit und bellender Husten, Atemnot und kloßige Stimme** | • Pseudokrupp (→ S. 311)<br>• Kehldeckelentzündung (Epiglottitis → S. 242) | Evtl. bedrohliche Er-krankung<br>👁 Arztbesuch dringend notwendig<br>• evtl. Notarzt und Ret-tungsdienst über Ret-tungsleitstelle alar-mieren |

Heiserkeit

👁 Arztbesuch notwendig   🚑 Rettungsdienst rufen

| Symptome und Beschwerden | Behandlungsmöglichkeiten | |
|---|---|---|
| | Verdacht auf | Behandlung |

# Herzbeschwerden

**Fragen an den Arzt:** Ist Herzstechen schon ein verdächtiges Zeichen für eine ernste Erkrankung? • Wenn ich mich aufrege, habe ich häufig Herzrasen. Ist das gefährlich? • Auf was muss ich achten, um mich zu schonen? **Das wird der Arzt fragen:** Haben Sie Schmerzen in der Brust? • Ist Ihr Herzrasen bewegungsabhängig oder tritt es auch im Ruhezustand auf? • Gab es in Ihrer Familie Herzprobleme?

| | | |
|---|---|---|
| **Herzklopfen oder Herzstolpern**<br>• evtl. Druck auf der Brust im Zusammenhang mit Stress, Problemen und Angst | • Stress<br>• seelische Probleme<br>• Herzrhythmusstörungen (Arrhythmie → S. 219) | Erkennen des Zusammenhangs zwischen seelischen und emotionalen Problemen und körperlichen Ausdrucksformen<br>• sprechen Sie mit Ihrem Arzt oder Therapeuten |
| **Schneller Herzschlag mit Fieber** | • Begleiterscheinung von Fieber | Bei Herzgesunden harmlose Begleiterscheinung, wird auf längere Zeit vom Herzen toleriert |
| **Herzklopfen, Blässe und Müdigkeit** | • Blutarmut (→ S. 217) | 👁 Arztbesuch nötig<br>• Blutuntersuchung zur Abklärung |
| **Herzklopfen bei hohem Blutdruck, beschleunigter Puls** | • Bluthochdruckkrise | 👁 Arztbesuch nötig<br>🚑 bei Blutdruck über 230 systolisch Notfall, Rettungsdienst alarmieren |

| Symptome und Beschwerden | Behandlungsmöglichkeiten | |
|---|---|---|
| | Verdacht auf | Behandlung |
| **Schneller Puls und Schweißausbruch bei Diabetikern** | • Unterzuckerung (→ S. 268) | Evtl. lebensbedrohliche Situation<br>👁 Arztbesuch notwendig<br>• evtl. Notarzt und Rettungsdienst alarmieren |
| **Beschleunigter Puls mit Gewichtsverlust, Zittern und Durchfall** | • Schilddrüsenüberfunktion (→ S. 318) | 👁 Arztbesuch nötig<br>• Blutuntersuchung<br>• Ultraschall (→ S. 327) und evtl. Szintigrafie (→ S. 323) der Schilddrüse |
| **Beschleunigter Puls und Herzschlag**<br>• bei körperlicher Belastung zunehmendes Herzklopfen, Atemnot und geschwollene Beine | • Herzschwäche (Herzinsuffizienz → S. 262)<br>• Herzmuskelentzündung (→ S. 299)<br>• Herzklappenfehler<br>• koronare Herzkrankheit | 👁 Arztbesuch dringend notwendig<br>• Untersuchung<br>• Blutuntersuchung<br>• EKG (→ S. 240)<br>• evtl. Ultraschall (→ S. 327) des Herzens und Röntgen |
| **Herzklopfen verbunden mit Schmerzen hinter dem Brustbein bei Belastung oder Kälte** | • Sauerstoffmangel im Herz durch Verengung der Herzkranzarterien (Angina pectoris → S. 217) | 👁 Arztbesuch dringend notwendig<br>• Untersuchung<br>• Blutuntersuchung<br>• EKG (→ S. 240)<br>• evtl. Ultraschall (→ S. 327) des Herzens und Röntgen |

Herzbeschwerden

👁 Arztbesuch notwendig        🚑 Rettungsdienst rufen

| Symptome und Beschwerden | Behandlungsmöglichkeiten | |
|---|---|---|
| | Verdacht auf | Behandlung |
| **Unregelmäßiger Puls- und Herzschlag** <br>• Pulsaussetzer <br>• Schwindelgefühl <br>• Kollapsneigung <br>• evtl. Brustschmerz | • Herzrhythmusstörungen (→ S. 219) | Evtl. lebensbedrohliche Erkrankung <br>👁 Arztbesuch dringend erforderlich <br>• evtl. Notarzt und Rettungsdienst über Rettungsleitstelle alarmieren |

# Hinken

**Fragen an den Arzt:** Was ist die Ursache? • Welche Therapiemöglichkeiten gibt es? • Bleibt ein dauerhafter Schaden?
**Das wird der Arzt fragen:** Seit wann treten die Beschwerden auf? • Haben Sie Schmerzen, wenn ja, wo? • Gab es ein Unfallereignis? • Ist das Hinken von Schmerzen oder Lähmungen begleitet?

| | | |
|---|---|---|
| **Hinken bei Kindern und Kleinkindern** | • Perthes'sche Erkrankung (→ S. 308) <br>• Hüftfehlbildung <br>• Hüftgelenkentzündung <br>• Epiphysiolyse | Dringend abklärungsbedürftiger Befund <br>👁 Arztbesuch notwendig |
| **Hinken und Schmerzen im Bein nach einem Sturz oder Unfall** | • Muskelzerrung <br>• Gelenkverletzung <br>• Knochenbruch (→ S. 279) | 👁 je nach Schmerzsymptomatik und Bewegungsmöglichkeit Arztbesuch notwendig <br>• evtl. Röntgen zur weiteren Abklärung <br>• anschließend funktionelle Verbände oder Ruhigstellung im Gips |

Hinken

119

| Symptome und Beschwerden | Behandlungsmöglichkeiten | |
|---|---|---|
| | Verdacht auf | Behandlung |
| **Hinken nach längerem Gehen mit Schmerzen in den Waden, die sich in Ruhestellung bessern, oft einseitig** | • Durchblutungsstörungen | 👁 Arztbesuch<br>• Dopplersonografie (→ S. 327)<br>• evtl. Angiografie (→ S. 217) |
| **Plötzlich auftretendes Hinken mit Schwäche im Bein ohne Schmerzen**<br>• Taubheitsgefühl in einer Körperhälfte<br>• evtl. Sprachstörungen | • Schlaganfall (TIA → S. 324) | 📳 Notfall; Notarzt und Rettungsdienst über Rettungsleitstelle alarmieren |
| **Hinken wegen schmerzender Füße** | • Senkfuß<br>• Spreizfuß (→ S. 322)<br>• Plattfuß (→ S. 309)<br>• Hühnerauge (→ S. 266)<br>• Über-, Fehlbelastung | 👁 Arztbesuch notwendig zur differentialdiagnostischen Abklärung |

# Hodenveränderung

**Fragen an den Arzt:** Werde ich zeugungsfähig bleiben? • Ist Impotenz zu befürchten? • Ist ein operativer Eingriff nötig?
**Das wird der Arzt fragen:** Wann haben Sie die Veränderung am Hoden zum ersten Mal bemerkt? • Schmerzt der Hoden? • Treten die Beschwerden ein- oder beidseitig auf?

| | | |
|---|---|---|
| **Einseitige Schmerzen und Schwellungen des Nebenhodens** | • Nebenhodenentzündung (→ S. 300) | 👁 Arztbesuch notwendig<br>• medikamentöse Behandlung |

👁 Arztbesuch notwendig     📳 Rettungsdienst rufen

| Symptome und Beschwerden | Behandlungsmöglichkeiten | |
| --- | --- | --- |
| | Verdacht auf | Behandlung |
| **Vergrößerter Hodensack ohne Schmerz mit vom Hoden abgegrenzter Geschwulst** | • Wasserbruch (Hydrocele → S. 266) | 👁 Arztbesuch notwendig<br>• Punktion<br>• evtl. operative Behandlung |
| **Sehr schmerzhafte, einseitige Hodenschwellung** | • Hodenentzündung (→ S. 264) | 👁 Arztbesuch notwendig<br>• medikamentöse Behandlung |
| **Geschwür am Hodensack** | • Syphilis (→ S. 323) | 👁 Arztbesuch notwendig<br>• medikamentöse Behandlung |
| **Neu aufgetretener derber Knoten an einem Hoden** | • Hodenkrebs | 👁 dringender Arztbesuch zur weiteren Abklärung notwendig |
| **Starker, akuter Schmerz eines Hodens, meist bei Kindern** | • Verdrehung des Hodens (Hodentorsion → S. 264) | 👁 dringender Arztbesuch zur weiteren Abklärung notwendig |
| **Hodenschmerzen nach einer Verletzung mit Schwellung des Hodens** | • Bluterguss | 👁 dringender Arztbesuch zur weiteren Abklärung notwendig |

Hodenveränderung

| Symptome und Beschwerden | Behandlungsmöglichkeiten | |
|---|---|---|
| | Verdacht auf | Behandlung |
| **Schmerzloser, verdickter Samenstrang, meist linksseitig** | • Varikocele (→ S. 327) | Harmlose Erkrankung, die jedoch die Zeugungsfähigkeit beeinflussen kann<br>👁 Arztbesuch notwendig |

# Husten

**Fragen an den Arzt:** Kann Husten ein Hinweis auf eine schwere Erkrankung sein? • Hilft die Anwendung von Hausmitteln? • Kann eine Allergie Ursache des Hustens sein? **Das wird der Arzt fragen:** Hält der Husten schon länger an? • Welche Begleiterscheinungen wie Auswurf, Appetitlosigkeit, Schmerzen, Heiserkeit, Fieber treten auf? • Haben Sie Atemnot?

| | | |
|---|---|---|
| **Bluthusten** | | → Symptom „Blutiger Husten" |
| **Nervöses Hüsteln oder Husten im Zusammenhang mit Ärger und Wut** | • unterdrückte Gefühle | Erkennen des Zusammenhanges zwischen seelischen und emotionalen Problemen und körperlichen Symptomen<br>• sprechen Sie mit Ihrem Arzt |
| **Husten bei Einnahme von Medikamenten** | • Nebenwirkung von Schmerz- und Grippemitteln mit dem Wirkstoff Azetylsalizylsäure (ASS) | Sprechen Sie mit Ihrem Arzt über die notwendigen Konsequenzen |

Husten

👁 Arztbesuch notwendig   🚑 Rettungsdienst rufen

| Symptome und Beschwerden | Behandlungsmöglichkeiten | |
| --- | --- | --- |
| | Verdacht auf | Behandlung |
| **Husten mit Auswurf, Schnupfen, Heiserkeit und Fieber** | • akute Bronchitis (→ S. 229) <br> • grippaler Infekt (→ S. 255) <br> • Begleitsymptom bei Masern (→ S. 292), Mumps (→ S. 298) | Evtl. harmlose Infektionskrankheit <br> • Abwarten ist zunächst bis zu einer Woche gerechtfertigt <br> • naturheilkundliche unterstützende Therapie <br> ☞ Arztbesuch falls keine Besserung |
| **Trockener Husten mit Heiserkeit** | • Kehlkopfentzündung (→ S. 277) | Evtl. harmlose Infektionskrankheit <br> • Abwarten ist zunächst bis zu einer Woche gerechtfertigt <br> • naturheilkundliche unterstützende Therapie <br> ☞ Arztbesuch notwendig, falls keine Besserung eintritt |
| **Immer wieder auftretender Husten mit grünlichgelbem Schleimauswurf** | • chronische Bronchitis (→ S. 229) | ☞ Arztbesuch notwendig <br> • evtl. Untersuchung des Auswurfes <br> • körperliche Untersuchung <br> • evtl. Röntgen des Brustkorbes <br> • evtl. Blutuntersuchungen |

Husten

| Symptome und Beschwerden | Behandlungsmöglichkeiten | |
|---|---|---|
| | **Verdacht auf** | **Behandlung** |
| **Hustenanfälle mit Atemnot und zähem Schleim** | • Asthma (→ S. 220)<br>• Verschlechterung einer chronischen Bronchitis (→ S. 229) | 👁 Arztbesuch<br>• Lungenfunktionsprüfung<br>• evtl. Röntgen des Brustkorbes<br>• medikamentöse Maßnahmen<br>• Sprays, Inhalationstherapie |
| **Husten mit grünlich-gelbem Auswurf, Fieber, Atemnot** | • akute Bronchitis (→ S. 229)<br>• Lungenentzündung (→ S. 289) | 👁 Arztbesuch<br>• evtl. antibiotische Behandlung (→ S. 218) |
| **Dauernder Husten mit wenig Auswurf**<br>• erhöhte Temperatur über einen längeren Zeitraum hinweg<br>• Gewichtsabnahme | • Tuberkulose (→ S. 326)<br>• Lungenkrebs (→ S. 289)<br>• Lungenmetastase | 👁 Arztbesuch<br>• Sputumuntersuchungen<br>• Röntgen des Brustkorbes<br>• Blutuntersuchungen<br>• Krankenhausbehandlung notwendig |
| **Plötzlich auftretender, heftiger Husten beim Essen, bei Kindern oft auch erst nach dem Essen** | • Fremdkörper in den Atemwegen | Evtl. lebensbedrohliche Komplikation durch Verlegung der Luftwege<br>🚑 wenn keine rasche Besserung Notarzt und Rettungsdienst über Rettungsleitstelle alarmieren |

Husten

👁 Arztbesuch notwendig     🚑 Rettungsdienst rufen

| Symptome und Beschwerden | Behandlungsmöglichkeiten | |
|---|---|---|
| | Verdacht auf | Behandlung |
| **Husten und schaumiger Auswurf, Atemnot, Brustdruck**<br>• bei älteren Menschen | • Lungenödem (→ S. 289)<br>• akute Herzschwäche (Herzinsuffizienz → S. 262) | Lebensbedrohliche Erkrankung<br>🚑 Notarzt und Rettungsdienst über Rettungsleitstelle alarmieren |
| **Husten mit grünlichgelbem Auswurf, Fieber, Atemnot, einseitiger Schmerz beim Atmen** | • Rippenfellentzündung (→ S. 314) | 👁 Arztbesuch nötig<br>• evtl. antibiotische Behandlung nach Untersuchung und Röntgen des Brustkorbes |
| **Hustenreiz mit einseitigem Brustschmerz und Atemnot** | • Pneumothorax (→ S. 310) | 👁 Arztbesuch dringend nötig<br>• körperliche Untersuchung<br>• Röntgenaufnahme des Brustkorbes |
| **Nächtlicher Husten mit Sodbrennen** | • Refluxösophagitis (→ S. 313) | 👁 Arztbesuch nötig<br>• evtl. Spiegelung von Speiseröhre und Magen |
| **Husten mit Atemnot nach Operation, Gipsverband an den Beinen, längerer Liegezeit** | • Lungenembolie (→ S. 287) | Gefährliche Erkrankung<br>👁 Arztbesuch dringend erforderlich<br>🚑 evtl. Rettungsdienst über Rettungsleitstelle alarmieren |

Husten

| Symptome und Beschwerden | Behandlungsmöglichkeiten | |
| --- | --- | --- |
| | Verdacht auf | Behandlung |
| **Trockener Husten bei Kindern, die sich in rauchigen Räumen oder in schadstoffbelasteter Umgebung aufhalten müssen** | Reizung der Atemwege durch<br>• Zigarettenrauch<br>• Wohngifte<br>• Umweltgifte | Meiden von Schadstoffen und Zigarettenrauch in geschlossenen Räumen |
| **Bellender Husten, Atemnot und Heiserkeit bei Kindern** | • Kehlkopfentzündung (→ S. 277)<br>• Pseudokrupp (→ S. 311)<br>• Epiglottitis (→ S. 242) | Evtl. bedrohliche Erkrankung<br>☞ dringender Arztbesuch<br>• evtl. Notarzt und Rettungsdienst alarmieren |
| **Hustenanfälle mit Brechreiz und Atemnot, ziehendes Einatmungsgeräusch** | • Keuchhusten (→ S. 278) | ☞ Arztbesuch bei Hausarzt oder Kinderarzt notwendig |

# Juckreiz

**Fragen an den Arzt:** Welche Ursache hat der Juckreiz? • Bin ich auf bestimmte Substanzen allergisch? • Was kann ich gegen den Juckreiz tun?
**Das wird der Arzt fragen:** Seit wann und wie häufig haben Sie diese Beschwerden? • Haben sie Stress oder Probleme? • Welche Begleitsymptome haben Sie? • Welche anderen Erkrankungen haben Sie? • Übertreiben Sie Ihre Hygiene?

| | | |
| --- | --- | --- |
| **Juckreiz am After**<br>→ Analbeschwerden | • mangelnde Sauberkeit/ übertriebene Hygiene<br>• Allergie (→ S. 216) (z. B. Toilettenpapier) | → Symptom „Analbeschwerden" |

☞ Arztbesuch notwendig   🚑 Rettungsdienst rufen

| Symptome und Beschwerden | Behandlungsmöglichkeiten | |
|---|---|---|
| | Verdacht auf | Behandlung |
| **Juckreiz mit trockener und empfindlicher Haut** | • zu häufiges Waschen, Baden oder Duschen<br>• trockene Luft durch Zentralheizung und Klimaanlagen<br>• altersbedingt<br>• Kleidungsunverträglichkeit | • Änderung der Hygienegewohnheiten<br>• Änderung der Umgebungsluft<br>• Verwendung fetthaltiger und harnstoffhaltiger Salben<br>• Austestung von Bekleidungsstoffen |
| **Juckreiz bei Nervosität, Stress, seelischen Belastungen** | • Hautreaktion auf Belastungen | Erkennen der Zusammenhänge zwischen seelischen und emotionalen Belastungen und körperlichen Symptomen<br>• sprechen Sie mit Ihrem Arzt |
| **Hautjucken bei Medikamenteneinnahme** | • Nebenwirkung zahlreicher Arzneimittel | Lesen Sie den Beipackzettel und sprechen Sie mit Ihrem Arzt über die evtl. aufgetretenen Nebenwirkungen |
| **Juckreiz**<br>• starker Durst<br>• häufiges Wasserlassen<br>• Gewichtsabnahme | • Diabetes mellitus (→ S. 236) | 👁 Arztbesuch nötig<br>• Blut- und Urinuntersuchung<br>• anschließend Ernährungsumstellung und medikamentöse Therapie |

Juckreiz

| Symptome und Beschwerden | Behandlungsmöglichkeiten | |
| --- | --- | --- |
| | Verdacht auf | Behandlung |
| **Juckreiz am ganzen Körper, gelbe Haut, gelbliche Augäpfel** | • Gelbsucht (→ S. 251) <br> • Leberzirrhose (→ S. 284) | ☺ Arztbesuch dringend notwendig <br> • körperliche Untersuchung <br> • Blutentnahme zur weiteren Diagnostik <br> • Ultraschall (→ S. 327) des Bauchraumes <br> • Krankenhausbehandlung meist notwendig |
| **Juckreiz auf der Kopfhaut** | • zu häufiges Waschen <br> • Chemikalien <br> • Infektionen | ☺ Arztbesuch sinnvoll |
| **Juckreiz am ganzen Körper, schweres Krankheitsgefühl** <br> • Gewichtsverlust <br> • geschwollene Lymphknoten | • Lymphknotenkrebs <br> • Leukämie (→ S. 286) <br> • andere Krebserkrankungen (→ S. 282) | ☺ dringender Arztbesuch notwendig zur weiteren Abklärung |
| **Juckreiz am ganzen Körper, Müdigkeit, Schwäche, Übelkeit und Appetitlosigkeit** <br> • häufiges Urinieren oder gar keine Harnproduktion <br> • trockene, blasse, gelbbräunliche Haut | • Nierenschwäche <br> • Dialysebehandlung (→ S. 236) | ☺ Arztbesuch notwendig |

Juckreiz

☺ Arztbesuch notwendig          🚑 Rettungsdienst rufen

| Symptome und Beschwerden | Behandlungsmöglichkeiten | |
|---|---|---|
| | Verdacht auf | Behandlung |
| **Juckreiz** | • Begleiterscheinung vieler Hauterkrankungen | Länger anhaltender Juckreiz sollte ärztlich abgeklärt werden |
| **Juckreiz mit psychischer Erkrankung** | • häufiges Begleitsymptom | Behandlung der Hauptsymptomatik |

# Knieschmerzen und/oder -schwellungen

**Fragen an den Arzt:** Ich lebe im dritten Stock. Ist häufige Belastung Ursache? • Muss ich meine sportlichen Aktivitäten einschränken? • Kann mir ein operativer Eingriff helfen? **Das wird der Arzt fragen:** Seit wann und wodurch sind die Beschwerden aufgetreten? • Betreiben Sie intensiv Sport? • Belasten Sie im Beruf ihre Knie stark? • Sind Ihnen rheumatische Erkrankungen in der Familie bekannt?

| Symptome und Beschwerden | Verdacht auf | Behandlung |
|---|---|---|
| **Schmerzende Knie nach starker Belastung** | • Überbeanspruchung des Kniegelenks | Meist harmlose Überlastung<br>• rasche Befundbesserung nach kurzer Zeit<br>☞ bei anhaltenden Beschwerden Arztbesuch |
| **Häufige Knieschmerzen bei Belastung**<br>• Knirschen, Reiben, Schwellungen<br>• eingeschränkte Beweglichkeit des Kniegelenks<br>• bei Ruhe Besserung | • Abnutzungserscheinung<br>• Arthrose (→ S. 220)<br>• Knorpelschwäche | ☞ Arztbesuch sinnvoll<br>• orthopädische Untersuchung<br>• evtl. Röntgenuntersuchung<br>• evtl. medikamentöse Therapie, Krankengymnastik |

| Symptome und Beschwerden | Behandlungsmöglichkeiten | |
|---|---|---|
| | Verdacht auf | Behandlung |
| **Schmerz in einem Knie mit Schwellung, Spannungsgefühl**<br>• evtl. Rötung | • Kniegelenkserguss | 👁 Arztbesuch nötig<br>• Punktion des Kniegelenks und Untersuchung des Gelenkergusses |
| **Schmerz mit Druckgefühl und Schwellung in der Kniekehle** | • Bakerzyste (→ S. 224) | 👁 Arztbesuch sinnvoll<br>• Punktion der Zyste<br>• abwartendes Verhalten möglich |
| **Schmerz in einem oder beiden Knien und weitere schmerzhafte Gelenke mit Rötung**<br>• evtl. Schwellung | • rheumatische Arthritis<br>• chronische Polyarthritis (→ S. 219)<br>• Arthritis bei Schuppenflechte (→ S. 319) | 👁 Arztbesuch erforderlich zur weiteren Abklärung |
| **In jungen Jahren: gelegentliche Schmerzen in einem Knie**<br>• plötzliche, schmerzhafte Bewegungsunfähigkeit im Kniegelenk | • Osteochondrosis dissecans (Gelenkmaus → S. 306) | 👁 Arztbesuch nötig<br>• Röntgenuntersuchung<br>• evtl. arthroskopische Operation (→ S. 220) mit Entfernung der Gelenkmaus |
| **Bei Jugendlichen (besonders Mädchen): Schmerz unter meist beiden Kniescheiben bei Belastung** | • Chondropathia patellae (→ S. 231) | 👁 Arztbesuch notwendig<br>• evtl. Röntgenuntersuchung<br>• oft langwieriger Verlauf |

👁 Arztbesuch notwendig     🚑 Rettungsdienst rufen

*Knieschmerzen und/oder -schwellungen*

| Symptome und Beschwerden | Behandlungsmöglichkeiten | |
|---|---|---|
| | Verdacht auf | Behandlung |
| **Bei Jugendlichen: Schmerz unterhalb der Kniescheibe am Knochenvorsprung des Unterschenkel** | • Osgood-Schlatter-Syndrom (→ S. 306) | ☉ Arztbesuch sinnvoll<br>• Röntgendiagnostik<br>• langfristig spontane Besserung |

# Knieschmerz nach Verletzungen

**Fragen an den Arzt:** Darf ich weiterhin Sport treiben? • Welche Therapiemöglichkeiten gibt es? • Ich bin Fliesenleger. Kann ich meine berufliche Tätigkeit weiterhin ausüben? **Das wird der Arzt fragen:** Wie ist es zu der Verletzung gekommen? • Treten die Schmerzen nur bei Belastung des Knies auf? • Ist die Beweglichkeit des Knies eingeschränkt?

| | | |
|---|---|---|
| **Schmerz mit leichter Schwellung aber gute Beweglichkeit** | • Verstauchung (→ S. 329)<br>• Prellung<br>• Zerrung | Abwartendes Verhalten möglich<br>• Salbenverbände und kurzfristige Ruhigstellung<br>• erfolgt keine Besserung, Arztbesuch sinnvoll |
| **Starker Schmerz bei Bewegung mit plötzlichem Bewegungsstop oder Streck- und Beugeunfähigkeit** | • Meniskusschaden (Innenmeniskus → S. 294) | ☉ Arztbesuch notwendig<br>• orthopädische Untersuchung<br>• evtl. Kernspintomografie (→ S. 277)<br>• evtl. Arthroskopie (→ S. 220) und arthroskopische Operation |

| Symptome und Beschwerden | Behandlungsmöglichkeiten | |
|---|---|---|
| | Verdacht auf | Behandlung |
| **Starker Schmerz bei Bewegung mit Bluterguss und Schwellung der Knieinnenseite** | • Innenbanddehnung<br>• Innenbandriss<br>(→ S. 223) | ◉ Arztbesuch notwendig<br>• evtl. Röntgenaufnahme<br>• Ruhigstellung in funktionellen Verbänden oder Operation |
| **Schmerz, oft Schwellung mit Erguss**<br>• Gangunsicherheit<br>• Instabilität im Knie | • Kreuzbandriss<br>(→ S. 282) | ◉ Arztbesuch notwendig<br>• Diagnose durch Untersuchung und Kernspintomografie (→ S. 279)<br>• evtl. Arthroskopie (→ S. 220) und Bandersatzplastik |
| **Stärkster Schmerz im Knie mit Schwellung und Bluterguss** | • Knochenbruch<br>(→ S. 279) | ◉ Arztbesuch notwendig<br>• evtl. Rettungsdienst über Rettungsleitstelle rufen<br>• Ruhigstellung<br>• Röntgendiagnostik<br>• evtl. operative Behandlung notwendig |
| **Heftiger Schmerz im Knie mit tastbar verschobener Kniescheibe**<br>• Bewegungsunfähigkeit | • Kniescheibenverrenkung (→ S. 279) | 🚑 Rettungsdienst rufen<br>• evtl. Einrenkung der Kniescheibe vor Ort<br>• Ruhigstellung<br>• Röntgen<br>• evtl. operative Nachbehandlung |

Knieschmerz nach Verletzungen

◉ Arztbesuch notwendig     🚑 Rettungsdienst rufen

# Kopfschmerzen

**Fragen an den Arzt:** Ist das wechselnde Wetter schuld an den Schmerzen? • Gibt es ein magenfreundliches Schmerzmittel? • Können Entspannungstherapien helfen? **Das wird der Arzt fragen:** Haben Sie zur Zeit seelische Probleme oder Stress? • Ist der Schmerz einseitig oder im ganzen Kopf? • Haben Sie Symptome wie Fieber, Husten, Übelkeit oder Nackensteifigkeit? • Strahlt der Schmerz vom Nacken aus?

| Symptome und Beschwerden | Verdacht auf | Behandlung |
|---|---|---|
| **Kopfschmerzen, Schlafstörungen, Nervosität und Erschöpfung** | • Überarbeitung<br>• Stress<br>• Überforderung<br>• seelische Belastungen | Erkennen des Zusammenhangs zwischen seelischer und emotionaler Überforderung und körperlichen Beschwerden<br>• sprechen Sie mit Ihrem Arzt oder Therapeuten |
| **Kopfschmerzen mit Nacken- und/oder Schulterschmerzen** | • verspannte Muskulatur durch falsche Körperhaltung<br>• Spannungskopfschmerz<br>• seelische Probleme | Erkennen des Zusammenhangs zwischen seelischer und emotionaler Überforderung und körperlichen Beschwerden<br>• sprechen Sie mit Ihrem Arzt oder Therapeuten<br>• evtl. Krankengymnastik, Massagen, alternative Heilverfahren, Akupunktur (→ S. 215) |
| **Kopfschmerzen nach Alkohol, Drogen, Rauchen** | • Nach- und Nebenwirkungen von Alkohol, Drogen und Nikotin | Vermeiden Sie Drogen und reduzieren Sie Alkohol- und Nikotinkonsum drastisch |

| Symptome und Beschwerden | Behandlungsmöglichkeiten | |
|---|---|---|
| | Verdacht auf | Behandlung |
| **Anfallweiser, starker, meist einseitiger Kopfschmerz**<br>• Übelkeit oder Erbrechen<br>• Lichtscheue | • Migräne (→ S. 295)<br>• Grüner Star (→ S. 255) | 👁 Arztbesuch notwendig<br>• neurologische und augenärztliche Untersuchung und medikamentöse Therapie notwendig |
| **Anfallartige, meist einseitige Gesichtsschmerzen**<br>• v. a. durch Kauen, Niesen und Gähnen ausgelöst | • Trigeminusneuralgie (→ S. 325) | 👁 Arztbesuch notwendig<br>• neurologische Untersuchung<br>• evtl. Computertomografie (→ S. 232) des Kopfes und Elektroencephalografie (→ S. 240) |
| **Kopfschmerzen mit verstopfter Nase, Husten und Fieber** | • Erkältungskrankheit | • Ruhe, naturheilkundliche Therapieverfahren und Hausmittel<br>👁 bei länger anhaltenden Beschwerden Arztbesuch sinnvoll |
| **Kopfschmerzen mit Schnupfen, erhöhter Temperatur, gelbgrünes Sekret aus der Nase und Halsschmerzen, die bei Vorbeugen des Kopfes und Oberkörper schlimmer werden** | • Stirnhöhlenentzündung<br>• Nasennebenhöhlenentzündung (→ S. 300) | 👁 Arztbesuch notwendig |

Kopfschmerzen

👁 Arztbesuch notwendig    🚑 Rettungsdienst rufen

| Symptome und Beschwerden | Behandlungsmöglichkeiten | |
|---|---|---|
| | Verdacht auf | Behandlung |
| **Kopfschmerzen mit Fieber**<br>• Nackenschmerzen<br>• allgemeines schweres Krankheitsgefühl | • Hirnhautentzündung (→ S. 294) | Bedrohliche Erkrankung<br>👁 dringender Arztbesuch notwendig<br>• Krankenhausbehandlung notwendig |
| **Kopfschmerzen nach einem Unfall mit Aufschlagen des Kopfs**<br>• Übelkeit<br>• Erbrechen<br>• Erinnerungslücken | • Gehirnerschütterung (→ S. 249) | 👁 Arztbesuch notwendig |
| **Plötzliche starke Kopfschmerzen in ungewohnter Stärke**<br>• Erbrechen, Schwindel<br>• Sehstörungen<br>• Gefühlsstörungen oder Lähmungen in Armen, Beinen und Gesicht<br>• evtl. Verwirrtheit | • Hirnblutung (→ S. 264)<br>• Schlaganfall (→ S. 324) | Schwerwiegende Erkrankung<br>👁 dringender Arztbesuch notwendig<br>• evtl. Notarzt und Rettungsdienst über Rettungsleitstelle alarmieren |
| **Dauerkopfschmerz über Tage und Wochen in zunehmender Stärke**<br>• Sehstörungen<br>• Übelkeit<br>• evtl. Lähmungen und Gefühlstörungen | • Hirntumor (→ S. 264)<br>• Gehirnmetastase | Schwerwiegende Erkrankung<br>👁 dringender Arztbesuch notwendig |

Kopfschmerzen

| Symptome und Beschwerden | Behandlungsmöglichkeiten | |
|---|---|---|
| | Verdacht auf | Behandlung |
| **Kopfschmerzen bei starker Augenbelastung wie Feinarbeiten** | • Überlastung der Augen<br>• Fehlsichtigkeit | 👁 Kontrolle des Sehvermögens bei Augenarzt oder Optiker |
| **Wiederkehrender Kopfschmerz bei regelmäßiger Einnahme von Schmerzmitteln** | • von Analgetika (→ S. 217) bewirkte Kopfschmerzen | • Schmerzmittel reduzieren oder absetzen<br>• alternative Behandlung<br>👁 Arztbesuch sinnvoll |
| **Kopfschmerz in der Schläfengegend, sehr stark und anfallsweise**<br>• verhärtete und auffällig geschlängelte Schläfenarterie | • Morbus Horton (→ S. 297) | 👁 Arztbesuch notwendig<br>• Blutuntersuchungen<br>• evtl. kleiner operativer Eingriff an der Schläfenarterie |

# Krämpfe

**Fragen an den Arzt:** Was kann ich gegen die Krämpfe tun? • Liegt den Krämpfen eine ernsthafte Erkrankung zugrunde? • Welche Therapiemöglichkeiten gibt es?
**Das wird der Arzt fragen:** Treten die Krämpfe regelmäßig auf? • Haben Sie je dabei das Bewusstsein verloren? • Trinken Sie regelmäßig Alkohol oder nehmen Sie Medikamente?

| | | |
|---|---|---|
| **Muskelkrämpfe und Zuckungen der ganzen Muskulatur mit unfreiwilligem Harnabgang**<br>• Atemnot<br>• Bewusstlosigkeit | • epileptischer Anfall (→ S. 242) | 🚑 Rettungsdienst über Rettungsleitstelle alarmieren |

Krämpfe

👁 Arztbesuch notwendig   🚑 Rettungsdienst rufen

| Symptome und Beschwerden | Behandlungsmöglichkeiten | |
|---|---|---|
| | Verdacht auf | Behandlung |
| **Krämpfe in den Händen (Pfötchenstellung) bei rascher Atmung**<br>• Angstgefühl<br>• Taubheitsgefühl<br>• Kribbeln in den Armen und um den Mund herum | Hyperventilationstetanie (→ S. 268) bei<br>• seelischer Belastung<br>• Angststörung | • Rückatmung in, vor Mund und Nase gehaltene Plastikbeutel<br>• Beruhigung<br>• falls keine Besserung eintritt<br>🚑 evtl. Rettungsdienst über Rettungsleitstelle alarmieren |
| **Muskelzuckungen, die sich nur auf bestimmte Körperabschnitte beschränken (z. B. Mundwinkel oder Hand)** | • Hirntumor (→ S. 264)<br>• Epilepsie (→ S. 242) | Hinweis auf evtl. schwerwiegende Erkrankung<br>👁 Arztbesuch sinnvoll<br>• körperliche Untersuchung<br>• genauere neurologische Untersuchung sinnvoll<br>• evtl. Elektroencephalografie (→ S. 240) und Computertomografie (→ S. 232) des Kopfes |
| **Bei Kindern: Muskelkrämpfe**<br>• ansteigendes hohes Fieber<br>• kurzzeitige Bewusstseinsstörung<br>• Zuckungen<br>• bläuliche Hautverfärbung<br>• Atemstörung | • Fieberkrampf (→ S. 246) | Zustand, der meist in wenigen Minuten von alleine aufhört<br>• bei erstmaligem Ereignis Krankenhausüberwachung und weitere Abklärung sinnvoll |

Krämpfe

# Lähmungen

**Fragen an den Arzt:** Ist die Lähmung ein Hinweis auf eine ernsthafte Erkrankung? • Wird die Lähmung wieder zurück gehen? • Muss ich mit bleibenden Schäden rechnen? **Das wird der Arzt fragen:** Seit wann besteht die Lähmungserscheinung? • Welche Körperpartien sind betroffen? • Welche Begleiterscheinungen wie Gefühllosigkeit, Schmerzen haben Sie?

| Symptome und Beschwerden | Verdacht auf | Behandlung |
|---|---|---|
| **Einseitiges Taubheitsgefühl meist in den Beinen oder im Arm** • teilweise mit Lähmungserscheinungen und Rückenschmerzen, die bis ins Bein ausstrahlen können | • Bandscheibenschaden der Hals- oder Lendenwirbelsäule | ☞ Arztbesuch nötig • neurologische/orthopädische Untersuchung • Röntgenuntersuchung der Hals- oder Lendenwirbelsäule • evtl. Computertomografie (→ S. 232) oder Kernspintomografie (→ S. 277) |
| **Lähmungserscheinungen mit Gefühllosigkeit in Armen oder Beinen, Fieber, Kopfschmerzen** • evtl. Sprachstörungen und Benommenheit | • Gehirnentzündung | Schwere Erkrankung ☞ rascher Arztbesuch notwendig • evtl. Notarzt und Rettungsdienst über Rettungsleitstelle alarmieren |
| **Plötzliche Lähmung einer Gesichtshälfte mit hängenden Mundwinkeln und fehlendem Augenschluss** | • Facialisparese (→ S. 243) | ☞ Arztbesuch nötig |

☞ Arztbesuch notwendig     🚑 Rettungsdienst rufen

| Symptome und Beschwerden | Behandlungsmöglichkeiten | |
|---|---|---|
| | Verdacht auf | Behandlung |
| **Lähmung eines Arms oder Beins oder der ganzen Körperhälfte**<br>• Sehstörungen<br>• Sprachstörungen<br>• Verwirrtheitszustand<br>• Bewusstlosigkeit | • vorübergehende Durchblutungsstörung des Gehirns<br>• Schlaganfall (→ S. 324)<br>• Hirnblutung (→ S. 264) | Schwere Erkrankung<br>🚑 Notarzt und Rettungsdienst über Rettungsleitstelle alarmieren |
| **Lähmung der Hand und/oder des Armes mit ungewöhnlicher Hand- und Fingerstellung** | • Medianuslähmung (→ S. 293)<br>• Radialislähmung (→ S. 312)<br>• Ulnarislähmung | 👁 Arztbesuch notwendig<br>• neurologische Untersuchung zum Auffinden der Ursache der Lähmung |
| **Lähmung des Fußes mit Stolpern und Unfähigkeit, die Fußspitze anzuheben** | • Peroneuslähmung (→ S. 305) | 👁 Arztbesuch notwendig |

# Lippenbeschwerden

**Fragen an den Arzt:** Habe ich Mangelerscheinungen? • Kann eine ansteckende Virusinfektion zugrunde liegen? • Was kann ich gegen die Symptome tun?
**Das wird der Arzt fragen:** Sind Sie häufiger widrigen Witterungsverhältnissen ausgesetzt? • Haben Sie Lippenbläschen? • Ernähren Sie sich ausreichend und ausgewogen?

| | | |
|---|---|---|
| **Aufgesprungene Lippen** | • Witterungseinflüsse<br>• trockene Luft | Verwenden von fettenden Lippenstiften und Salben |

| Symptome und Beschwerden | Behandlungsmöglichkeiten | |
|---|---|---|
| | Verdacht auf | Behandlung |
| **Rötung und Schwellung mit kleinen Bläschen** | • Herpes simplex (→ S. 261) | Salbenbehandlung mit dem Wirkstoff Aciclovir |
| **Kleine Risse in den Mundwinkeln** | • Vitaminmangel<br>• Eisenmangel (→ S. 239)<br>• Pilzinfektion | ☞ evtl. Arztbesuch mit Blutuntersuchung zur Abklärung von Mangelerscheinungen<br>• antimykotische Salbe |

# Magenschmerzen

**Fragen an den Arzt:** Kann eine ernste Erkrankung Ursache meiner Magenbeschwerden sein? • Kann Stress sich auf mein Befinden auswirken? • Was kann ich gegen die Magenschmerzen tun? **Das wird der Arzt fragen:** Haben Sie weitere Beschwerden wie Übelkeit, Sodbrennen, Erbrechen, Durchfall? • Leiden Sie momentan unter seelischen Problemen oder Stress? • Nehmen Sie Medikamente?

| | | |
|---|---|---|
| **Magenbeschwerden nach zu raschem oder üppigen Essen** | • normale Reaktion des Magens | • langsam essen<br>• länger kauen<br>• in Ruhe das Essen genießen |
| **Magenschmerzen mit Übelkeit, Erbrechen und Durchfall** | • Magenschleimhautentzündung (→ S. 249) durch Infektion<br>• Alkoholmissbrauch<br>• verdorbene Lebensmittel<br>• Pilze | Ein bis drei Tage kann mit Diät abgewartet werden<br>☞ falls keine Besserung eintritt Arzt konsultieren |

Magenschmerzen

☞ Arztbesuch notwendig    🚑 Rettungsdienst rufen

| Symptome und Beschwerden | Behandlungsmöglichkeiten | |
| --- | --- | --- |
| | Verdacht auf | Behandlung |
| **Magenschmerzen nach starkem Rauchen und/oder Alkoholgenuss** | • Reizung der Magenschleimhaut | Nikotin- und Alkoholkonsum drastisch reduzieren |
| **Magenschmerzen mit Völlegefühl**<br>• Sodbrennen<br>• Blähungen und/oder Aufstoßen | • nervöser Magen<br>• Magenschleimhautentzündung (→ S. 249) | Suche nach Ursachen<br>• z. B. Fehlernährung<br>• zu hoher Kaffee-, Nikotin- und Alkoholkonsum<br>• Stress<br>• evtl. Rücksprache mit Arzt nehmen |
| **Magenschmerzen nach der Einnahme von Medikamenten**<br>• Übelkeit und Erbrechen | • Nebenwirkung von Medikamenten | Lesen Sie erneut den Beipackzettel des Medikamentes und fragen Sie Ihren Arzt |
| **Magenschmerzen mit Abneigung vor Fleisch**<br>• Appetitlosigkeit<br>• Gewichtsabnahme | • Magenkrebs (→ S. 290) | ☞ Arztbesuch dringend notwendig<br>• Blutuntersuchungen<br>• Ultraschalluntersuchungen (→ S. 327) des Bauches<br>• Gastroskopie (→ S. 249) mit Probeentnahme<br>• Krankenhausbehandlung |

Magenschmerzen

| Symptome und Beschwerden | Behandlungsmöglichkeiten | |
|---|---|---|
| | Verdacht auf | Behandlung |
| **Krampfartige Magenschmerzen mit Völlegefühl**<br>• Sodbrennen<br>• Übelkeit und Erbrechen nach dem Essen | • Magenschleimhautentzündung (→ S. 249)<br>• Magengeschwür (→ S. 290) | 👁 Arztbesuch nötig<br>• körperliche Untersuchung<br>• evtl. Blutuntersuchung<br>• evtl. Ultraschall (→ S. 327) des Bauches und Gastroskopie (→ S. 249) |
| **Häufige Magenschmerzen mit Druck- und Völlegefühl und Sodbrennen** | • chronische Magenschleimhautentzündung (→ S. 249) | 👁 Arztbesuch sinnvoll<br>• evtl. Gastroskopie (→ S. 249) zur Abklärung |
| **Magenschmerzen mit Sodbrennen, die sich im Liegen verschlimmern** | • Entzündung der Speiseröhre (→ S. 321)<br>• Zwerchfelllücke (→ S. 335) | 👁 Arztbesuch nötig<br>• körperliche Untersuchung<br>• evtl. Blutuntersuchung<br>• evtl. Ultraschall (→ S. 327) des Bauches und Gastroskopie (→ S. 249) |
| **Magenschmerzen nach der Einnahme von Medikamenten**<br>• evtl. schwarzer Stuhlgang | • Magen- (→ S. 289) oder Darmblutungen<br>• Magen-Darm-Geschwüre als Nebenwirkungen von Mitteln, die Azetylsalizylsäure (ASS) enthalten, bei vielen Rheumamitteln bei längerer Anwendung und Eisenpräparaten | Gefährliche Nebenwirkung von Medikamenten, insbesondere im Zusammenhang mit schwarzem, oft dünnflüssigem Stuhlgang<br>👁 rasche Vorstellung bei Ihrem Arzt notwendig |

Magenschmerzen

👁 Arztbesuch notwendig     🚑 Rettungsdienst rufen

| Symptome und Beschwerden | Behandlungsmöglichkeiten | |
|---|---|---|
| | Verdacht auf | Behandlung |
| **Starke Magenschmerzen, die meist längere Zeit nach dem Essen auftreten, verbunden mit Sodbrennen und Übelkeit** | • Zwölffingerdarmgeschwür (→ S. 335) | 👁 Arztbesuch notwendig<br>• körperliche Untersuchung<br>• evtl. Blutuntersuchung zur weiteren Diagnosestellung<br>• evtl. Ultraschall (→ S. 327) des Bauches und Gastroskopie (→ S. 249) |
| **Magenschmerzen mit kaffeesatzartigem Erbrechen oder Bluterbrechen**<br>• teerartiger, dünner Stuhl | • Magenblutung (→ S. 289) | Lebensbedrohliche Erkrankung<br>📞 Rettungsdienst über Rettungsleitstelle alarmieren |
| **Akute, stärkste Magenschmerzen mit hartem Bauch, Schweißausbrüchen und Übelkeit** | • Magendurchbruch (→ S. 290) | Lebensbedrohliche Erkrankung<br>📞 Notarzt und Rettungsdienst über Rettungsleitstelle alarmieren |
| **Magenschmerzen mit starkem Druck auf der Brust**<br>• evtl. Atemnot, Angst, kalter Schweiß und Unruhe | • Herzinfarkt (→ S. 262) | Lebensbedrohliche Erkrankung<br>📞 Rettungsdienst über Rettungsleitstelle alarmieren |

Magenschmerzen

# Mundgeruch

**Fragen an den Arzt:** Welche Ursachen hat der Mundgeruch? • Kann der Mundgeruch Hinweis auf eine Erkrankung sein? • Was kann ich gegen den Mundgeruch tun? **Das wird der Arzt fragen:** Haben Sie gerade eine Infektionskrankheit durchgemacht? • Haben Sie Schluckbeschwerden, Magenschmerzen? • Sind Sie zuckerkrank? • Pflegen Sie Ihre Zähne?

| Symptome und Beschwerden | Verdacht auf | Behandlung |
|---|---|---|
| **Mundgeruch nach dem Genuss von Knoblauch, Zwiebeln, Alkohol** | • normale Reaktion | Keine Maßnahmen nötig |
| **Mundgeruch bei mangelnder Zahnpflege** | • Speisereste in den Zahnzwischenräumen<br>• Karies (→ S. 276)<br>• Zahnbeläge<br>• Zahnprobleme | • bessere Zahnpflege<br>👁 Zahnarzt konsultieren |
| **Mundgeruch mit blutendem und schmerzendem Zahnfleisch** | • Zahnfleischentzündung | 👁 Zahnarztbesuch sinnvoll |
| **Mundgeruch mit Halsweh und Schluckbeschwerden** | • Entzündung der Mandeln (→ S. 292)<br>• Rachenentzündung (→ S. 312)<br>• Entzündung der Nasennebenhöhlen (→ S. 300) | 👁 Arztbesuch sinnvoll |

Mundgeruch

| Symptome und Beschwerden | Behandlungsmöglichkeiten | |
| --- | --- | --- |
| | Verdacht auf | Behandlung |
| **Mundgeruch im Zusammenhang mit anderen Erkrankungen** | • häufige Begleiterscheinung von vielen Krankheiten | 👁 Arztbesuch sinnvoll |
| **Mundgeruch mit Schluckbeschwerden und Schmerzen**<br>• evtl. Bläschen in der Mundhöhle<br>• evtl. weißlicher Belag auf der Mundschleimhaut | • Stomatitis (→ S. 322)<br>• Soor (→ S. 321) | 👁 Arztbesuch sinnvoll |
| **Mundgeruch mit Magenbeschwerden** | • Magenschleimhautentzündung (→ S. 248)<br>• Speiseröhrenentzündung (→ S. 321)<br>• Tumore<br>• Magengeschwür (→ S. 290)<br>• Zwölffingerdarmgeschwür (→ S. 335) | 👁 Arztbesuch sinnvoll<br>• evtl. Magenspiegelung (→ S. 249) notwendig |
| **Mundgeruch bei Husten und schleimigeitrigem Auswurf** | • Lungenentzündung (→ S. 289)<br>• Bronchitis (→ S. 229) | 👁 Arztbesuch nötig<br>• evtl. Antibiotikatherapie (→ S. 218) |
| **Mundgeruch nach Urin** | • Nierenversagen | 👁 dringender Arztbesuch nötig |

Mundgeruch

145

# Mundschmerzen

**Fragen an den Arzt:** Liegt eine ansteckende Krankheit vor? • Kann eine Mangelerscheinung zugrunde liegen? • Was kann ich gegen die Schmerzen tun?
**Das wird der Arzt fragen:** Haben Sie einen Infekt durchgemacht? • Stehen Sie beruflich oder privat unter Stress? • Haben Sie andere Erkrankungen? • Nehmen Sie Medikamente ein?

| | | |
|---|---|---|
| **Kleine Risse in den Mundwinkeln** | • Vitaminmangel<br>• Eisenmangel (→ S. 239)<br>• Pilzbefall | 👁 Arztbesuch<br>• evtl. Blutabnahme und Ausgleich der Mängel<br>• antimykotische Salbe |
| **Schmerzen im Mund, geschwollenes Zahnfleisch besonders in den Zahnzwischenräumen und Zahnfleischbluten** | • Parodontose (→ S. 308) | 👁 Zahnarztbesuch notwendig |
| **Zungenbrennen, unabhängig von Essen oder Trinken** | • Vitaminmangel<br>• Eisenmangel (→ S. 239)<br>• Allergie (→ S. 216)<br>• seelische Probleme | 👁 sprechen Sie mit Ihrem Arzt über dieses Problem |
| **Mundschmerzen mit Mundtrockenheit** | • Sjögren-Syndrom (→ S. 320) | Seltene, im Alter dagegen häufigere Erkrankung<br>👁 Arztbesuch notwendig |

Mundschmerzen

👁 Arztbesuch notwendig      🚑 Rettungsdienst rufen

| Symptome und Beschwerden | Behandlungsmöglichkeiten | |
|---|---|---|
| | Verdacht auf | Behandlung |
| **Weißliche, offene, rot-umrandete, schmerzende Stellen an der Mundschleimhaut** | • Aphthen (→ S. 219) | Meist nach wenigen Tagen und Behandlung abheilend<br>☻ bei wiederkehrenden Aphthen Arztbesuch sinnvoll |
| **Mundtrockenheit nach der Einnahme von Medikamenten** | Nebenwirkung einer großen Zahl von Medikamenten<br>• v. a. von Parkinsonmedikamenten<br>• Neuroleptika (→ S. 301)<br>• Mitteln gegen Inkontinenz (→ S. 272)<br>• entwässernden Medikamenten | Lesen Sie bei Medikamenteneinnahme den Beipackzettel und sprechen Sie mit Ihrem Arzt |
| **Entzündete Mundschleimhaut mit weißlichem Belag** | • Soor (→ S. 321) der Mundhöhle | • Gurgel- und Spüllösung gegen Pilze<br>☻ Abklärung der Ursache beim Arzt |
| **Schmerzende, geschwollene Mundschleimhaut mit Bläschen**<br>• Mundgeruch<br>• belegte Zunge und Schluckbeschwerden | • Stomatitis (→ S. 322) | ☻ Arztbesuch sinnvoll |

Mundschmerzen

147

| Symptome und Beschwerden | Behandlungsmöglichkeiten ||
| | Verdacht auf | Behandlung |
|---|---|---|
| **Harte Knoten oder kleine Geschwüre auf der Zunge und/oder auf der Mundschleimhaut, den Mandeln oder am Gaumen** | • Krebserkrankung (→ S. 282) | ☺ Arztbesuch notwendig<br>• evtl. operative Therapie |

# Muskelschmerzen

**Fragen an den Arzt:** Habe ich eine ernsthafte Erkrankung? • Was kann ich gegen die Muskelschmerzen tun? • Sind chronische Schmerzen zu befürchten?
**Das wird der Arzt fragen:** Haben Sie sich ungewohnt betätigt? • Hatten Sie einen Unfall? • Wie lange bestehen die Beschwerden bereits? • Wann und wo haben Sie die Beschwerden?

| Symptome und Beschwerden | Verdacht auf | Behandlung |
|---|---|---|
| **Muskelkrämpfe nach längerem Sitzen oder Liegen** | • normale Reaktion des Körpers | Oft verkürzte Muskulatur, gelegentlich Magnesiummangel<br>• Dehnungsübungen und Einnahme von Magnesiumpräparaten sinnvoll |
| **Muskelschmerzen mit Muskelschwäche** | • Muskelerkrankungen<br>• Myotonie (→ S. 278)<br>• Muskeldystrophie (→ S. 298)<br>• Polymyalgia rheumatica (→ S. 310)<br>• Dermatomyositis (→ S. 235)<br>• Sklerodermie (→ S. 320) | ☺ Arztbesuch notwendig zur Abklärung |

Muskelschmerzen

☺ Arztbesuch notwendig      🚑 Rettungsdienst rufen

| Symptome und Beschwerden | Behandlungsmöglichkeiten | |
|---|---|---|
| | Verdacht auf | Behandlung |
| **Muskelschmerzen nach einer ungewohnt starken Belastung** | • Muskelkater<br>• Tendomyositis<br>(→ S. 324) | Normale Körperreaktion<br>• nach kurzer Ruhephase frühzeitig leichte Bewegungstherapie |
| **Muskelkrämpfe nach langem Aufenthalt in der Sonne, nach starkem Schwitzen oder nach Einnahme entwässernder Medikamente** | • Störung des Salz- und Wasserhaushalts | • ausreichend trinken<br>• salzhaltige Speisen<br>• Kühlung |
| **Nächtliche Muskelkrämpfe bei Venenschwäche** | • Krampfadern<br>(→ S. 281)<br>• Venenerkrankung | • kalt-warme Wechselbäder<br>• viel Bewegung<br>• evtl. Kompressionsstrümpfe (→ S. 280)<br>• bei weiterbestehenden Beschwerden sprechen Sie mit Ihrem Arzt |
| **Muskelschmerzen in der Wade beim Gehen, die im Ruhezustand nachlassen**<br>• kalte Füße | • Durchblutungsstörungen | 👁 Arztbesuch notwendig<br>• dopplersonografische Untersuchung (→ S. 327)<br>• evtl. Angiografie (→ S. 217) zur Abklärung der Durchblutungssituation |

Muskelschmerzen

149

| Symptome und Beschwerden | Behandlungsmöglichkeiten | |
|---|---|---|
| | Verdacht auf | Behandlung |
| **Muskelkrämpfe mit verstärktem Schwitzen, Durchfall und Gewichtsverlust** | • Schilddrüsenüberfunktion (→ S. 318) | ☞ Arztbesuch notwendig<br>• Blutuntersuchung<br>• Ultraschall (→ S.  )<br>und evtl. Szintigrafie<br>(→ S. 323) der Schilddrüse |
| **Muskel- und Gelenkschmerzen** | • Fibromyalgie (→ S. 245)<br>• rheumatische Erkrankung (→ S. 314) | ☞ Arztbesuch notwendig zur Abklärung |

# Nackenschmerzen

**Fragen an den Arzt:** Können die Nackenschmerzen eine ernsthafte Ursache haben? • Kann ich mit gezielter Gymnastik die Schmerzen reduzieren? • Welche anderen Möglichkeiten der Schmerztherapie gibt es? **Das wird der Arzt fragen:** Üben Sie beruflich einseitig belastende Tätigkeiten aus (z. B. langes Stehen)? • Hatten Sie einen Unfall? • Haben Sie ein Gefühl der Nackensteifheit und starke Kopfschmerzen?

| | | |
|---|---|---|
| **Nackenschmerzen nach längerem Sitzen oder Liegen in einer ungünstigen Position** | • Muskelverspannung<br>• Blockierung der Hals- und Brustwirbelsäule | • Massage<br>• heiße Dusche, Bäder<br>• evtl. Chirotherapie<br>(→ S. 230) beim Arzt |
| **Anhaltende Nackenschmerzen mit Ausstrahlung in den Arm**<br>• evtl. Gefühlstörungen | • Bandscheibenschaden an der Halswirbelsäule | ☞ Arztbesuch nötig<br>• evtl. Röntgen und Computertomografie<br>(→ S. 232), Kernspintomografie (→ S. 277) |

Nackenschmerzen

☞ Arztbesuch notwendig    🚑 Rettungsdienst rufen

| Symptome und Beschwerden | Behandlungsmöglichkeiten | |
|---|---|---|
| | Verdacht auf | Behandlung |
| **Nackenschmerzen bei Stress, Überforderung, Angst oder seelischem Druck** | • Muskelverspannung | • Massage<br>• heiße Dusche oder Bäder<br>• evtl. chirotherapeutische Maßnahmen (→ S. 230) beim Arzt<br>• Erkennen und Reduzieren der Probleme |
| **Heftige Nackenschmerzen, Bewegungseinschränkung und Schiefhals** | • akute Muskelverspannung mit Blockierung von Halswirbeln | 👁 Arztbesuch sinnvoll<br>• chirotherapeutische Maßnahmen (→ S. 230)<br>• evtl. kurzfristige Ruhigstellung<br>• medikamentöse Therapie<br>• Massagen |
| **Nackenschmerzen nach einem heftigen Schlag, Stoß oder Sturz** | • Zerrung der Halsmuskeln<br>• HWS-Schleudertrauma (→ S. 319) | 👁 Arztbesuch notwendig<br>• kurzfristige Ruhigstellung mit Halskrause, dann Frühmobilisierung<br>• evtl. medikamentöse Behandlung<br>• später Massagen, Krankengymnastik oder chirotherapeutische Maßnahmen (→ S. 230) |

Nackenschmerzen

| Symptome und Beschwerden | Behandlungsmöglichkeiten | |
|---|---|---|
| | **Verdacht auf** | **Behandlung** |
| **Nackenschmerzen und Nackensteife mit** <br>• starken Kopfschmerzen <br>• Müdigkeit <br>• Übelkeit und Erbrechen <br>• Lichtempfindlichkeit <br>• Fieber <br>• evtl. Krämpfe <br>• evtl. Lähmungen | • Hirnhautentzündung (→ S. 294) | Schwerwiegende Erkrankung <br>🚑 Notarzt und Rettungsdienst über Rettungsleitstelle alarmieren |

# Ohnmacht oder Bewusstlosigkeit

**Fragen an den Arzt:** Welche Ursache haben meine Beschwerden? • Wie muss ich mich bei erneuter Ohnmacht verhalten? • Sind weitere Schädigungen zu befürchten?
**Das wird der Arzt fragen:** Treten die Bewusstlosigkeiten öfter auf? • Ist Ihnen eine Erkrankung bekannt (Herz, Blutdruck, Durchblutung)? • Nehmen Sie Medikamente? • Haben Sie eine Herzerkrankung?

| Symptome und Beschwerden | Verdacht auf | Behandlung |
|---|---|---|
| **Ohnmachtsanfall nach längerem Liegen und abruptem Aufstehen** | • Kreislaufstörung | • Patient zunächst liegen lassen <br>• Beine erhöht lagern bis Besserung eintritt <br>• evtl. Abklärung beim Arzt |
| **Ohnmachtsanfall mit dauernder Blässe und Müdigkeit** | • Anämie (Blutarmut → S. 217) | 👁 Arztbesuch notwendig <br>• Blutuntersuchungen und Klärung der Ursache |

| Symptome und Beschwerden | Behandlungsmöglichkeiten | |
|---|---|---|
| | Verdacht auf | Behandlung |
| **Ohnmachtsanfall nach Erschrecken, bei Angstgefühlen** | • Kreislaufstörung bei entsprechender Veranlagung | ☞ Erörterung der Problematik beim Arzt |
| **Bei Kindern: Muskelkrämpfe, ansteigendes hohes Fieber, kurzzeitige Bewusstseinsstörung, Zuckungen, bläuliche Hautverfärbung und Atemstörung** | • Fieberkrampf (→ S. 245) | Zustand, der meist in wenigen Minuten von alleine aufhört • bei erstmaligem Ereignis Krankenhausüberwachung und weitere Abklärung sinnvoll |
| **Ohnmachtsanfall nach längerer direkter Sonnenbestrahlung mit Übelkeit und Erbrechen** | • Hitzschlag (→ S. 264) • Sonnenstich (→ S. 321) | • Kühlung • kalte Getränke ☞ falls keine Besserung eintritt Arztbesuch notwendig |
| **Bewusstlosigkeit nach übermäßigem Alkohol- oder Drogenkonsum** | • Vergiftungserscheinung | Schwerwiegende Erkrankung 🚑 Notarzt und Rettungsdienst über Rettungsleitstelle alarmieren |
| **Bewusstlosigkeit nach Unfällen** | • Gehirnerschütterung (→ S. 249) • Gehirnverletzung | Schwerwiegende Erkrankung 🚑 Notarzt und Rettungsdienst über Rettungsleitstelle alarmieren |

Ohnmacht oder Bewusstlosigkeit

| Symptome und Beschwerden | Behandlungsmöglichkeiten | |
|---|---|---|
| | Verdacht auf | Behandlung |
| **Ohnmachtsanfall mit Krämpfen am gesamten Körper und Zuckungen** <br> • Atemstörung | • epileptischer Anfall (→ S. 242) | Schwerwiegende Erkrankung <br> 🚑 Notarzt und Rettungsdienst über Rettungsleitstelle alarmieren |
| **Bewusstlosigkeit bei Diabetikern, die Insulin spritzen oder zuckersenkende Medikamente einnehmen** | • Unterzuckerung (Hypoglykämie → S. 268) | Schwerwiegende Erkrankung <br> 🚑 Notarzt und Rettungsdienst über Rettungsleitstelle alarmieren |
| **Bewusstlosigkeit mit halbseitiger Lähmung und rasselndem Atem** | • Schlaganfall (→ S. 324) | Schwerwiegende Erkrankung <br> 🚑 Notarzt und Rettungsdienst über Rettungsleitstelle alarmieren |
| **Ohnmachtsartiger, schlafähnlicher Zustand in alltäglichen Situationen** | • Narkolepsie (→ S. 299) | 👁 Arztbesuch notwendig <br> • neurologische Abklärung |
| **Ohnmachtsanfall mit extrem langsamem oder sehr schnellem oder unregelmäßigem Puls** | • Herzrhythmusstörungen (→ S. 219) | Lebensbedrohliche Erkrankung <br> 🚑 sofortige Alarmierung von Notarzt und Rettungsdienst |

Ohnmacht und Bewusstlosigkeit

👁 Arztbesuch notwendig    🚑 Rettungsdienst rufen

| Symptome und Beschwerden | Behandlungsmöglichkeiten | |
|---|---|---|
| | Verdacht auf | Behandlung |
| **Plötzliche Bewusstlosigkeit mit Pulslosigkeit und Atemstillstand** | • Herzstillstand | Lebensbedrohliche Erkrankung<br>• sofortige Einleitung von Wiederbelebungsmaßnahmen<br>🚑 sofortige Alarmierung von Notarzt und Rettungsdienst über Rettungsleitstelle |
| **Ohnmachtsanfall bei bestimmten Kopfbewegungen oder Druck am Hals** | • Carotis-Sinus-Syndrom (→ S. 230) | 👁 Arztbesuch dringend notwendig zur Kreislauftestung |

# Ohren, schlechtes Hören

**Fragen an den Arzt:** Ist ein bleibender Hörschaden zu befürchten? • Brauche ich ein Hörgerät? • Kann ich derzeit baden oder duschen?
**Das wird der Arzt fragen:** Hatten Sie gerade einen Infekt? • Sind Sie im Stress? • Ist das Hörvermögen beider Ohren vermindert? • Dauern die Symptome schon länger an?

| | | |
|---|---|---|
| **Schlechtes einseitiges Hören ohne sonstige Beschwerden** | • Gehörgangverschluss durch Ohrenschmalz | 👁 Arztbesuch<br>• Ohrenspülung |
| **Schlechtes Hören nach einem grippalen Infekt** | • Tubenkatarrh (→ S. 326) | Meist spontane Besserung |

| Symptome und Beschwerden | Behandlungsmöglichkeiten | |
|---|---|---|
| | Verdacht auf | Behandlung |
| **Schlechtes Hören im Alter** | • Alterserscheinung | Hörgeräteversorgung |
| **Verschlechtertes Hörvermögen bei häufigen Ohrenentzündungen** | • Chronische Mittelohrenentzündung (→ S. 296) | ◉ Arztbesuch notwendig<br>• HNO-ärztliche Untersuchung<br>• evtl. entsprechende Maßnahmen |
| **Schlechtes Hören mit Schwindel und Übelkeit** | • Menièr'sche Erkrankung (→ S. 294) | ◉ Arztbesuch notwendig |
| **Akuter Hörverlust auf einem Ohr** | • Hörsturz (→ S. 265) | ◉ Arztbesuch notwendig |

# Ohrenschmerzen

**Fragen an den Arzt:** Kann eine ernsthafte Erkrankung zugrunde liegen? • Was kann ich gegen die Schmerzen tun? • Können Hörschäden zurückbleiben?
**Das wird der Arzt fragen:** Haben Sie gerade einen Infekt durchgemacht? • Haben Sie Fieber oder erhöhte Temperatur? • Ist das Hörvermögen gemindert? • Wo genau tut es weh?

| | | |
|---|---|---|
| **Ohrenschmerzen, einhergehend mit geschwollener Wange** | • Entzündung der Ohrspeicheldrüse (Mumps → S. 298) | ◉ Arztbesuch notwendig |

◉ Arztbesuch notwendig   🚑 Rettungsdienst rufen

| Symptome und Beschwerden | Behandlungsmöglichkeiten | |
|---|---|---|
| | Verdacht auf | Behandlung |
| **Ohrenschmerzen, die im linken oder rechten Ohr oder beidseitig mit einem Gefühl von Verstopfung oder Taubheit im Ohr auftreten** | • mangelhafter Druckausgleich im Ohr z. B. im Flugzeug, bei Erkältungskrankheiten | Durch Gähnen, Schlucken, zugehaltene Nase meist rasche Besserung |
| **Druck im Gehörgang, verbunden mit einem Gefühl von Verstopfung, das durch mehrmaliges Schlucken nicht beseitigt werden kann** • evtl. mit Hörschwäche einhergehend | • Gehörgangsverschluss durch Ohrschmalz | ☞ Arztbesuch notwendig • Ohrenspülung |
| **Einseitige, starke, pulsierende Ohrenschmerzen** • Fieber • vermindertes Hörvermögen • evtl. Ausfluss aus dem Ohr | • Mittelohrentzündung (→ S. 296) | ☞ Arztbesuch nötig • evtl. antibiotische Behandlung (→ S. 218) |
| **Schmerzen im Gehörgang bei normalem Hörvermögen** | • Entzündung des äußeren Gehörgangs | ☞ Arztbesuch sinnvoll • antibiotische (→ S. 218), schmerz- und entzündungshemmende Ohrentropfen |

Ohrenschmerzen

| Symptome und Beschwerden | Behandlungsmöglichkeiten | |
| --- | --- | --- |
| | Verdacht auf | Behandlung |
| **Ohrenschmerzen, einhergehend mit Zahn- oder Kieferschmerzen** | • ausstrahlende Schmerzen bei Zahnentzündungen, Zahnfehlstellungen, Kiefergelenkproblemen | 👁 Arztbesuch notwendig<br>• evtl. Zahnarztbesuch |
| **Leichte Ohrenschmerzen oder -stechen**<br>• verbunden mit Schnupfen und Halsschmerzen | • Erkältungskrankheit | Harmlose Begleiterscheinung<br>👁 falls nach einer Woche keine Besserung Arztbesuch sinnvoll |
| **Plötzlicher Schmerz im Ohr und Blutung, nach heftiger Lärm- oder Schlageinwirkung**<br>• tritt evtl. mit Schwindelgefühl auf | • Trommelfellverletzung | 👁 Arztbesuch notwendig |
| **Schmerzen, begleitet von Juckreiz**<br>• raue, gerötete, rissige Haut in Gehörgang und Ohrmuschel | • Hautekzem (allergie- oder infektionsbedingt, → S. 240) | 👁 Arztbesuch sinnvoll<br>• Salbenbehandlung |
| **Schmerzen im Gehörgang mit umschriebener Schwellung und Rötung** | • Gehörgangsfurunkel (→ S. 248) | 👁 Arztbesuch sinnvoll<br>• evtl. kleiner operativer Eingriff |

Ohrenschmerzen

👁 Arztbesuch notwendig          🚑 Rettungsdienst rufen

| Symptome und Beschwerden | Behandlungsmöglichkeiten | |
|---|---|---|
| | Verdacht auf | Behandlung |
| **Schmerzen an der Ohrmuschel mit gleichzeitiger Schwellung und Rötung** | • Ohrmuschelentzündung | 👁 Arztbesuch notwendig<br>• Gefahr der Ohrknorpelverformung |

# Peniserkrankungen

**Fragen an den Arzt:** Liegt eine ernsthafte Erkrankung vor? • Kann ich meine Partnerin anstecken? • Sind dauerhafte Schäden zu befürchten?

**Das wird der Arzt fragen:** Wann haben Sie die Beschwerden zum ersten Mal bemerkt? • Hatten Sie in letzter Zeit ungeschützten Geschlechtsverkehr? • Könnte Ihre Partnerin mit betroffen sein?

| Symptome und Beschwerden | Verdacht auf | Behandlung |
|---|---|---|
| **Ausfluss aus der Harnröhre und Schmerzen beim Urinieren** | • Gonorrhoe (→ S. 325)<br>• sonstige Geschlechtskrankheiten (→ S. 251) | 👁 Arztbesuch notwendig<br>• medikamentöse Therapie |
| **Entzündete Vorhaut und Eichel mit weißen Ablagerungen** | • mangelnde Hygiene<br>• Pilzerkrankungen | • häufigeres Waschen<br>• evtl. antimykotische Salbe |
| **Schmerzhafte Bläschen an Eichel und Vorhaut**<br>• zunächst Jucken und Rötung der Haut<br>• später Bläschen und Geschwüre mit Krusten | • Herpes genitalis (→ S. 261) | 👁 Arztbesuch sinnvoll<br>• Salbenbehandlung mit dem Wirkstoff Aciclovir<br>• übertragbare Erkrankung |

| Symptome und Beschwerden | Behandlungsmöglichkeiten | |
|---|---|---|
| | Verdacht auf | Behandlung |
| **Geschwüre oder Knötchen am Penis**<br>• oft schmerzlos | • Syphilis (→ S. 323) | 👁 Arztbesuch notwendig |
| **Schmerzen an der Eichel einhergehend mit der Unfähigkeit, die Vorhaut zurückzuziehen** | • Vorhautverengung (Phimose → S. 330) | 👁 Arztbesuch notwendig<br>• evtl. operative Behandlung |

# Regelstörungen

**Fragen an den Arzt:** Ist eine hormonelle Therapie sinnvoll? • Gibt es naturheilkundliche Möglichkeiten der Behandlung? • Ist falsche Ernährung schuld an den Regelstörungen?
**Das wird der Arzt fragen:** Wie lange dauert Ihr Zyklus? • Sind Ihre Blutungen sehr stark? • Nehmen Sie Medikamente ein? • Sind Sie schwanger?

| Symptome und Beschwerden | Verdacht auf | Behandlung |
|---|---|---|
| **Unregelmäßige Blutungen im jugendlichen Alter** | • unregelmäßiger Zyklus, bei noch instabilem Hormonhaushalt | Abwarten, meist spielen sich der Hormonhaushalt und somit die Blutungen ein |
| **Starke Blutungen eine Woche oder noch später nach der erwarteten Regel** | • stärkere Blutung durch die Verzögerung<br>• hormonelle Veränderungen<br>• in seltenen Fällen Fehlgeburt im Frühstadium | 👁 Arztbesuch sinnvoll |

Regelstörungen

👁 Arztbesuch notwendig     🚑 Rettungsdienst rufen

| Symptome und Beschwerden | Behandlungsmöglichkeiten | |
| --- | --- | --- |
| | Verdacht auf | Behandlung |
| **Unregelmäßige Blutungen, evtl. begleitet von Schmerzen während der Menstruation** | • Stress, Überforderung, Erschöpfung<br>• seelische Probleme<br>• Orts- und/oder Klimawechsel<br>• Begleiterscheinung von Erkrankungen<br>• hormonelle Probleme | Erkennen dieser Probleme, insbesondere des Zusammenhangs zwischen emotionalen/seelischen Konflikten und körperlichen Beschwerden<br>• Konfliktlösungen<br>• Stressreduzierung<br>• sprechen Sie evtl. mit Ihrem Arzt oder Therapeuten |
| **Unregelmäßige Blutungen vor, in und nach den Wechseljahren** | • unregelmäßige oder verringerte Hormonproduktion durch den Eintritt in die Wechseljahre<br>• Einnahme von Hormonpräparaten<br>• Gebärmutterkrebs | ☻ Arztbesuch notwendig<br>• gynäkologische Untersuchung mit Abstrich<br>• Ultraschalluntersuchung (→ S. 327) |
| **Regelstörungen bei der Einnahme von Medikamenten** | • Nebenwirkung von Medikamenten | Lesen Sie nochmals die Packungsbeilage und sprechen Sie mit Ihrem Arzt |
| **Starke Blutungen, die meist lange andauern** | • Begleiterscheinung der Spirale (→ S. 274)<br>• Blutgerinnungsstörung<br>• Myome (→ S. 299) | ☻ Arztbesuch sinnvoll<br>• gynäkologische Untersuchung |

Regelstörungen

161

| Symptome und Beschwerden | Behandlungsmöglichkeiten | |
| --- | --- | --- |
| | Verdacht auf | Behandlung |
| **Zwischen- oder Schmierblutungen** | • Reizung durch die Spirale (→ S. 274)<br>• Nebenwirkung der Antibabypille (→ S. 218)<br>• hormonelle Veränderungen<br>• Krebs oder dessen Vorstadien (→ S. 282) | ☉ Arztbesuch nötig |
| **Ausbleiben der Blutung** | • seelische Probleme<br>• Absetzen der Pille<br>• Essstörungen<br>• sportliches Leistungstraining<br>• Schwangerschaft<br>• hormonelle Veränderungen<br>• Wechseljahre<br>• Erkrankungen wie Schilddrüsenstörungen, Diabetes, Tuberkulose<br>• Entzündungen der Geschlechtsorgane | ☉ Arztbesuch nötig<br>• gynäkologische Untersuchung<br>• Klären der Hormonsituation<br>• Erörterung der Lebensumstände |
| **Starke Blutungen oder Schmierblutungen, begleitet von starken einseitigen Unterleibsschmerzen bei möglicher Schwangerschaft** | • Eileiterschwangerschaft (→ S. 238) | ☉ dringender Arztbesuch nötig<br>• evtl. Rettungsdienst alarmieren |

Regelstörungen

☉ Arztbesuch notwendig   🚑 Rettungsdienst rufen

# Rückenschmerzen

**Fragen an den Arzt:** Welche Ursache können meine Rückenschmerzen haben? • Ist Bewegung sinnvoll oder verschlimmern sich dadurch meine Beschwerden? • Was kann ich gegen die Schmerzen tun? **Das wird der Arzt fragen:** Haben Sie sich ungewohnt sportlich betätigt? • Leiden Sie momentan unter seelischen Problemen oder Stress? • Nehmen Sie Medikamente ein? • Hatten Sie einen Unfall?

| Symptome und Beschwerden | Verdacht auf | Behandlung |
| --- | --- | --- |
| **Rückenschmerzen** <br> • nach langem Sitzen und Stehen <br> • nach dem Heben schwerer Lasten <br> • oder nach ungewohnter sportlicher Betätigung | • Verspannung der Rückenmuskulatur durch schlechte Körperhaltung <br> • Überbelastung der Rückenmuskeln <br> • Schwäche der Rückenmuskulatur | • Dehnungsübungen, Kräftigungsübungen <br> • Krankengymnastik <br> • sportliche Betätigung, Sport im Verein unter Anleitung, Fitnesscenter |
| **Rückenschmerzen, gleichzeitig mit Stress und/oder seelischen Belastungen auftretend** | • Belastung der Rückenmuskulatur durch angespannte Körperhaltung (z. B. unbewusstes Heben der Schultern) | Erkennen der Zusammenhänge zwischen körperlichen Schmerzen und seelischer Situation <br> • naturheilkundliche Maßnahmen <br> • Massagen <br> • Entspannungsverfahren |
| **Rückenschmerzen einhergehend mit Übergewicht** | • Dauerbelastung der Rückenmuskulatur <br> • zu schwache Bauchmuskulatur <br> • Fehlhaltung | • Gewichtsreduktion <br> • vermehrt körperliche Bewegung <br> • Muskelaufbau |

Rückenschmerzen

| Symptome und Beschwerden | Behandlungsmöglichkeiten | |
|---|---|---|
| | Verdacht auf | Behandlung |
| **Rückenschmerzen nach der Langzeitanwendung von Cortison** | • Cortisonbedingte Osteoporose (→ S. 306) | 👁 Arztbesuch notwendig |
| **Schmerzen im Bereiche der unteren Brust- und Lendenwirbelsäule** • nach einer ruckartigen Bewegung • oder nach dem Heben schwerer Lasten | • Zerrung oder Verspannung der Rückenmuskulatur • Bandscheibenschaden • blockierte Wirbel | • Dehnungsübungen • Wärme • Massage • evtl. Arztbesuch notwendig • Chirotherapie (→ S. 230) |
| **Schmerzen im Bereich der Lendenwirbelsäule, die über das Gesäß zum Bein und bis in den Fuß ausstrahlen** • Gefühlsstörungen und Taubheitsgefühl | • Ischiasreizung • Bandscheibenvorfall (→ S. 224) • Wirbelgleiten | 👁 Arztbesuch notwendig • neurologische Untersuchung • evtl. Röntgenaufnahme der Wirbelsäule • chirotherapeutische Maßnahmen (→ S. 230) • Krankengymnastik, Massagen, Muskelkräftigung |
| **Rückenschmerzen im Bereich der Lendenwirbelsäule** • nächtliche Fersenschmerzen • morgendliche Unbeweglichkeit | • Bechterew'sche-Krankheit (→ S. 226) | 👁 Arztbesuch notwendig • evtl. Röntgenaufnahme der Wirbelsäule • Blutuntersuchungen • körperlich-orthopädische Untersuchung |

Rückenschmerzen

👁 Arztbesuch notwendig      🚑 Rettungsdienst rufen

| Symptome und Beschwerden | Behandlungsmöglichkeiten | |
|---|---|---|
| | Verdacht auf | Behandlung |
| **Rückenschmerzen im Jugendalter, die schon bei leichten Belastungen auftreten** <br> • mit Anzeichen eines Rundrückens der Brustwirbelsäule | • Scheuermann'sche Krankheit (→ S. 316) | ☞ Arztbesuch notwendig <br> • körperliche Untersuchung <br> • Röntgenaufnahme der Wirbelsäule <br> • anschließend Krankengymnastik, Haltungsschulung |
| **Schmerzen im Bereich der Lende, die mit Brennen beim Urinieren und Fieber auftreten** | • Nierenbeckenentzündung (→ S. 301) | ☞ Arztbesuch notwendig <br> • Blut- und Urinuntersuchung <br> • Ultraschalluntersuchung (→ S. 327) |
| **Rückenschmerzen und Schmerzen im Unterbauch** | • Gebärmutterentzündung <br> • Eileiterentzündung (→ S. 239) | ☞ Arztbesuch notwendig <br> • gynäkologische Untersuchung mit Abstrich <br> • evtl. Ultraschalluntersuchung (→ S. 327) |
| **Rückenschmerzen nach dem 50. Lebensjahr, besonders bei Frauen** <br> • einhergehend mit der Neigung zu Knochenbrüchen und abnehmender Körpergröße | • Osteoporose (→ S. 306) | ☞ Arztbesuch notwendig |

Rückenschmerzen

| Symptome und Beschwerden | Behandlungsmöglichkeiten | |
| --- | --- | --- |
| | Verdacht auf | Behandlung |

| | | |
| --- | --- | --- |
| **Neu eingetretene Rückenschmerzen bei einer bekannten Krebserkrankung, die längere Zeit anhalten** | • Metastasen an der Wirbelsäule | 👁 dringender Arztbesuch zur weiteren Abklärung und Behandlung notwendig |

# Scheidenjucken und/oder -brennen

**Fragen an den Arzt:** Kann eine ernsthafte Erkrankung hinter diesen Symptomen stehen? • Kann ich meinen Partner anstecken? • Welche Behandlungsmöglichkeiten geben es? **Das wird der Arzt fragen:** Hatten Sie in letzter Zeit ungeschützten Geschlechtsverkehr? • Haben Sie Schmerzen beim Urinieren oder Ausfluss? • Könnte ihr Partner mit betroffen sein? • Übertreiben Sie es mit Ihrer Hygiene?

| | | |
| --- | --- | --- |
| **Scheidenjucken und/ oder -brennen beim** • Tragen synthetischer Kleidungsstücke • und/oder täglichen Waschungen mit Seife • und/oder der Verwendung von Intimsprays oder Vaginalduschen • und/ oder der Anwendung von chemischen Verhütungsmitteln | • Irritationen der Schamlippen durch Reibung • Irritationen der Scheide durch Seife • Irritationen der Scheide durch Chemikalien | Erkennen der auslösenden Ursache • Veränderung der Lebens-, Hygiene- und Bekleidungsangewohnheiten |
| **Scheidenjucken in oder nach den Wechseljahren, einhergehend mit trockener Scheidenschleimhaut** | • verringerte Hormonproduktion | 👁 Arztbesuch notwendig • gynäkologische Untersuchung mit Abstrich • evtl. hormonhaltige Salben oder Tabletten |

👁 Arztbesuch notwendig   🚑 Rettungsdienst rufen

| Symptome und Beschwerden | Behandlungsmöglichkeiten | |
|---|---|---|
| | **Verdacht auf** | **Behandlung** |
| **Jucken oder Brennen der Scheide mit Schmerzen beim Urinieren** | • Harnwegsinfektion (→ S. 259) | 👁 Arztbesuch notwendig<br>• Urinuntersuchung<br>• evtl. medikamentöse Behandlung, z. B. mit Antibiotika (→ S. 218) |
| **Scheidenjucken und/oder -brennen mit Ausfluss** | • Scheideninfektion<br>• Geschlechtskrankheit (→ S. 251) | 👁 Arztbesuch notwendig zur Abklärung der Ursache |
| **Scheidenjucken und/oder -brennen einhergehend mit reiskorngroßen Warzen auf den Schamlippen**<br>• oder Bläschen auf den Schamlippen<br>• oder sehr schmerzhaften Beulen mit starker Schwellung an den Schamlippen | • Kondylome (→ S. 281)<br>• Herpes genitalis (→ S. 261)<br>• Entzündung der Bartholinischen Drüsen (→ S. 224) | 👁 Arztbesuch notwendig zur Abklärung der Ursache |
| **Scheidenjucken mit kleinem, nässenden Geschwür, das nicht abheilt** | • Schamlippen- oder Scheidenkrebs | 👁 dringender Arztbesuch<br>• gynäkologische Untersuchung mit Abstrich<br>• evtl. Ultraschall (→ S. 327)<br>• operative Entfernung des Geschwürs |

Scheidenjucken und/oder -brennen

| Symptome und Beschwerden | Behandlungsmöglichkeiten | |
|---|---|---|
| | Verdacht auf | Behandlung |
| **Scheidenjucken, begleitet von starkem Durst und evtl. Gewichtsverlust** | • Diabetes (→ S. 236) | 👁 Arztbesuch notwendig<br>• Blut- und Urinuntersuchung<br>• Ernährungsumstellung<br>• evtl. Medikamente |

# Schlafstörungen

**Fragen an den Arzt:** Gibt es Hausmittel gegen Schlafstörungen? • Ist eine ausgewogene Ernährung wichtig für einen guten Schlaf? • Ist Alkoholgenuss negativ für den Schlaf? **Das wird der Arzt fragen:** Sind Sie vor dem Einschlafen nervös oder in Gedanken? • Essen Sie spät abends noch ganze Mahlzeiten? • Nehmen Sie Medikamente, Alkohol, Kaffee, Tee oder Cola? • Sind Sie im Stress?

| Symptome und Beschwerden | Verdacht auf | Behandlung |
|---|---|---|
| **Schlafstörungen nach schweren Mahlzeiten, nach Alkoholkonsum und/oder dem Genuss coffeinhaltiger Getränke (Cola, Tee, Kaffee)** | • belasteter Magen<br>• Folge des Genussmittelkonsums | Erkennen und Vermeiden der Ursache |
| **Schlafstörungen, nachdem Sie sehr wenig oder gar nichts gegessen haben** | • Hunger | Erkennen und Vermeiden der Ursache |
| **Schlafstörungen nach ungewöhnlichen Aktivitäten** | • Überbelastung | Erkennen und Vermeiden der Ursache |

👁 Arztbesuch notwendig        🚑 Rettungsdienst rufen

| Symptome und Beschwerden | Behandlungsmöglichkeiten | |
|---|---|---|
| | Verdacht auf | Behandlung |
| **Schlafstörungen, die mit innerer Unruhe und Gedankenfolgen einhergehen** | • ungelöste Probleme | Erkennen der Zusammenhänge zwischen Schlafstörung und der seelisch-emotionalen Situation<br>• Bearbeitung der Probleme und Konflikte |
| **Schlafstörungen, nachdem Sie aufgehört haben, Alkohol zu trinken oder Drogen einzunehmen** | • Entzugserscheinung | Sinnvolle Entscheidung, den Alkohol- oder Drogenkonsum zu stoppen<br>• evtl. kurzfristige Hilfe durch Medikamente<br>• sprechen Sie mit Ihrem Arzt oder Therapeuten |
| **Durchschlafstörungen, begleitet von Müdigkeit am Tag, Unlustgefühl und Angst** | • Depression (→ S. 235) | • sprechen Sie mit Ihrem Arzt oder Therapeuten<br>• Gesprächstherapie (→ S. 254)<br>• evtl. medikamentöse Therapie sinnvoll |
| **Schlafstörungen durch Schnarchen** | • Rückenlage<br>• Alkoholkonsum<br>• Übergewicht<br>• beeinträchtigte Nasenatmung | ☞ konsultieren Sie Ihren Arzt zum Erkennen der Ursache und Veränderung der Lebensgewohnheiten oder sonstige Hilfsmaßnahmen |

Schlafstörungen

| Symptome und Beschwerden | Behandlungsmöglichkeiten | |
|---|---|---|
| | Verdacht auf | Behandlung |
| **Bei Frauen: Schlafstörungen in den Wechseljahren**<br>• nächtliche Schweißausbrüche | • Hormonumstellung | Sprechen Sie mit Ihrem Arzt über Behandlungsmöglichkeiten |
| **Schlafstörungen bei verschiedenen Erkrankungen** | • Begleitsymptome wie Husten, Atemnot, Schmerzen, häufiges Urinieren | 👁 Arztbesuch notwendig<br>• Erkennen der Ursache und Behandlung der ursächlich zugrundeliegenden Erkrankungen |
| **Schlafstörung nach der Einnahme von Medikamenten** | • Nebenwirkung von Medikamenten | Lesen Sie nochmals die Packungsbeilage und sprechen Sie mit Ihrem Arzt oder Ihrem Apotheker<br>• evtl. Ersetzen der Medikamente durch verträglichere |
| **Schlafstörung nach dem Absetzen über längere Zeit eingenommener Medikamente**<br>• einhergehend mit Unruhe, Zittern und Angstzuständen | Entzugserscheinung beim Absetzen von<br>• Schlaf- und Beruhigungsmitteln<br>• Arzneimitteln, denen Benzodiazepine oder Codein beigemengt sind | Typische Folge des Arzneimittelentzugs<br>• meist Besserung der Symptome nach einigen Tagen |

Schlafstörungen

👁 Arztbesuch notwendig   🚑 Rettungsdienst rufen

| Symptome und Beschwerden | Behandlungsmöglichkeiten | |
|---|---|---|
| | Verdacht auf | Behandlung |

# Schluckbeschwerden

**Fragen an den Arzt:** Gibt es Hausmittel gegen Schluckbeschwerden? • Kann eine ernstzunehmende Krankheit Ursache sein? • Ist Stress Grund dieser Probleme?
**Das wird der Arzt fragen:** Leiden Sie unter seelischem Druck? • Haben Sie Erkältungen, Schnupfen und Husten? • Verspüren Sie ein Brennen in der Speiseröhre, bleibt festes Essen im Hals stecken?

| | | |
|---|---|---|
| **Schluckbeschwerden mit dem Gefühl, einen Kloß im Hals zu haben** | • seelische Probleme | Ursache sind meist unerkannte Ängste<br>• Erkennen der Problematik<br>• sprechen Sie über Ihre Beschwerden mit Ihrem Arzt oder Therapeuten |
| **Schluckbeschwerden mit Brennen in der Speiseröhre (Sodbrennen)**<br>• saures Aufstoßen<br>• Schmerzen hinter dem Brustbein | • Speiseröhrenentzündung (→ S. 321)<br>• Magensaft fließt in die Speiseröhre<br>• Zwerchfellbruch (→ S. 335) | 👁 Arztbesuch notwendig<br>• Speiseröhren- und Magenspiegelung (→ S. 249) sinnvoll<br>• medikamentöse Therapie möglich |
| **Schluckbeschwerden mit schmerzendem Hals, Husten und Fieber** | • Erkältungskrankheit<br>• Rachenentzündung (→ S. 312)<br>• Mandelentzündung (→ S. 292)<br>• Kehlkopfentzündung (→ S. 277) | Meist harmlose Infektionskrankheit<br>• falls nach zwei bis drei Tagen keine Besserung, Arztbesuch notwendig |

Schluckbeschwerden

| Symptome und Beschwerden | Behandlungsmöglichkeiten | |
|---|---|---|
| | **Verdacht auf** | **Behandlung** |
| **Schluckbeschwerden, die nach dem Essen mit Druck- oder Fremdkörpergefühl in der Speiseröhre auftreten** | • Speiseröhrenkrebs (→ S. 321) | 👁 dringender Arztbesuch notwendig<br>• körperliche Untersuchung<br>• Blutuntersuchung<br>• Speiseröhren- und Magenspiegelung (→ S. 249) mit Gewebeentnahme<br>• Krankenhausaufenthalt und operative Behandlung notwendig |
| **Schluckbeschwerden, einhergehend mit Bläschen im Mund und Fieber** | • Stomatitis (→ S. 322) | 👁 Arztbesuch sinnvoll |
| **Schluckbeschwerden bei Vergrößerung der Schilddrüse** | • Einengung der Speiseröhre durch die Schilddrüse | 👁 Arztbesuch notwendig |
| **Schluckbeschwerden, die über einen längeren Zeitraum hinweg mit Mundgeruch und Gewichtsverlust einhergehen** | • Speiseröhrenkrebs (→ S. 321) | 👁 dringender Arztbesuch notwendig<br>• körperliche Untersuchung<br>• Blutuntersuchung<br>• Speiseröhren- und Magenspiegelung (→ S. 249) mit Gewebeentnahme |

Schluckbeschwerden

👁 Arztbesuch notwendig     🚑 Rettungsdienst rufen

| Symptome und Beschwerden | Behandlungsmöglichkeiten | |
|---|---|---|
| | Verdacht auf | Behandlung |

# Schulterschmerzen

**Fragen an den Arzt:** Helfen warme Bäder? • Darf ich weiterhin alle Bewegungen ausführen oder muss ich mich schonen? • Kann eine Erkrankung des Nervensystems dahinter stecken?
**Das wird der Arzt fragen:** Spüren Sie zusätzlich Nackenschmerzen? • Haben Sie sich körperlich überlastet? • Hatten Sie einen Unfall?

| | | |
|---|---|---|
| **Schulterschmerzen, wenn Sie den ganzen Tag in angespannter Haltung sitzen oder stehen müssen (z. B. Bürotätigkeit, Fließbandarbeit)** | • Muskelverspannung | • sportliche Betätigung<br>• Massagen<br>• warme Bäder<br>• Dehnungsübungen, Gymnastik |
| **Schulterschmerzen nach ungewohnter Betätigung (z. B. Sport, Heimwerken, Gartenarbeit)** | • Überbelastung untrainierter Muskeln | Meist rasche Normalisierung<br>• nach wenigen Tagen dosierte Bewegung sinnvoll<br>• langfristig intensivere sportliche Betätigung |
| **Schulterschmerzen, die morgens am heftigsten sind**<br>• mit Nacken- und Beckenschmerzen<br>• mit sich rapide verschlechterndem Sehvermögen | • Erkrankung des Bindegewebes der Blutgefäße, die in den Muskeln verlaufen | 👁 Arztbesuch notwendig |

| Symptome und Beschwerden | Behandlungsmöglichkeiten | |
|---|---|---|
| | Verdacht auf | Behandlung |
| **Schulterschmerzen, die über einen längeren Zeitraum bestehen** <br>• mit Kopfschmerzen, die in den Arm ausstrahlen oder vom Nacken bis in den Rücken gehen <br>• besonders bei Stress, Angst und anderen seelischen Belastungen | • unbewusstes Anheben oder Anspannen der Schultern durch Überforderung oder seelische Probleme | Erkennen des Zusammenhangs zwischen Stress und Belastung als seelisches Problem und Muskelschmerzen als körperliche Reaktion <br>• besprechen Sie Ihre Probleme mit Ihrem Arzt oder Therapeuten <br>• achten Sie auf Ihre Haltung <br>• Entspannungsübungen, Yoga und evtl. Massagen sinnvoll |
| **Schulterschmerzen, die auftreten, wenn Sie den Arm bewegen** <br>• über Jahre hinweg langsam schlimmer werdend <br>• mit Steifheit in den Schultern | • Abnutzungserscheinung | 👁 Arztbesuch sinnvoll <br>• körperliche Untersuchung <br>• Röntgenaufnahme <br>• evtl. Medikamenteneinnahme |
| **Schulterschmerzen nach einem Sturz oder Unfall oder einer extremen Bewegung** <br>• in Folge deren der Arm kaum beweglich ist <br>• und/oder eine Fehlstellung des Arms eingetreten ist | • Verstauchung (→ S. 329) <br>• Verrenkung (→ S. 329) <br>• Bruch (→ S. 279) | 👁 Arztbesuch dringend notwendig <br>• evtl. Rettungsdienst rufen |

👁 Arztbesuch notwendig　　🚑 Rettungsdienst rufen

| Symptome und Beschwerden | Behandlungsmöglichkeiten | |
|---|---|---|
| | Verdacht auf | Behandlung |
| **Schulterschmerzen und gleichzeitige Schmerzen und Schwellungen in anderen Gelenken** | • Rheuma (→ S. 314) | ☞ Arztbesuch sinnvoll<br>• körperliche Untersuchung<br>• Röntgenaufnahme<br>• evtl. Medikamenteneinnahme |
| **Schulterschmerzen nach einem Sturz oder Unfall** | • Muskelprellung<br>• Muskelzerrung<br>• Bänderzerrung | ☞ Arztbesuch sinnvoll zur Diagnosestellung |
| **Starke Schmerzen in der linken Schulter**<br>• gleichzeitig Beklemmung und Druckgefühl in der Brust | • Herzinfarkt (→ S. 262) | Lebensbedrohliche Erkrankung<br>☎ Notarzt und Rettungsdienst über Rettungsleitstelle alarmieren |

# Schwindel und Gleichgewichtsstörungen

**Fragen an den Arzt:** Muss ich mit einer ernsten Erkrankung rechnen? • Kann ich selbst etwas gegen akuten Schwindel tun? • Ist Stress verantwortlich für Schwindel und Gleichgewichtsprobleme?
**Das wird der Arzt fragen:** Haben Sie Kopfschmerzen? • Wann tritt der Schwindel auf? • Ist Ihre Sehfähigkeit in Ordnung? • Sind Sie herzkrank?

| | | |
|---|---|---|
| **Schwindelgefühle in großer Höhe** | • Höhenschwindel | Keine ungewöhnliche Reaktion, normaler Schutzmechanismus<br>• evtl. Verhaltenstherapie |

| Symptome und Beschwerden | Behandlungsmöglichkeiten | |
|---|---|---|
| | Verdacht auf | Behandlung |
| **Schwindel mit Kopf-schmerzen und rotem Kopf** | • hoher Blutdruck | ◉ Arztbesuch notwendig<br>• körperliche Untersu-chung<br>• EKG (→ S. 240)<br>• evtl. medikamentöse Therapie zur Blut-druckeinstellung |
| **Schwindel mit Müdig-keit, Schwäche**<br>• evtl. Blässe | • niedriger Blutdruck<br>• Anämie (→ S. 217) | ◉ Arztbesuch notwendig<br>• körperliche Untersu-chung<br>• EKG (→ S. 240)<br>• evtl. medikamentöse Therapie |
| **Schwindelgefühl nach der Einnahme von Me-dikamenten** | Nebenwirkung von<br>• vielen Arzneimitteln<br>• Mitteln gegen Herz-Kreislauf-Erkrankungen | Lesen Sie nochmals die Packungsbeilage der Medikamente, sprechen Sie mit Ihrem Arzt |
| **Schwindel, Hörver-schlechterung und Übelkeit** | • Menièr'sche Krankheit (→ S. 294) | ◉ Arztbesuch notwendig<br>• evtl. HNO-ärztliche Untersuchung<br>• bei starken Beschwer-den Rettungsdienst rufen |
| **Schwindel und schlechtes Sehen** | • Folgen von Unsicher-heit durch Sehstörung | ◉ konsultieren Sie Ihren Arzt oder Augenoptiker |

◉ Arztbesuch notwendig     🚑 Rettungsdienst rufen

| Symptome und Beschwerden | Behandlungsmöglichkeiten | |
| --- | --- | --- |
| | Verdacht auf | Behandlung |
| **Schwindel und Bewusstseinsstörung, Sprachstörungen** | • Durchblutungsstörungen im Gehirn<br>• Schlaganfall droht<br>• Multiple Sklerose (→ S. 297) | 👁 dringender Arztbesuch notwendig<br>• evtl. Notarzt und Rettungsdienst alarmieren |
| **Anhaltender Schwindel, starke Kopfschmerzen**<br>• evtl. Lähmungserscheinungen | • Hinweis auf Hirntumor (→ S. 264) | 👁 Arztbesuch notwendig<br>• neurologische Untersuchung<br>• evtl. Computertomografie (→ S. 232) und Kernspintomografie (→ S. 277) des Kopfes |
| **Plötzlich starker Schwindel**<br>• Kopfschmerzen<br>• Übelkeit, Erbrechen | • Hinweis auf Hirnblutung (→ S. 264) | Lebensbedrohliche Erkrankung<br>🚑 Notarzt und Rettungsdienst alarmieren |

# Schwitzen, starkes

**Fragen an den Arzt:** Ich bin übergewichtig. Kann das Ursache für Schweißausbrüche sein? • Was kann ich selbst gegen das Schwitzen tun? • Ist es typbedingt, ob man viel schwitzt?
**Das wird der Arzt fragen:** Stehen Sie unter privatem oder beruflichem Druck? • Nehmen Sie Medikamente? • Haben Sie sonstige Erkrankungen?

| | | |
| --- | --- | --- |
| **Starkes Schwitzen bei Übergewicht** | • Begleiterscheinung des Übergewichts | • Gewichtsreduktion<br>• sprechen Sie mit Ihrem Arzt |

| Symptome und Beschwerden | Behandlungsmöglichkeiten | |
|---|---|---|
| | Verdacht auf | Behandlung |
| **Starkes Schwitzen im Zusammenhang mit** <br> • Angst oder <br> • Stress oder <br> • Aufregung | • normale Reaktion des Körpers | Erkennen des Zusammenhangs zwischen Stress, Angst und Aufregung und der körperlichen Reaktion des Schwitzens <br> • sprechen Sie mit Ihrem Arzt oder Therapeuten über Verhaltensänderungen und Problembewältigung |
| **Starkes Schwitzen bei Frauen** <br> • während der Regel oder <br> • vor oder während der Wechseljahre | • Begleiterscheinung der Regel <br> • Hormonumstellung in den Wechseljahren | 👁 Arztbesuch sinnvoll <br> • Abklärung der Ursache <br> • evtl. naturheilkundliche Therapie, Akupunktur (→ S. 215), Homöopathie (→ S. 265) <br> • evtl. Hormonpräparate |
| **Starkes Schwitzen nach der Einnahme von Medikamenten** | Nebenwirkung von <br> • Schmerzmitteln mit ASS oder Metamizol <br> • Schilddrüsenhormon | Lesen Sie genau den Beipackzettel Ihrer Medikamente und sprechen Sie mit Ihrem Arzt |
| **Plötzliches starkes Schwitzen bei Diabetikern** <br> • Unruhe <br> • Verwirrtheit | • Unterzuckerung (Hypoglykämie → S. 268) | • als Selbsthilfe rasche Einnahme von Traubenzucker <br> 🚑 evtl. Notarzt und Rettungsdienst über Rettungsleitstelle rufen |

Schwitzen, starkes

👁 Arztbesuch notwendig  🚑 Rettungsdienst rufen

| Symptome und Beschwerden | Behandlungsmöglichkeiten | |
|---|---|---|
| | Verdacht auf | Behandlung |
| **Starkes Schwitzen bei Alkoholikern und Drogenabhängigen nach Alkohol- und Drogenentzug**<br>• Zittern<br>• Unruhe<br>• Verwirrtheit | • Begleiterscheinung des Entzugs<br>• Delir (→ S. 235) | Erkennen des Zusammenhangs zwischen Alkohol- und Drogenmissbrauch und dem Entzug<br>• sprechen Sie dringend mit Ihrem Arzt oder Therapeuten |
| **Dauerndes starkes Schwitzen**<br>• Nervosität<br>• Gewichtsabnahme<br>• feinem Zittern | • Schilddrüsenüberfunktion (→ S. 318) | ☞ Arztbesuch<br>• körperliche Untersuchung<br>• Blutuntersuchung<br>• Ultraschall (→ S. 327) und Szintigrafie (→ S. 323) der Schilddrüse |
| **Starkes Schwitzen mit anhaltendem Husten und Gewichtsabnahme** | Hinweis auf<br>• Tuberkulose (→ S. 326)<br>• Lungenkrebs (→ S. 289) | ☞ Arztbesuch dringend notwendig zur weiteren Abklärung<br>• körperliche Untersuchung<br>• Blutuntersuchung<br>• Röntgen des Brustkorbes |
| **Schwitzen mit kaltem Schweiß und starken Schmerzen in der Herzgegend** | • Herzinfarkt (→ S. 262) | Lebensbedrohliche Erkrankung<br>☎ dringend Notarzt und Rettungsdienst über Rettungsleitstelle rufen |

| Symptome und Beschwerden | Behandlungsmöglichkeiten | |
|---|---|---|
| | Verdacht auf | Behandlung |
| **Schwitzen mit kaltem Schweiß**<br>• starke Bauch-schmerzen<br>• harter Bauch<br>• Erbrechen | • Bauchfellentzündung (→ S. 225) aufgrund verschiedener Ursachen | Lebensbedrohliche Erkrankung<br>👁 dringender Arztbesuch nötig<br>🚑 bzw. Alarmierung von Notarzt und Rettungsdienst über Rettungsleitstelle |

# Sex, schmerzhafter bei Frauen

**Fragen an den Arzt:** Spielt die Nähe in der Beziehung eine Rolle? • Ist Gleitgel ein sinnvolles Hilfsmittel? • Kann eine vorangegangene Geburt Schmerzen beim Sex auslösen?

**Das wird der Arzt fragen:** In welchem Bereich spüren Sie die Schmerzen? • Haben Sie Probleme in der Beziehung? • Wie lange schon haben Sie diese Beschwerden?

| | | |
|---|---|---|
| **Schmerzen beim Geschlechtsverkehr, weil die Scheide nicht feucht wird** | • mangelnde Erregung<br>• Probleme mit dem Partner<br>• seelische Probleme<br>• Wechseljahre mit Hormonstörung | • versuchen Sie die Ursache zu ergründen<br>• evtl. Verwendung von Gleitgel<br>• sprechen Sie mit Ihrem Partner, Arzt oder Therapeuten |
| **Schmerzen beim Eindringen des Penis mit Verspannungen im Scheidenbereich** | • wenig einfühlsamer Partner<br>• Konflikte<br>• Ablehnung, Angst | Mehr oder minder schwerwiegende Beziehungsproblematik<br>• sprechen Sie mit Ihrem Partner, Arzt oder Therapeuten |

👁 Arztbesuch notwendig    🚑 Rettungsdienst rufen

| Symptome und Beschwerden | Behandlungsmöglichkeiten | |
|---|---|---|
| | Verdacht auf | Behandlung |
| **Schmerzen beim Geschlechtsverkehr nach Geburt eines Kindes** | • schmerzende Dammnaht<br>• seelische Probleme | 👁 Arztbesuch sinnvoll<br>• offenes Ansprechen der Problematik |
| **Schmerzen beim Geschlechtsverkehr** | • Partnerprobleme<br>• seelische Probleme<br>• Scheideninfektion<br>• Eileiterentzündung (→ S. 239)<br>• Endometriose (→ S. 241) | • Eingestehen der Probleme und Ursachenforschung<br>• Gespräch mit Arzt<br>👁 gynäkologische Untersuchung notwendig |
| **Schmerzen beim Geschlechtsverkehr**<br>• Schmerzen beim Urinieren<br>• ungewöhnlicher Ausfluss | • Harnblasenentzündung (→ S. 259)<br>• Scheideninfektion<br>• Geschlechtskrankheit (→ S. 251) | 👁 Arztbesuch notwendig<br>• Urinuntersuchung<br>• gynäkologische Untersuchung<br>• Abstrich<br>• evtl. Ultraschalluntersuchung (→ S. 327) |

# Sex, schmerzhafter bei Männern

**Fragen an den Arzt:** Ich bin ständig müde und beruflich gestresst. Kann dies Ursache sein? • Gibt es Therapiemöglichkeiten? • Muss ich eine ernste Krankheit vermuten?
**Das wird der Arzt fragen:** Sind Sie glücklich in Ihrer Beziehung? • Haben Sie anderweitig Stress? • Haben Sie Veränderungen an Ihrem Penis bemerkt?

| | | |
|---|---|---|
| **Schmerzen beim Eindringen des Penis** | • Phimose (→ S. 330) | 👁 Arztbesuch nötig<br>• evtl. Operation der Vorhautverengung |

| Symptome und Beschwerden | Behandlungsmöglichkeiten | |
|---|---|---|
| | Verdacht auf | Behandlung |
| **Schmerzen beim Sex und weißliche Beläge auf Eichel und Vorhaut** | • Pilzerkrankung<br>• mangelnde Hygiene<br>• Partnererkrankung | 👁 Arztbesuch notwendig zur Abklärung<br>• evtl. andere Allgemeinerkrankung |
| **Schmerzen beim Sex und kleine Bläschen auf der Eichel und der Vorhaut** | • Herpes genitalis (→ S. 261)<br>• mangelnde Hygiene<br>• Partnererkrankung | 👁 Arztbesuch notwendig zur Abklärung<br>• evtl. andere Allgemeinerkrankung |
| **Schmerzen bei der Ejakulation**<br>• ungewöhnlicher Ausfluss aus der Harnröhre<br>• Brennen und Schmerzen beim Wasserlassen | • Infektion der Harnröhre (→ S. 259)<br>• Prostataentzündung (→ S. 311)<br>• Geschlechtskrankheit (→ S. 251) | 👁 Arztbesuch notwendig zur Abklärung der Ursache |

# Sexuelle Probleme bei Frauen

**Fragen an den Arzt:** Ich bin oft müde. Kann dies Ursache für die Probleme sein? • Kann Stillen die sexuelle Lust hemmen? • Gibt es Therapieformen für beide Partner? **Das wird der Arzt fragen:** Sind Sie privat oder beruflich im Stress? • Wie geht es Ihnen in Ihrer Beziehung? • Haben Sie Angst, sich zu verlieren oder die Kontrolle einzubüßen? • Nehmen Sie regelmäßig Medikamente?

| | | |
|---|---|---|
| **Sexuelle Probleme nach der Einnahme von Medikamenten** | • Nebenwirkung von Mitteln gegen Psychosen (Neuroleptika → S. 301) | 👁 Arztbesuch sinnvoll<br>• evtl. Änderungen der medikamentösen Behandlung erwägen |

👁 Arztbesuch notwendig    🚑 Rettungsdienst rufen

| Symptome und Beschwerden | Behandlungsmöglichkeiten | |
|---|---|---|
| | Verdacht auf | Behandlung |
| **Geringes sexuelles Verlangen oder sexuelle Unlust** | • normale Reaktion auf Erschöpfung und Überforderung | • Erkennen des Zusammenhangs zwischen der zu hohen Belastung und nachlassendem sexuellen Verlangen<br>• Suche nach der Ursache und Veränderung der Lebenssituation<br>• sprechen Sie mit Ihrem Arzt oder Therapeuten |
| **Fehlendes sexuelles Verlangen über längere Zeit, obwohl Sie die Liebe früher immer genießen konnten** | • unbewusste Ablehnung des Partners<br>• Müdigkeit durch Überforderung<br>• Probleme mit dem Partner<br>• Langeweile in der sexuellen Beziehung<br>• anderweitige seelische Probleme | • versuchen Sie die Ursachen zu ergründen<br>• wagen Sie, die Probleme anzusprechen<br>• wenden Sie sich an Ihren Arzt oder Therapeuten |
| **Scheidenkrämpfe und Schmerzen beim Eindringen des Penis in die Scheide** | • seelische Probleme<br>• Ängste<br>• Ablehnung des Partners<br>• wenig einfühlsamer Partner<br>• sexualfeindliche Erziehung | • versuchen Sie, mit Ihrem Partner über dieses Problem zu sprechen<br>• versuchen Sie, sich selbst zu ergründen<br>• sprechen Sie offen mit Ihrem Arzt oder Therapeuten |

| Symptome und Beschwerden | Behandlungsmöglichkeiten | |
|---|---|---|
| | Verdacht auf | Behandlung |
| **Fehlendes sexuelles Verlangen bei schweren oder chronischen Krankheiten** | • normale Reaktion<br>• Begleiterscheinung der chronischen Erkrankung | 👁 Arztbesuch sinnvoll<br>• sprechen Sie offen und ehrlich die Probleme an, beziehen Sie Ihren Partner zu deren Lösung mit ein |
| **Fehlendes sexuelles Verlangen oder Orgasmusschwierigkeiten nach der Geburt eines Kindes** | • normale Reaktion<br>• Überforderung durch das Kind<br>• schmerzende Dammnaht | In der ersten Zeit nach der Geburt normale Reaktion<br>• falls die Probleme über längere Zeit anhalten, sollten Sie mit Ihrem Partner, Arzt und Therapeuten darüber sprechen |
| **Probleme, weil Sie noch nie einen Orgasmus hatten oder nur selten zum Höhepunkt kommen** | • sexualfeindliche Erziehung<br>• seelische Probleme<br>• Ängste, sich zu verlieren<br>• unbewusste Ablehnung des Partners<br>• wenig einfühlsamer Partner<br>• „genormte" Vorstellung darüber, wie Frauen zum Höhepunkt kommen<br>• unausgelebte bzw. uneingestandene sexuelle Neigungen | • gestehen Sie sich Ihre Probleme ein und versuchen Sie offen mit Ihrem Partner zu reden<br>• konsultieren Sie den Arzt oder Therapeuten Ihres Vertrauens |

Sexuelle Probleme bei Frauen

👁 Arztbesuch notwendig     🚑 Rettungsdienst rufen

# Sexuelle Probleme bei Männern

**Fragen an den Arzt:** Ich arbeite sehr viel. Kann diese Überlastung Ursache sein? • Kann eine Erkrankung des Nervensystems dahinter stecken? • Gibt es alternative Therapiemöglichkeiten? **Das wird der Arzt fragen:** Nehmen Sie Medikamente, Hormone oder Alkohol in größeren Mengen? • Führen Sie eine glückliche Beziehung oder stehen Sie unter Erfolgsdruck? • Trinken Sie regelmäßig Alkohol oder rauchen Sie?

| Symptome und Beschwerden | Verdacht auf | Behandlung |
|---|---|---|
| **Potenzprobleme bei Peniserkrankungen**<br>• schmerzhafter Sex | | → Symptome „Sex, schmerzhafter", „Peniserkrankungen" |
| **Potenzprobleme oder Lustlosigkeit**<br>• nach Überlastung, Übermüdung<br>• bei oder nach Erkrankungen | • normale Reaktionen des Körpers | Meist vorübergehendes Problem<br>• Erkennen des Zusammenhangs zwischen körperlicher und seelischer Belastung oder Erkrankung und Potenzproblemen<br>• evtl. Gespräch mit Arzt oder Therapeuten |
| **Potenzprobleme durch verlangsamte oder zu schnelle Erregung, Erektion und Ejakulation** | • bei jungen Männern meistens Aufregung<br>• seelische Probleme<br>• normale Alterserscheinung<br>• Überforderung durch Erschöpfung | Beim gelegentlichen Auftreten harmloses, zeitlich begrenztes Problem<br>• beim häufigen oder dauerhaften Auftreten ist ein Gespräch mit einem Arzt oder Therapeuten sinnvoll |

Sexuelle Probleme bei Männern

| Symptome und Beschwerden | Behandlungsmöglichkeiten | |
|---|---|---|
| | Verdacht auf | Behandlung |
| **Anhaltende Potenzprobleme oder Lustlosigkeit bei seelischen Belastungen** | • Reaktion der Seele und des Körpers auf Belastungen | Wichtig ist das Erkennen des Zusammenhangs zwischen seelischer Belastung und körperlichen Auswirkungen<br>• Erörterung der Problematik mit Partnerin und dem Arzt Ihres Vertrauens |
| **Anhaltende Potenzprobleme bei verschiedenen schwereren Erkrankungen** | • Begleiterscheinung der Erkrankung (z. B. Nervenleitungsstörungen durch Verletzungen oder Operationen, Durchblutungsstörungen der Genitalien usw.) | 👁 Arztbesuch notwendig zur weiteren Abklärung und Behandlung |
| **Sexuelle Probleme und/oder Potenzprobleme nach der Einnahme von Medikamenten** | Nebenwirkung von<br>• Betablockern<br>• blutdrucksenkenden Mitteln<br>• Mitteln zur Beruhigung<br>• Mitteln gegen Magen-Darm-Beschwerden<br>• Diuretika (→ S. 237)<br>• Mitteln gegen Psychosen<br>• Mitteln, die männliche Sexualhormone enthalten | Wenn Sie diese Medikamente einnehmen, nochmals die Packungsbeilage lesen und mit Ihrem Arzt über Dosisänderung oder Umsetzung der Medikamente reden |

👁 Arztbesuch notwendig 🚑 Rettungsdienst rufen

| Symptome und Beschwerden | Behandlungsmöglichkeiten | |
|---|---|---|
| | Verdacht auf | Behandlung |
| **Potenzprobleme, wenn Sie** <br> • viel Alkohol trinken <br> • viel rauchen oder <br> • Drogen einnehmen | • Alkoholmissbrauch <br> • Nikotinmissbrauch <br> • Drogenmissbrauch | Erkennen und Eingestehen der Suchtproblematik <br> • dringendes Gespräch mit Ihrem Arzt |
| **Potenzprobleme und Schwierigkeiten beim Urinieren im Alter** | • Prostataerkrankungen (→ S. 311) | ☞ Arztbesuch nötig zur weiteren Abklärung |

# Stuhl, verändertes Aussehen und Geruch

**Fragen an den Arzt:** Weisen Verdauungsprobleme immer auf ernste Erkrankungen hin? • Ist Stuhlgeruch und -färbung auch abhängig von vorangegangenen Mahlzeiten? • Welche Färbung ist besorgniserregend? **Das wird der Arzt fragen:** Haben Sie genügend Bewegung? • Wie ernähren Sie sich? • Haben Sie Blut oder Schleim im Stuhl? • Empfinden Sie zusätzlich Schmerzen im Bauch?

| | | |
|---|---|---|
| **Würmer im Stuhl** | • Wurmbefall | ☞ Arztbesuch notwendig <br> • medikamentöse Therapie mit gutem Erfolg möglich |
| **Hellrotes Blut auf dem Stuhl und Schmerzen beim Stuhlgang** | • Hämorrhoiden (→ S. 259) <br> • Analfissur (→ S. 217) <br> • Hinweis auf Analkarzinom | ☞ Arztbesuch notwendig <br> • körperliche Untersuchung <br> • Austastung des Darmes <br> • evtl. Endoskopie (→ S. 241) und Blutuntersuchungen |

| Symptome und Beschwerden | Behandlungsmöglichkeiten | |
|---|---|---|
| | **Verdacht auf** | **Behandlung** |
| **Breiiger und/oder stinkender Stuhl** | • Verdauungsprobleme | • Versuch der Ernährungsumstellung<br>👁 Arztbesuch sinnvoll<br>• körperliche Untersuchung<br>• evtl. Ultraschall (→ S. 327) des Bauchraumes und Endoskopie (→ S. 241) von Magen und Darm<br>• Stuhluntersuchung |
| **Zu flüssiger oder zu harter Stuhl** | • zu ballaststoffarme Ernährung<br>• zu ballaststoffreiche Ernährung<br>• Ernährungsumstellung<br>• Begleiterscheinung verschiedener Erkrankungen | • Versuch der Ernährungsumstellung<br>👁 Arztbesuch sinnvoll<br>• körperliche Untersuchung<br>• evtl. Ultraschall (→ S. 327) des Bauchraumes und Endoskopie (→ S. 241) von Magen und Darm<br>• Stuhluntersuchung |
| **Schwarzer Stuhl nach der Einnahme von Medikamenten** | • Nebenwirkung von eisenhaltigen Mitteln<br>• Anzeichen von Magen- oder Darmblutungen als Nebenwirkung von Schmerz- und Rheumamitteln | • bei eisenhaltigen Präparaten harmlos<br>👁 bei Schmerz- und Rheumamitteln dringend Arztbesuch erforderlich<br>• evtl. lebensbedrohliche Erkrankung durch Magen-Darm-Blutung |

Stuhl, verändertes Aussehen und Geruch

👁 Arztbesuch notwendig　　🚑 Rettungsdienst rufen

| Symptome und Beschwerden | Behandlungsmöglichkeiten | |
|---|---|---|
| | Verdacht auf | Behandlung |
| **Blut und Schleim im Stuhl mit Durchfall und Bauchkrämpfen** | • schwere Darminfektion <br> • Colitis ulcerosa (→ S. 232) <br> • Morbus Crohn (→ S. 297) | ☞ Arztbesuch dringend notwendig <br> • körperliche Untersuchung <br> • Blutuntersuchungen <br> • Endoskopie (→ S. 241) des Darmes <br> • Ultraschalluntersuchung (→ S. 327) des Bauchraumes <br> • Stuhluntersuchung |
| **Blut im Stuhl und Wechsel zwischen Durchfall und Verstopfung** | • Darmkrebs (→ S. 253) | ☞ Arztbesuch dringend notwendig <br> • körperliche Untersuchung <br> • Blutuntersuchungen <br> • Endoskopie (→ S. 241) des Darmes <br> • Ultraschalluntersuchung (→ S. 327) des Bauchraumes <br> • Stuhluntersuchung |
| **Schwarzer, teerartiger Stuhl** | • Magengeschwür (→ S. 290) <br> • Blutung aus Zwölffingerdarmgeschwür (→ S. 335) <br> • Magenkrebs (→ S. 290) | ☞ Arztbesuch dringend notwendig <br> • evtl. lebensbedrohliche Erkrankung durch Blutverlust <br> • evtl. Notarzt und Rettungsdienst über Rettungsleitstelle alarmieren |

Stuhl, verändertes Ausssehen und Geruch

| Symptome und Beschwerden | Behandlungsmöglichkeiten | |
|---|---|---|
| | Verdacht auf | Behandlung |
| **Hellgelber Stuhl, gelbe Haut, gelbe Augen und dunkler Urin** | • Gelbsucht (→ S. 251) | 👁 dringender Arztbesuch notwendig<br>• evtl. Krankenhausbehandlung |

# Taubheitsgefühl

**Fragen an den Arzt:** Mir ist immer wieder auch schwindelig. Sind das gefährliche Anzeichen? • Sind Taubheitsgefühle immer besorgniserregend? • Können Taubheitsgefühle zu Lähmungen führen?
**Das wird der Arzt fragen:** Haben Sie Rücken- oder Kopfschmerzen? • Hatten Sie einen Unfall? • Trinken Sie regelmäßig Alkohol?

| Symptome und Beschwerden | Verdacht auf | Behandlung |
|---|---|---|
| **Ein- oder beidseitiges Taubheitsgefühl in den Armen verbunden mit Schmerzen, die von der Schulter in den Arm ausstrahlen** | • Halswirbelsäulenerkrankungen | 👁 Arztbesuch notwendig<br>• evtl. Röntgenaufnahmen der Halswirbelsäule<br>• neurologische Untersuchung |
| **Einseitiges Taubheitsgefühl meist in den Beinen oder im Arm**<br>• teilweise mit Lähmungserscheinungen und Rückenschmerzen, die bis ins Bein ausstrahlen können | • Bandscheibenschaden der Hals- oder Lendenwirbelsäule | 👁 Arztbesuch notwendig<br>• neurologische Abklärung<br>• evtl. Röntgen der Hals- oder Lendenwirbelsäule<br>• evtl. Computertomografie (→ S. 232) oder Kernspintomografie (→ S. 277) |

Taubheitsgefühl

👁 Arztbesuch notwendig  🔧 Rettungsdienst rufen

| Symptome und Beschwerden | Behandlungsmöglichkeiten | |
|---|---|---|
| | Verdacht auf | Behandlung |
| **Taubheitsgefühl nach dem Aufwachen oder nachts in Armen oder Beinen** | • Druckschädigung eines Nervs | Nach Lageänderung von Armen oder Beinen tritt meist eine rasche Normalisierung des Zustandes ein |
| **Einseitiges Taubheitsgefühl im Daumen, Zeige- und Mittelfinger** • Schmerzen (vor allem in der Nacht) im gesamten Arm | • Karpaltunnelsyndrom (→ S. 277) | 👁 Arztbesuch notwendig • neurologische Abklärung • evtl. kleiner operativer Eingriff zur Entlastung des Nervs |
| **Gefühlsstörungen und Taubheitsgefühl in den Beinen mit meist symmetrisch strumpfförmigen Schmerzen** | Polyneuropathie (→ S. 310) bei • Diabetes (→ S. 236) • Alkoholismus (→ S. 215) • Einfluss von Schadstoffen und Giften • Nervenerkrankungen | 👁 Arztbesuch notwendig • neurologische Abklärung der Ursache |
| **Taubheitsgefühl und Kribbeln in den Händen und um den Mund bei rascher Atmung** • Angstgefühl • Krämpfe in den Händen (Pfötchenstellung) | • Hyperventilationstetanie (→ S. 268) | • Rückatmung in, vor Mund und Nase gehaltene Plastikbeutel, Beruhigung • falls keine Besserung eintritt evtl. Notarzt oder Rettungsdienst über Rettungsleitstelle alarmieren |

| Symptome und Beschwerden | Behandlungsmöglichkeiten | |
| --- | --- | --- |
| | **Verdacht auf** | **Behandlung** |
| **Taubheitsgefühl einer Körperseite**<br>• evtl. Lähmung des Armes und/oder Beins<br>• Sehstörungen<br>• Verwirrtheitszustand und Sprachstörung | • Schlaganfall (→ S. 324)<br>• Hirntumor (→ S. 264) | Schwere Erkrankung<br>🚑 Notarzt und Rettungsdienst über Rettungsleitstelle alarmieren |

# Übelkeit

**Fragen an den Arzt:** Was kann ich selbst dagegen tun? • Wann und was sollte man als Schonkost essen? • Können Angstgefühle Übelkeit auslösen?
**Das wird der Arzt fragen:** Leiden Sie an privatem oder beruflichen Stress? • Nennen Sie mir Ihre Essgewohnheiten! • Nehmen Sie regelmäßig Medikamente? • Wann tritt die Übelkeit auf? • Kommt es zu Erbrechen, Durchfall?

| | | |
| --- | --- | --- |
| **Übelkeit im Zusammenhang mit Angst, Stress oder anderen seelischen Belastungen** | • typische Begleitsymptomatik | Erkennen der Zusammenhänge zwischen seelischen Problemen und körperlichen Symptomen<br>• evtl. Arztbesuch<br>• medikamentöse Therapie möglich |
| **Übelkeit nach der Einnahme von Medikamenten** | • Nebenwirkung von zahlreichen Arzneimitteln | Häufige Nebenwirkung durch Arzneimittel<br>• Erörterung mit Ihrem Arzt<br>• evtl. Medikamentenwechsel oder Dosisreduzierung |

👁 Arztbesuch notwendig   🚑 Rettungsdienst rufen

| Symptome und Beschwerden | Behandlungsmöglichkeiten | |
|---|---|---|
| | Verdacht auf | Behandlung |
| **Übelkeit nach dem Essen**<br>• Erbrechen<br>• Magenschmerzen | • zu fettes oder reichhaltiges Essen<br>• verdorbene Lebensmittel | Meist nur kurzfristig anhaltend, evtl. ein bis drei Tage<br>• Einhalten von Diät<br>• naturheilkundliche Mittel<br>👁 falls nach drei Tagen keine Besserung eintritt, Arztbesuch notwendig |
| **Übelkeit und brennende, krampfartige Schmerzen im Oberbauch**<br>• Sodbrennen und Aufstoßen<br>• Völlegefühl | • Magenschleimhautentzündung (→ S. 248) | • Meiden von Kaffee, Wein, Süßigkeiten, kohlensäurehaltigen Getränken<br>• Einhalten einer Magenschondiät<br>👁 falls keine Besserung Arztbesuch notwendig<br>• evtl. Magenspiegelung (→ S. 249) |
| **Übelkeit** | • Begleiterkrankung vieler Erkrankungen | Tritt bei einer Vielzahl von Erkrankungen auf, auch als Frühsymptom<br>• abwartende Haltung über einige Tage ist gerechtfertigt<br>👁 falls keine Besserung Arztbesuch notwendig |

Übelkeit

# Unterleibsschmerzen bei Frauen

**Fragen an den Arzt:** Hat Wärme oder Kälte eine erleichternde Wirkung? • Muss ich mit einer ernsten Krankheit rechnen? • Bei welcher Schmerzintensität muss ich mir Sorgen machen? **Das wird der Arzt fragen:** Haben Sie ein- oder beidseitig Schmerzen im Unterleib? • Haben Sie zusätzlich Ausfluss oder unregelmäßige Blutungen? • Haben Sie die Schmerzen während der Regel?

| | | |
| --- | --- | --- |
| **Leichte, ziehende Schmerzen im Unterleib in der Gegend der Eierstöcke zum Zeitpunkt des Eisprungs oder vor oder während der Regel** | • normale Reaktion | • Wärme, Entspannung, naturheilkundliche Behandlung meist ausreichend<br>• evtl. Arztbesuch und medikamentöse Behandlung |
| **Unterleibschmerzen mit**<br>• Schmerzen beim Wasserlassen<br>• häufiges Wasserlassen | • Infektion der Harnblase oder -wege (→ S. 259)<br>• Geschlechtskrankheiten (→ S. 251) | ☞ Arztbesuch notwendig<br>• Untersuchung<br>• gynäkologische Untersuchung mit Abstrich<br>• Urinuntersuchung<br>• evtl. Ultraschall (→ S. 327) des Bauchraumes |
| **Starke Unterleibschmerzen und Blutungen nach Ausbleiben der erwarteten Regel und möglicher Schwangerschaft** | • Eileiterschwangerschaft (→ S. 239) | ☞ Arztbesuch dringend nötig<br>• evtl. Rettungsdienst über Rettungsleitstelle alarmieren |

Unterleibsschmerzen bei Frauen

| Symptome und Beschwerden | Behandlungsmöglichkeiten | |
|---|---|---|
| | Verdacht auf | Behandlung |
| **Unterleibschmerzen mit**<br>• ungewöhnlichem Ausfluss<br>• Schmerzen beim Geschlechtsverkehr<br>• Fieber | • Eileiterentzündung (→ S. 239)<br>• Gebärmutterentzündung<br>• Geschlechtskrankheiten (→ S. 251)<br>• Endometriose (→ S. 241) | 👁 Arztbesuch dringend notwendig<br>• gynäkologische Untersuchung<br>• Abstriche<br>• Ultraschalluntersuchung (→ S. 327) des Bauchraumes<br>• evtl. Krankenhausbehandlung |
| **Starke Unterleibsschmerzen und Blutungen in der Schwangerschaft** | • drohende Fehl- oder Frühgeburt | 👁 Arztbesuch dringend notwendig<br>• evtl. Rettungsdienst über Rettungsleitstelle alarmieren |

# Urin, verändertes Aussehen

**Fragen an den Arzt:** Verändert sich die Farbe des Urins je nach Ernährung? • Ist Blut im Urin immer ein Alarmzeichen? • Was kann ich selbst gegen das Brennen tun?
**Das wird der Arzt fragen:** Trinken Sie genug? • Haben Sie Schmerzen beim Urinieren? • Ist dem Urin Blut beigemengt? • Spüren Sie zudem noch Schmerzen im Unterleib?

| | | |
|---|---|---|
| **Dunkler Urin**<br>• nachdem Sie stark geschwitzt haben oder lange nichts getrunken haben<br>• bei Durchfällen<br>• bei Fieber | • hoch konzentrierter Harn durch Flüssigkeitsmangel | Ausreichende Flüssigkeitszufuhr notwendig |

| Symptome und Beschwerden | Behandlungsmöglichkeiten | |
|---|---|---|
| | Verdacht auf | Behandlung |
| **Rot oder bräunlich ge-färbter Harn, trübes Aussehen und übel riechend**<br>• evtl. mit Schmerzen beim Urinieren | • Harnblasenentzün-dung (→ S. 259)<br>• Nierenbeckenentzün-dung (→ S. 301)<br>• Nierenverletzung<br>• Nierenkrebs<br>• Blasenkrebs | 👁 Arztbesuch dringend notwendig zur weiteren Abklärung<br>• körperliche Untersu-chung<br>• Urinuntersuchung<br>• Blutuntersuchungen<br>• Ultraschall (→ S. 327) des Bauchraumes<br>• evtl. Blasenspiegelung und Nierenröntgen so-wie Computertomo-grafie (→ S. 232) |
| **Klarer, dunkelbrauner Urin, heller Stuhl**<br>• gelbe Augen und Haut | • Gelbsucht (→ S. 251) | 👁 Arztbesuch dringend notwendig zur Abklä-rung der Ursache<br>• evtl. Krankenhaus-behandlung |

# Urinieren, Probleme beim

**Fragen an den Arzt:** Kann es sein, dass Urin verschieden gefärbt ist? • Ich häufiges Wasserlassen bei Nacht in Ordnung? • Ist Brennen beim Urinieren immer Zeichen einer ernsteren Erkrankung?
**Das wird der Arzt fragen:** Seid wann haben Sie die Probleme beim Wasserlassen? • Haben Sie gleichzeitig Schmerzen, Ausfluss oder andere Erkrankungen?

| | | |
|---|---|---|
| **Häufiges Urinieren nach Tee-, Kaffee- oder Alkoholkonsum** | • harntreibende Wirkung der Getränke | Harmlos, auf ausrei-chende Flüssigkeits-zufuhr (Wasser, Säfte etc.) achten |

👁 Arztbesuch notwendig    🚑 Rettungsdienst rufen

| Symptome und Beschwerden | Behandlungsmöglichkeiten | |
|---|---|---|
| | Verdacht auf | Behandlung |
| **Häufiges Urinieren nach der Einnahme von Medikamenten** | • erwünschte Wirkung von entwässernden Mitteln (Diuretika → S. 237) und blutdrucksenkenden Mitteln | Sprechen Sie mit Ihrem Arzt über den nötigen Flüssigkeitsersatz und sonstige Maßnahmen, um eine zu starke Austrocknung des Körpers zu vermeiden |
| **Unkontrolliertes Urinieren bei Kindern, die vorher bereits einmal „trocken" waren und älter als vier Jahre sind** | • seelische Ursachen<br>• Folge eines Harnwegsinfektes (→ S. 259) | ☞ Arztbesuch notwendig zur Abklärung der Ursache und Einleitung weiterer Maßnahmen |
| **Unkontrollierter Harnabgang beim Husten, Pressen, Niesen, Heben und anderen körperlichen Anstrengungen** | • Schwäche des Blasen-Schließmuskels<br>• Stressinkontinenz (→ S. 272) | ☞ Arztbesuch notwendig<br>• urologische Untersuchung zur weiteren Abklärung der Ursache |
| **Ständiger Harndrang, wobei jedoch immer nur kleine Urinmengen ausgeschieden werden**<br>• Brennen beim Urinieren<br>• blutiger, stark riechender Harn | • Blasenkatarrh<br>• Harnblasenentzündung (→ S. 259)<br>• Prostataentzündung (→ S. 311) | ☞ Arztbesuch notwendig<br>• medikamentöse Therapie nach entsprechender Diagnostik |

| Symptome und Beschwerden | Behandlungsmöglichkeiten | |
|---|---|---|
| | Verdacht auf | Behandlung |
| **Schmerzen beim Urinieren**<br>• häufiges Urinieren<br>• Rückenschmerzen in der Nierengegend<br>• Fieber | • Nierenbeckenentzündung (→ S. 301) | ☞ Arztbesuch dringend nötig zur Abklärung medikamentöser Therapie |
| **Bei Frauen: Schmerzen beim Urinieren**<br>• Ausfluss aus der Scheide<br>• Scheidenjucken | • Scheidenentzündung<br>• Geschlechtskrankheit (→ S. 251) | ☞ Arztbesuch nötig<br>• gynäkologische Untersuchung<br>• Abstrich<br>• Urinuntersuchung<br>• evtl. Ultraschalluntersuchung (→ S. 327) |
| **Bei Männern: Schmerzen beim Urinieren und Ausfluss aus dem Penis** | • Entzündung der Harnröhre (→ S. 259)<br>• Geschlechtskrankheit (→ S. 251) | ☞ Arztbesuch notwendig zur weiteren Abklärung<br>• Abstrich- und Urinuntersuchung |
| **Bei Männern: häufiger Harndrang**<br>• immer geringer werdende Harnmenge<br>• dünner Harnstrahl<br>• Nachträufeln | • Prostatavergrößerung (→ S. 311)<br>• Prostatakrebs (→ S. 311) | ☞ Arztbesuch nötig<br>• körperliche Untersuchung<br>• Austastung des Enddarmes und der Prostata<br>• Ultraschalluntersuchung (→ S. 327)<br>• evtl. Blutuntersuchungen<br>• evtl. Krankenhausbehandlung notwendig |

Urinieren, Probleme beim

☞ Arztbesuch notwendig    🚑 Rettungsdienst rufen

| Symptome und Beschwerden | Behandlungsmöglichkeiten | |
|---|---|---|
| | Verdacht auf | Behandlung |
| **Häufiges Urinieren**<br>• starker Durst<br>• Gewichtsverlust | • Diabetes (→ S. 236) | 👁 Arztbesuch notwendig<br>• Blutuntersuchungen<br>• Ernährungsumstellung<br>• evtl. medikamentöse Therapie<br>• Gewichtsreduktion |
| **Häufiges Urinieren in der Nacht**<br>• Atemnot in der Nacht (Probleme, flach zu schlafen)<br>• Kurzatmigkeit bei körperlichen Belastungen<br>• geschwollene Beine | • Herzschwäche (Herzinsuffizienz → S. 252) | 👁 Arztbesuch dringend notwendig zur Abklärung<br>• Untersuchung<br>• Blutuntersuchung<br>• Ultraschall (→ S. 327) des Herzens<br>• EKG (→ S. 240)<br>• evtl. Röntgenuntersuchungen von Herz und Lunge<br>• evtl. Krankenhaus |

# Vergesslichkeit und Konzentrationsstörungen

**Fragen an den Arzt:** Kann ich mein Gedächtnis trainieren? • Gibt es auch in jungen Jahren schon Gedächtnisverluste? • Kann eventuell eine schlimmere Erkrankung dahinter stecken? **Das wird der Arzt fragen:** Seid wann haben Sie diese Störungen? • Hatten Sie in letzter Zeit viel Stress oder Sorgen? • Haben Sie häufig Kopfschmerzen? • Nehmen Sie Medikamente?

| | | |
|---|---|---|
| **Vergesslichkeit und/ oder Konzentrations- störungen nach zu wenig Schlaf** | • Erschöpfung | In der nächsten Nacht ausgiebig schlafen |

| Symptome und Beschwerden | Behandlungsmöglichkeiten | |
|---|---|---|
| | **Verdacht auf** | **Behandlung** |
| **Vergesslichkeit und/ oder Konzentrations- störungen, wenn Sie viele Aufgaben und Sorgen haben** | • normale Reaktion | • Ausgleich durch Sport, Hobbys, Entspan- nungsübungen<br>• sprechen Sie evtl. mit Ihrem Arzt oder Thera- peuten |
| **Vergesslichkeit und/ oder Konzentrations- störungen bei Dingen, die Sie lieber nicht tun möchten** | • natürlicher Schutzme- chanismus | Wichtig ist die Bewusst- werdung der Zusammen- hänge zwischen unbe- wusster Ablehnung und Konzentrationsstörun- gen oder Vergesslichkeit<br>• sprechen Sie mit Ihrem Arzt oder Therapeuten |
| **Vergesslichkeit und/ oder Konzentrations- störungen bei starken Emotionen**<br>• z. B. Verliebtsein, Trauer oder großes En- gagement für ein be- stimmtes Anliegen | • normale Reaktion | Keine weitere Behand- lung notwendig; Verhal- ten weiter beobachten |
| **Vergesslichkeit, die im Alter zunimmt** | • Altersvergesslichkeit bei Arteriosklerose (→ S. 220) | 👁 Arztbesuch sinnvoll<br>• evtl. neurologische Un- tersuchungen und Tests<br>• medikamentöse The- rapie zumeist nicht sinnvoll |

Vergesslichkeit und Konzentrationsstörungen

👁 Arztbesuch notwendig      🚑 Rettungsdienst rufen

| Symptome und Beschwerden | Behandlungsmöglichkeiten | |
|---|---|---|
| | Verdacht auf | Behandlung |
| **Vergesslichkeit und/ oder Konzentrations- störungen nach Alko- hol- und Drogenkon- sum** | • Alkohol-, Drogenmiss- brauch | Erkennen des Zusam- menhangs zwischen Suchtmittelmissbrauch und körperlichen und geistigen Verände- rungen<br>• sprechen Sie mit Ih- rem Arzt oder Thera- peuten |
| **Gedächtnislücken oder Konzentrationsstörun- gen nach schweren Er- krankungen, Unfällen, Operationen** | • normale Reaktion | Meist nach Heilung der Grunderkrankung oder Störung rückläufig<br>• intensives geistiges Training sinnvoll<br>• sprechen Sie mit Ihrem Arzt oder Therapeuten |
| **Konzentrationsschwä- che nach Medikamen- teneinnahme** | Nebenwirkung von<br>• den meisten Schlaf- und Beruhigungsmit- teln<br>• muskellockernden Mit- teln mit den Wirkstof- fen Memantin, Orphe- nadrin<br>• Mitteln gegen Epilep- sie mit den Wirkstoffen Carbamazepin, Clona- zepam<br>• Mitteln gegen Psycho- sen (Neuroleptika → S. 301) | Erkennen der Zusam- menhänge zwischen Medikamenteneinnahme und geistiger Leistungs- fähigkeit<br>• lesen Sie genau die Packungsbeilage Ihrer Medikamente und sprechen Sie mit Ihrem Arzt |

Vergesslichkeit und Konzentrationsstörungen

| Symptome und Beschwerden | Behandlungsmöglichkeiten | |
|---|---|---|
| | Verdacht auf | Behandlung |
| **Vergesslichkeit und/ oder Konzentrations- störungen im Alter** • Erinnerungslücken • Verwirrtheit • Sprachstörungen | • Durchblutungsstörun- gen des Gehirns • Alzheimer-Krankheit (→ S. 216) • seelische Probleme | ☜ dringender Arztbe- such notwendig • neurologische/psychi- atrische Untersuchung • evtl. Computertomo- grafie (→ S. 232) des Gehirns |
| **Vergesslichkeit und Konzentrationsstörun- gen mit Erinnerungs- lücken nach einer Kopfverletzung** | • neurologische Ausfälle durch Kopfverletzung | Je nach Schweregrad der Verletzung inten- sives Training der geisti- gen Leistungsfähigkeit notwendig z. B. durch • Ergotherapie • Beschäftigungs- therapie • sonstige rehabilitative Maßnahmen |

# Verhaltens- und Gefühlsänderungen

**Fragen an den Arzt:** Kann ich selbst etwas gegen einen „Tic" tun? • Gibt es zwang- haftes Verhalten auch zeitweise? • Ich bin häufig nervös. Ist das schon krankhaft? **Das wird der Arzt fragen:** Leiden Sie selbst unter den Problemen? • Wie geht Ihre Umwelt damit um? • Seit wann haben Sie diese Veränderungen bemerkt? • Nehmen Sie Drogen, Medikamente oder Alkohol zu sich?

| | | |
|---|---|---|
| **Zwanghaftes Verhalten in bestimmten Lebens- bereichen** • z. B. Putz- und Wasch- zwang, Sammelzwang | • Zwangserkrankung | ☜ Arztbesuch notwendig • sprechen Sie mit Ihrem Arzt oder Therapeuten über Ihre Zwangs- handlungen |

☜ Arztbesuch notwendig   🚑 Rettungsdienst rufen

| Symptome und Beschwerden | Behandlungsmöglichkeiten | |
|---|---|---|
| | Verdacht auf | Behandlung |
| **Verhaltens- und Ge-fühlsänderungen bei Alkohol- und Drogen-missbrauch, Medika-mentenmissbrauch** | • Folge von Alkohol-missbrauch, Drogen-missbrauch, Medika-mentenmissbrauch | Erkennen des Zusam-menhangs zwischen Al-kohol-, Drogen- und Medikamentenmiss-brauch und körperlichen und geistigen Verände-rungen<br>☞ dringender Arztbe-such notwendig zur Ab-klärung weiterer Thera-piemöglichkeiten |
| **Auftreten von unbe-herrschbaren Körper-bewegungen**<br>• z. B. Augenzucken, Kopfwackeln, Grimas-senschneiden | • Tics (→ S. 324)<br>• Hirntumor (→ S. 264) | ☞ Arztbesuch not-wendig<br>• neurologische Unter-suchung<br>• evtl. Computertomo-grafie (→ S. 232)<br>• evtl. Kernspintomo-grafie (→ S. 277) des Kopfes<br>• Elektroencephalografie (→ S. 240) |
| **Angstgefühle, die sich auf bestimmte Dinge, Orte oder Situationen beziehen** | • Phobien, Angststörung | ☞ Arztbesuch not-wendig zur weiteren Ab-klärung<br>• neurologische und psychiatrische Unter-suchung<br>• Verhaltenstherapie<br>• evtl. medikamentöse Therapie |

Verhaltens- und Gefühlsänderungen

| Symptome und Beschwerden | Behandlungsmöglichkeiten | |
|---|---|---|
| | Verdacht auf | Behandlung |
| **Zunehmendes starkes Verlangen nach** <br> • Alkohol <br> • Drogen <br> • Medikamenten | • Abhängigkeit, Sucht | Gestehen Sie sich diese Entwicklung ein <br> • sprechen Sie mit Freunden und Verwandten darüber und konsultieren Sie Ihren Arzt oder Therapeuten |
| **Gefühlsveränderung mit** <br> • Trauer, Schwermut <br> • Leere, Sinnlosigkeit <br> • Rückzug in sich selbst <br> • Schlaflosigkeit <br> • Appetitlosigkeit | • Depression (→ S. 235) | ☞ Arztbesuch dringend notwendig <br> • neurologische/psychiatrische Untersuchung <br> • evtl. Computertomografie (→ S. 232) <br> • medikamentöse Therapie und Psychotherapie sinnvoll |
| **Veränderte Wahrnehmung** <br> • Hören von Stimmen <br> • Verfolgungsgedanken | • Schizophrenie (→ S. 318) | ☞ Arztbesuch dringend notwendig <br> • neurologische/psychiatrische Untersuchung <br> • Medikamente <br> • evtl. Krankenhaus |
| **Euphorische Stimmung, die sich mit Phasen von Depressionen abwechselt** | • Manisch-depressive Erkrankung (→ S. 292) | ☞ Arztbesuch dringend notwendig <br> • neurologische/psychiatrische Untersuchung <br> • Medikamente <br> • evtl. Krankenhaus |

Verhaltens- und Gefühlsänderungen

☞ Arztbesuch notwendig　　🚑 Rettungsdienst rufen

| Symptome und Beschwerden | Behandlungsmöglichkeiten | |
|---|---|---|
| | Verdacht auf | Behandlung |

# Verstopfung

**Fragen an den Arzt:** Ich sitze den ganzen Tag. Kann das verantwortlich für die Probleme sein? • Muss ich mit einer ernsteren Erkrankung rechnen? • Kann eine ausgewogene Ernährung die Beschwerden lindern? **Das wird der Arzt fragen:** Beschreiben Sie mir Ihre Ernährungsgewohnheiten! • Nehmen Sie regelmäßig Medikamente? • Haben Sie Blut im Stuhl, Schmerzen im Bauch, nehmen Sie ab?

| | | |
|---|---|---|
| **Häufige Verstopfung, wenn Sie zu wenig Ballaststoffe zu sich nehmen oder sich wenig bewegen** | • Darmträgheit | • Ernährungsumstellung auf Vollwertkost<br>• reichlich Ballaststoffe wie Obst, Gemüse und Vollkornprodukte<br>• vermehrte Bewegung |
| **Häufige Verstopfung, verbunden mit der Gewohnheit, aus Zeitgründen die Stuhlentleerung zurückzuhalten und auf später zu verschieben** | • Beeinträchtigung des natürlichen Entleerungsablaufes | • auf regelmäßige Entleerung achten<br>• wenn irgend möglich, keine Benutzung von Abführmitteln<br>• evtl. Ernährungsumstellung<br>• evtl. Rücksprache mit Ihrem Arzt |
| **Verstopfung mit Schmerzen im linken Unterbauch, Blähungen** | • Divertikulitis (→ S. 237) | Arztbesuch notwendig zur Abklärung<br>• körperliche Untersuchung<br>• evtl. Ultraschall (→ S. 327) und Darmspiegelung |

| Symptome und Beschwerden | Behandlungsmöglichkeiten | |
|---|---|---|
| | Verdacht auf | Behandlung |
| **Verstopfung auf Reisen** | • Begleiterscheinung einer Umstellung | Meist Selbstregulation nach wenigen Tagen |
| **Verstopfung bei Einnahme von Medikamenten** | Nebenwirkungen von Medikamenten, vor allem von<br>• Schmerz- und krapflösenden Mitteln<br>• Mittel gegen Depressionen (→ S. 218)<br>• Mittel gegen Parkinson-Krankheit | Lesen Sie erneut die Packungsbeilage<br>• sprechen Sie mit Ihrem Arzt über Medikamentenumstellung, Änderung der Dosierung oder geeignete Gegenmaßnahmen |
| **Verstopfung trotz Abführmitteleinnahme** | • Gewöhnung an Abführmittel<br>• Darmkrebs (→ S. 233) | ◉ Arztbesuch notwendig<br>• körperliche Untersuchung<br>• evtl. Darmspiegelung |
| **Lange andauernde Verstopfung**<br>• Blut im Stuhl<br>• Gewichtsabnahme | • Darmkrebs (→ S. 233) | ◉ Arztbesuch dringend notwendig<br>• körperliche Untersuchung<br>• Ultraschalluntersuchung (→ S. 327)<br>• Blutuntersuchungen und Darmspiegelung (→ S. 232) mit Gewebeentnahme<br>• operative Behandlung |

Verstopfung

◉ Arztbesuch notwendig    🚑 Rettungsdienst rufen

| Symptome und Beschwerden | Behandlungsmöglichkeiten | |
|---|---|---|
| | Verdacht auf | Behandlung |
| **Verstopfung und abwechselnd Durchfall** • Blähungen • krampfartige Bauchschmerzen | • nervöser Darm (Colon irritabile) | ☞ Arztbesuch • Untersuchung • Blutuntersuchungen • Ultraschall (→ S. 327) • Darmspiegelung |
| **Verstopfung mit Schmerzen beim Stuhlgang und hellrotes Blut auf dem Stuhl** | • Hämorrhoiden (→ S. 259) • Verletzung am After • Analfissur (→ S. 217) | ☞ Arztbesuch • Tastuntersuchung des Enddarmes • evtl. Darmspiegelung |
| **Verstopfung mit starken Bauchschmerzen und Windverhalt** • aufgetriebener Bauch • Erbrechen | • Darmverschluss (→ S. 233) | Lebensbedrohliche Erkrankung ☞ Arztbesuch dringend notwendig • evtl. Notarzt und Rettungsdienst rufen |

# Zahnschmerzen und Zahnprobleme

**Fragen an den Arzt:** Ist die Wahl der Zahncreme bzw. Zahnbürste entscheidend?
• Sind Zahnprobleme erblich? • Was kann ich selbst für gesunde Zähne tun?
**Das wird der Arzt fragen:** Putzen Sie regelmäßig die Zähne? • Haben Sie zusätzlich Kopf- oder Halsschmerzen? • Essen Sie viele Süßigkeiten oder trinken Sie häufig süße Getränke?

| | | |
|---|---|---|
| **Überempfindliche, schmerzende Zahnhälse nach der Entfernung von Zahnstein** | • normale Reaktion auf die Behandlung | • fluoridhaltige Zahncreme • Verschluss der Zahnhalspore |

| Symptome und Beschwerden | Behandlungsmöglichkeiten | |
| --- | --- | --- |
| | Verdacht auf | Behandlung |
| **Braun verfärbte Zähne** | • Zahnstein und Beläge (Tee, Zigarettenrauch) | 👁 Zahnarztbesuch nötig<br>• professionelle Zahnreinigung<br>• Eigenhilfe: verbesserte Zahnputztechnik |
| **Zahnschmerz bei**<br>• kalten und/oder heißen Getränken<br>• süßen/sauren Speisen | • beginnende Karies (→ S. 276)<br>• frei liegende Zahnhälse | 👁 Zahnarztbesuch nötig<br>• fluoridhaltige Zahncreme verwenden<br>• Zahnröntgen |
| **Leichte Zahnschmerzen mit nächtlichem Zähneknirschen**<br>• Schmerzen im Kiefer<br>• verspannte Kaumuskulatur | • seelische Probleme<br>• zu hohe Zahnfüllungen<br>• Fehlstellung der Zähne | 👁 Zahnarztbesuch nötig<br>• Probleme ansprechen<br>• evtl. Aufbissschiene nötig |
| **Gespanntes, gerötetes, geschwollenes Zahnfleisch bei Kindern** | • Zahnfleischreizung, weil Zahn durchbricht<br>• Speisereste<br>• drückende Spange | 👁 Zahnarztbesuch nötig |
| **Stechende, bohrende oder dumpfe Zahnschmerzen beim Zubeißen**<br>• einseitig geschwollenes Gesicht | • unerkannte Karies (→ S. 276)<br>• Entzündung der Zahnwurzel oder des Kieferknochens | 👁 Zahnarztbesuch dringend nötig<br>• Zahnentzündung kann andere Organe schädigen |

Zahnschmerzen und Zahnprobleme

👁 Arztbesuch notwendig   🚑 Rettungsdienst rufen

| Symptome und Beschwerden | Behandlungsmöglichkeiten | |
|---|---|---|
| | Verdacht auf | Behandlung |
| **Blutendes, schmerzendes Zahnfleisch, besonders beim Zähneputzen**<br>• evtl. lockere Zähne | Zahnfleischentzündung (Parodontose → S. 308) durch:<br>• Zahnstein<br>• schlecht passende Füllungen und Kronen<br>• Medikamente gegen Epilepsie (→ S. 218) | 👁 Zahnarztbesuch nötig |
| **Schmerzen unter der Zahnprothese** | • schlecht sitzende Prothese<br>• Reizung durch den Kunststoff der Prothese<br>• mangelnde Mundhygiene<br>• allgemeine Gewichtsab- oder -zunahme | 👁 Zahnarztbesuch nötig<br>• Prothesenanpassung |
| **Bei Kindern: Milchzahn noch vorhanden, bleibender Zahn erscheint daneben** | • Probleme beim Zahnwechsel | Meist harmlose Übergangssituation<br>👁 Zahnarztbesuch |
| **Zahnschmerz, fehlendes Teil in der Zahnreihe** | • herausgefallene Kronen, Inlays und Brücken | Selbsthilfe:<br>• mit Zahncreme oder Vaseline Zahnteil wieder befestigen<br>• mit Kaugummi Zahndefekt abdecken<br>👁 Zahnarztbesuch nötig |

Zahnschmerzen und Zahnprobleme

| Symptome und Beschwerden | Behandlungsmöglichkeiten | |
|---|---|---|
| | Verdacht auf | Behandlung |
| **Ausgeschlagener Zahn** | • häufige Verletzung in Sport und Spiel | • Zahn nicht wegwerfen, nicht abwaschen<br>• unter der Zunge liegend transportieren<br>👁 schnellstmöglicher Zahnarztbesuch |
| **Abgefaulte, braune Zahnstummel bei Kindern** | • Karies (→ S. 276), oft durch dauerndes Flaschennuckeln mit Säften | Vorbeugung:<br>• auch der erste Zahn muss geputzt werden<br>• kein Dauernuckeln mit süßen Getränken<br>👁 Zahnarztbesuch nötig |
| **Risse und Blutungen von Wangenschleimhaut und Zahnfleisch bei Spangenträgern** | • Verletzung durch Spangen | 👁 Zahnarzt oder Kieferorthopäden aufsuchen<br>• Spange verbiegen<br>• mit Wachs bekleben |

# Zittern und Zucken

**Fragen an den Arzt:** Was kann ich bei akutem Zittern tun? • Hilft Entspannung und Ruhe? • Kann eine ernste Erkrankung der Nerven dahinter stehen?
**Das wird der Arzt fragen:** Sind Sie erhöhtem Stress ausgesetzt? • Nehmen Sie Medikamente oder trinken Sie regelmäßig Alkohol? • Frieren Sie viel und fühlen Sie sich schlapp? • Haben Sie andere Beschwerden und Erkrankungen?

| | | |
|---|---|---|
| **Zittern nach übermäßigem Konsum von Kaffee, Tee oder Cola** | • Erregung des Nervensystems durch Coffein (→ S. 232) | Reduzierung des Genussmittelkonsums |

👁 Arztbesuch notwendig   🚑 Rettungsdienst rufen

| Symptome und Beschwerden | Behandlungsmöglichkeiten | |
|---|---|---|
| | Verdacht auf | Behandlung |
| **Zittern bei großer Kälte und/oder zu leichter Bekleidung** | • Wärmeverlust des Körpers | Harmloser normaler Vorgang<br>• warme, zweckmäßige Bekleidung |
| **Zucken einzelner Körperteile beim Einschlafen** | • unwillkürliche Muskelanspannung | Harmlose Reaktion der Muskulatur beim Einschlafvorgang |
| **Zittern und Zucken bei starken Gefühlen**<br>• z. B. Angst oder Wut | • körperlicher Ausdruck der inneren Spannung | Erkennen des Zusammenhangs zwischen seelischer Anspannung und körperlichem Ausdruck |
| **Zittern bei Alkohol- oder Drogenentzug** | • Entzugserscheinung mit Delir (→ S. 235) | Typische Begleiterscheinung nach Alkohol- und Drogenentzug<br>• Erkennen der Symptomatik<br>👁 dringender Arztbesuch notwendig<br>• evtl. Rettungsdienst über Rettungsleitstelle rufen |
| **Zittern der Hände, das sich bei gezielten Bewegungen verstärkt** | • Erkrankung des Nervensystems | 👁 Arztbesuch notwendig<br>• neurologische Untersuchung zur weiteren Abklärung |

Zittern und zucken

211

| Symptome und Beschwerden | Behandlungsmöglichkeiten | |
| --- | --- | --- |
| | Verdacht auf | Behandlung |
| **Zittern nach der Einnahme von Medikamenten** | • Nebenwirkung von Medikamenten, vor allem Mitteln gegen Asthma | • lesen Sie bitte erneut die Packungsbeilage und sprechen Sie mit Ihrem Arzt<br>• evtl. Änderung der Medikamentendosierung |
| **Zeitweiliges Zittern oder Zucken eines einzelnen Muskels**<br>• z. B. Augenlid, Mundwinkel | • Stress<br>• Tic (→ S. 324) | Häufiges Zeichen einer seelisch-psychischen Überlastung<br>• Erkennen des Zusammenhanges zwischen körperlichen Symptomen und seelischer Belastung<br>• Entspannungsübungen<br>• ausreichend Schlaf |
| **Plötzliches Zittern bei Diabetikern**<br>• Schweißausbruch<br>• Verwirrtheit | • Unterzuckerung (Hypoglykämie → S. 268) | Lebensbedrohliche Erkrankung<br>🚑 Notarzt und Rettungsdienst über Rettungsleitstelle rufen |
| **Dauerndes Zittern**<br>• Schwitzen<br>• Gewichtsverlust | • Schilddrüsenüberfunktion (→ S. 318) | 👁 Arztbesuch dringend notwendig zur Abklärung<br>• Blutuntersuchung<br>• Ultraschall (→ S. 327) und Szintigrafie (→ S. 323) der Schilddrüse |

Zittern und Zucken

👁 Arztbesuch notwendig  🚑 Rettungsdienst rufen

# Krankheiten und medizinische Fachbegriffe von A–Z

# Abszess

Abgekapselte Eiteransammlung als Folge einer akuten oder chronischen Entzündung, meist durch Keimeinschleppung von Bakterien, über Blut, Lymphgefäße oder Haut; allgemeine und örtliche Zeichen der Entzündung, z. B. Rötung der Haut und Weichteilschwellung, Schmerzen, evtl. einhergehend mit Fieber. Bei der Behandlung wird der Abszess chirurgisch eröffnet, der Eiter entfernt, die Ursache des Abszesses abgeklärt und anschließend evtl. medikamentös die Heilung unterstützt.

# Achillessehnenriss
*(Ruptur)*

Teilweise oder vollständige Durchtrennung der Achillessehne, meist als Sportverletzung; bei einer starken Belastung der Wadenmuskulatur kommt es dabei zu einem heftigen Schmerz im Bereich der Achillessehne und anschließender Unfähigkeit, in den Zehenspitzenstand zu gehen; bei der Untersuchung ist meist eine deutliche Lücke im Sehnengewebe tastbar; Ruhigstellung oder operative Therapie notwendig.

# Aderlass

Blutentnahme in größerer Menge zwischen 200 und 500 ml aus einer Vene; als Behandlung zur Kreislaufentlastung bei hohem Blutdruck, verdicktem Blut und anderen Indikationen.

# Adipositas

➜ Fettsucht

# Adrenalin

Hormon, welches im Nebennierenmark produziert wird und als wichtige Überträgersubstanz im menschlichen Organismus wirkt; führt zu Bereitstellung von vermehrtem Zucker im Blut, zu Abbau von Fetten, zu Blutdruckanstieg und zur Verengung der kleinen Arterien; kann synthetisch hergestellt werden und wird als Medikament in Notfallsituationen verwendet.

# Affekt

Meist kurzdauerndes, stark ausgeprägtes Gefühl im Sinne einer Gefühlswallung, meist begleitet von vegetativen körperlichen Symptomen; bei einer Affekthandlung kommt es zu Kurzschlusshandlungen als Folge einer heftigen Gemütswallung, oft mit Erinnerungslücke und eher untypisch für die ausführende Person.

# Agonie

Ein Zustand mit zunehmendem Nachlassen lebenswichtiger Körperfunktionen und Verfall der gesamten Person, meist mit Bewusstseinsverlust, schwerem Atmen, niedrigem Blutdruck, kaum tastbarem Puls, späte Phase des Sterbeprozesses.

**A**

Abszess

# AIDS

Infektionserkrankung (Aquired Immune Deficiency Syndrome, erworbenes Immunschwächesyndrom) mit dem Humanen Immundefizienz Virus (HIV), das einen Immundefekt bewirkt, wobei weiße Blutkörperchen durch das Virus zerstört werden. Nach einer bis zu zehn Jahren dauernden Zeitspanne ohne Symptome kommt es dann zum Ausbruch der Krankheit mit dem Auftreten verschiedenster Infektionen, Fieber, Gewichtsverlust. In späteren Stadien auch Auftreten von bestimmten Krebserkrankungen und neurologischen Symptomen. Relativ junge Erkrankung, an deren Ursache und Behandlung intensiv geforscht wird; deutliche Fortschritte durch bestimme Medikamente in den letzten Jahren. Insgesamt jedoch weiterhin lebensgefährliche Erkrankung mit sehr hoher Ansteckungsgefahr. Übertragung durch Körperflüssigkeiten, vor allem Blut und Sperma, theoretisch auch durch Schweiß oder Speichel (bisher in keinem Fall nachgewiesen).

# Akklimatisation

Anpassung von Lebewesen an neue Gegebenheiten der Umgebung, z. B. an Temperatur oder an große Höhen.

# Akne

Hauterkrankung, die meist während der Pubertät auftritt, aber auch bei Kindern oder Erwachsenen vorkommt. Meist bei übermäßiger Fettabsonderung der Haut, durch Entzündung und Infektion von verstopften Talgdrüsen entstehen rote Pickel, entzündete Knoten und eitrige Pusteln überwiegend im Gesicht und am Rücken; bei schweren Formen können Abszesse auftreten; durch Medikamente äußerlich und innerlich und Hauttoilette gut behandelbar.

# Akupunktur

Therapiemethode der traditionellen chinesischen Medizin, bei der an ausgewählten Punkten der Körperoberfläche dünne Nadeln eingestochen werden. Durch ein wissenschaftlich noch nicht erklärbares Regulationssystem kann häufig eine Fehlfunktion des Organismus ausgeglichen werden.

# Alkoholismus

Ständiger oder periodischer Alkoholmissbrauch ohne oder mit Suchterscheinungen; führt häufig zu sozialem Abgleiten, seelischen Schäden und zu chronischen körperlichen Giftwirkungen wie Magenschleimhautentzündungen, Leberschäden bis zum Leberversagen, Gehirnerkrankungen, Herz-Kreislauferkrankungen, Muskel- und Nervenerkrankungen sowie zu geistigen Schäden mit verminderter geistiger Leistung, Konzentrationsschwäche, Persönlichkeitsveränderung, Krampfanfällen, Zittern, Störung der Entwicklung des Kindes in der Schwangerschaft (Alkohol-

**A**

Alkoholismus

embryopathie). Bei der Alkoholvergiftung kommt es zunächst zu Euphorie, Rededrang, unkritischer Selbstwertsteigerung, verminderter Schmerzempfindlichkeit, bei höheren Alkoholmengen zu Dämmerzustand, Enthemmungen und Sinnestäuschungen bis zu lebensbedrohlichen komatösen Zustandsbildern. Bei Jugendlichen kann Alkoholmissbrauch schon in relativ geringen Mengen zu gefährlichen, lebensbedrohlichen Unterzuckerungszuständen führen.

# Allergie

Veränderte, meist gesteigerte Reaktionsweise des Organismus auf ein Antigen (Fremdstoff), wobei schnelle und langsame Reaktionsabläufe möglich sind, die sich an verschiedenen Körperstellen auswirken. Die Krankheitssymptome werden im wesentlichen durch umschriebene und allgemeine Freisetzung von Histamin ausgelöst. Es gibt beliebig viele Stoffe, die als Fremdstoffe wirken können wie z. B. Blütenstaub, bestimmte Nahrungsmittel, Medikamente, Ausscheidungen von Tieren, chemische Substanzen. Hauptgefahr ist ein plötzlicher lebensbedrohlicher Schockzustand. Bekannte Krankheitsbilder allergischer Reaktionen sind z. B. Heuschnupfen, Asthma, Neurodermitis (chronisch entzündliche Hauterkrankung). Besonders gefährlich ist eine Allergie auf Bienen- oder Wespengift. Die Behandlung ist vielschichtig, richtet sich in erster Linie nach der die Allergie auslösenden Ursa-

che, kann mit Vermeiden der entsprechenden Lebensmittel, antiallergischen Medikamenten, Hyposensibilisierung, Klimakuren und auch naturheilkundlichen Methoden erfolgen.

# Alopezie

Haarausfall, kann bis zur Haarlosigkeit führen; durch unterschiedliche Ursachen wie Stoffwechselerkrankungen, Hormonstörungen, Infektionen, Vergiftungen, aber auch erbliche Veranlagung; oft natürlicher Ablauf, z. B. Geheimratsecken, Stirnglatze bei Männern; ungewöhnlich starker Haarausfall sollte medizinisch abgeklärt werden, wie z. B. kreisrunder Haarausfall.

# Alzheimer

Meist im fünften oder sechsten Lebensjahrzehnt auftretende Erkrankung, bei der die Großhirnrinde aus noch ungeklärter Ursache zunehmend schwindet. Als Folge treten Sprachstörungen, Gemütsstörungen, Bewegungsstörungen sowie generell zunehmende Zeichen einer nachlassenden geistigen Leistungsfähigkeit mit deutlichen Orientierungsstörungen auf.

# Amalgam

Legierung aus Quecksilber mit anderen Metallen; verwendet zum Auffüllen von Zahndefekten bei Zahnkaries; umstrittene Substanz wegen der Gefahr der Quecksilberfreisetzung.

**A**

Allergie

# Amenorrhoe

Ausbleiben oder Nichteintreten der Regelblutung bei der geschlechtsreifen Frau;
Ursache sind Hormonstörungen, schwere
Krankheiten, extremer psychischer oder
körperlicher Stress, Magersucht, Erkrankungen der Gebärmutter und als natürlicher Zustand bei Schwangerschaft.

# Analfissur

Schmerzhafter Einriss der Schleimhaut
im Bereich des Afters; gelegentlich mit
Blutungen nach Stuhlgang einhergehend,
Abheilung oft langwierig.

# Analgetika

Arzneimittel, die schmerzlindernd im
Gehirn (z. B. Morphin) oder an den Nervenendigungen (z. B. Acetylsalicylsäure)
wirken; oft mit fiebersenkenden und anti-
rheumatischen Nebeneffekten.

# Anämie

*(Blutarmut)*
Verminderung des roten Blutfarbstoffes
oder Mangel an roten Blutkörperchen
aus unterschiedlichsten Gründen, einhergehend mit Blässe und Müdigkeit; wichtig
ist die Abklärung der Ursache.

# Aneurysma

Sackförmige Ausweitung einer Arterie,
die durch krankhafte Veränderungen der
Wand des betroffenen Blutgefäßes zu-
stande kommt. Gefahr der Zerreißung des
Gefäßes mit nachfolgender bedrohlicher
Blutung.

# Angina pectoris

Meist anfallsartiger und bei Belastung auftretender Schmerz in der Herzgegend, mit
einem charakteristischen Beengungs- und
gelegentlich Vernichtungsgefühl; auch mit
typischer Ausstrahlung in den linken oder
in beide Arme, in den Rücken, in den
Oberbauch sowie in den Hals. Ursache ist
eine unzureichende Versorgung des Herzmuskels mit Sauerstoff aufgrund Verengung der Herzkranzgefäße; Vorstufe eines
Herzinfarktes.

# Angiografie

Gefäßdarstellung, durch Einspritzen eines
Röntgenkontrastmittels in eine Vene oder
Arterie; dient zur Darstellung von Gefäßen
und deren Veränderung auf Röntgen-
bildern.

# Anomalie

Abweichung von der Norm.

# Anorexia nervosa

*(Magersucht)*
Essstörung mit teilweise extremem Gewichtsverlust bei Angst vor Gewichtszunahme; beginnend mit reduzierter Nah-

**A**

Anorexia nervosa

rungsaufnahme kann die Erkrankung sich bis zur völligen Nahrungsverweigerung steigern; betrifft fast ausschließlich junge Frauen mit einer schwerwiegenden Störung der Körperwahrnehmung und unbewussten seelischen Konflikten. Häufig stationäre Behandlung notwendig, da der Gewichtsverlust lebensbedrohliche Ausmaße annehmen kann. Eine Psychotherapie ist meist unerlässlich.

## Anosmie
Minderung bzw. völliger Verlust der Geruchswahrnehmung, bedingt durch Schädigung der Riechnerven, bei Verlegung der Nasengänge oder bei Gehirnerkrankungen.

## Antibabypille
➔ Ovulationshemmer

## Antibiotikum
Wirkstoffe mit mehr oder minder spezifischer Wirkung gegen krankheitserregende Mikroorganismen wie Bakterien, die entweder im Wachstum gehemmt oder abgetötet werden. Sie werden angewendet bei Infektionskrankheiten, als Vorbeugung vor, während und nach Operationen sowie bei schweren Verletzungen; typische Vertreter sind Sulfonamide, Penicillin, Gyrasehemmer und Cefalosporine. Keine Wirksamkeit bei Virus- oder Pilzinfektionenen.

## Antidepressiva
Medikamente zur Behandlung von Depressionen, die stimmungsaufhellend, antriebssteigernd und angstlösend wirken.

## Antiepileptika
Medikamente zur Behandlung der Epilepsie.

## Antihistaminika
Chemische Substanzen, die eine allergische Reaktion über die Hemmung der Histaminwirkung beeinflussen können; sie werden eingesetzt bei allergischen Reaktionen der Haut, der Schleimhäute und bei Juckreiz.

## Anus praeter
Kunstafter; operativ angelegter Darmausgang durch die Haut im Bereich des Bauches; als dauernder künstlicher Ausgang bei Krebserkrankungen des tiefen Enddarmes und des Afters; als vorübergehender künstlicher Darmausgang bei verschiedenen Erkrankungen des Dick- und Dünndarmes.

## Aorta
Die von der linken Herzhälfte abgehende Schlagader des großen Kreislaufes, durch den Brustkorb und den Bauchraum ziehend; größte Arterie des Körpers.

Anosmie

# Apallisches Syndrom

Durch Ausfall der gesamten Großhirnrinde bedingtes Zustandsbild, meist nach länger anhaltender Durchblutungsstörung des Gehirns. Fehlen jeglicher Ansprechbarkeit, ohne gerichtete Aufmerksamkeit, Spontaneität und Reizbeantwortung; Funktionen, die vom Hirnstamm aus geregelt werden wie Atmung, Herzschlag, Gähnen, Mundbewegungen und bestimmte Reflexe sowie sämtliche unbewussten Körperfunktionen bleiben vorhanden.

# Aphasie

Verlust der Sprachfähigkeit oder Spracherkennung in Folge einer Hirnschädigung; meist bei Schlaganfall in unterschiedlicher Ausprägung von Wortfindungsstörungen bis zu völligem Ausfall des Sprachvermögens.

# Appendix

→ Blinddarm

# Aphthen

Vorwiegend im Mund, gelegentlich aber auch im Genitalbereich vorkommende Veränderungen der Schleimhaut mit schmierig belegten ausgestanzten, meist kreisrunden Wunden mit hochrotem Randsaum, mit brennenden Missempfindungen; oft nach Verletzung, Biss, Zahnarztbehandlungen oder Infektionen vorkommend.

# Arrhythmie

Störung der normalerweise regelmäßigen Herzschlagfolge (Puls) bei Störungen des Reizleitungs- und Reizbildungssystems des Herzens.

# Arterie

Schlagader, in der Regel mit tastbarem Puls. Im Gegensatz zu den Venen, die sauerstoffarmes und kohlendioxidhaltiges Blut aus dem Körpergewebe zum Herzen transportieren, muskelstarke Blutgefäße, die sauerstoffreiches und hellrotes Blut vom Herzen in alle Organe transportieren. Größte Arterie des Körpers ist die Aorta, die aus der linken Herzkammer abgeht.

# Arterielle Verschlusskrankheit (AVK)

Durch Arteriosklerose bedingte Erkrankung, überwiegend der Beinarterien, mit Durchblutungsstörungen einhergehend. Symptome sind Schmerzen in der Beinmuskulatur, meist in den Waden beginnend, beim Gehen nach unterschiedlicher Gehstrecke. Im fortgeschrittenen Stadium kommt es zu Ruheschmerz in der Muskulatur und Absterben von Gewebe. Durch eine Änderung der Ernährungsgewohnheiten, den Verzicht auf Rauchen, medikamentöse Therapie sowie operative Maßnahmen behandelbar.

**A**

Arterielle Verschlusskrankheit

# Arterienembolie

Blutgefäßverstopfung durch einen Embolus (Blutgerinnsel). Die Durchblutung des zu versorgenden Organes oder Körperteiles wird somit drastisch eingeschränkt oder fällt aus. Schmerzen und Verfärbungen, einhergehend mit Funktionsverlust sind die Folge.

# Arteriosklerose

*(Arterienverkalkung)*
Häufigste Erkrankung der Arterien mit chronisch fortschreitender Veränderung der Gefäßwand; es kommt zu Gefäßwandverhärtungen mit Elastizitätsverlust und Verengung des Gefäßquerschnitts, typische Alterserkrankung; gefördert durch bestimmte Lebensweise (fettreiche Ernährung, Rauchen) sowie Stoffwechselerkrankungen wie Diabetes mellitus und Erkrankungen des Fettstoffwechsels sowie Bluthochdruck. Gelegentlich im Rahmen von Autoimmunerkankungen. Die Arterienverkalkung ist ein wichtiger Risikofaktor bei Bluthochdruck, Herzkrankheiten und Schlaganfällen.

# Arthritis

Akute oder chronische Entzündung eines Gelenkes aus vielerlei Gründen, oft aufgrund einer fortschreitenden Arthrose (Gelenkverschleiß), einer Infektion des Gelenkes oder Auswirkungen einer Stoffwechselstörung (z. B. Gicht) oder rheumatischer Erkrankungen.

# Arthrose

Gelenkerkrankung, die in erster Linie durch altersbedingten Verschleiß des Gelenkknorpels verursacht wird, einhergehend mit zunehmenden funktionsbehindernden Gelenkveränderungen, Schmerzen und Bewegungseinschränkung bis zur völligen Versteifung des Gelenkes.

# Arthroskopie

*(Kniegelenksspiegelung)*
Verfahren zur Betrachtung der Innenseite eines Gelenkes mittels eines Arthroskopes, das durch Punktion in den Gelenkinnenraum eingeführt wird.

# Asthma

Behinderung der Atmung durch Verengung der kleinen und großen Luftwege der Lunge. Oft anfallsweise auftretend, meist zur Chronifizierung neigend. Die Verengung entsteht durch eine Entzündung und Anschwellung der Bronchialschleimhaut sowie eine Verkrampfung der Bronchialmuskulatur. Zusätzlich häufig Ansammlung von zähem Sekret in den Bronchien. Äußere Zeichen sind hörbare, oft pfeiffende Atemgeräusche bei der Ausatmung, Husten, schleimiger zäher Auswurf, oft mit Angst einhergehend. Ursache sind oft Allergien, gelegentlich Medikamente sowie in manchen Fällen körperliche Anstrengung. Abzugrenzen davon ist Herzasthma = Herzinsuffizienz.

# Aszites

*(Bauchwassersucht)*
Flüssigkeitsansammlung in der Bauchhöhle, als Folge von Herzschwäche, Leberzirrhose, Eiweißmangel sowie Krebserkrankungen mit starker Vorwölbung der
Bauchdecke, Verstreichen des Bauchna-
bels; einhergehend mit Schmerzen, Atembeschwerden und Spannungsgefühl im
Bauchraum.

# Atlas

Erster, oberster Halswirbel ohne Wirbelkörper, trägt den Kopf; der Name ist ab-
geleitet von dem in der griechischen My-
thologie das Himmelsgewölbe tragenden
griechischen Gott.

# Audiometrie

Elektroakustische Hörprüfung, die mittels
des Audiometers (Gerät zur Hörprüfung)
vorgenommen wird, wobei die jeweils
noch wahrgenommene Tonintensität
bei unterschiedlichen Tonhöhen ermittelt
wird.

# Aufmerksamkeits-
defizitsyndrom

*(Hyperaktivitätssyndrom, ADS)*
Verhaltensstörung bei Kindern, die mit
vermehrter Aktivität und mangelnder
Konzentration und Aufmerksamkeit einhergeht. Tritt überwiegend bei Jungen auf,
Beginn schon im Kleinkindesalter möglich.
Die Kinder fallen durch extreme Ruhe-
losigkeit, geringes Schlafbedürfnis, man-
gelndem konstruktiven Spielverhalten,
geringer Frustrationstoleranz und auffälligem Gruppenverhalten auf. Sie stören
häufig in Gruppen, zappeln viel, sind häufig vermehrt aggressiv und extrem leicht
ablenkbar.
Es wird ein Aufmerksamkeitsdefizitsyndrom mit Hyperaktivität (ADHS) von
einem Aufmerksamkeitsdefizitsyndrom
ohne Hyperaktivität (ADS) unterschieden.
Diese Kinder fallen meist erst in der
Schule auf, sie haben Schwierigkeiten,
dem Unterricht konzentriert zu folgen,
sind vergesslich, „Tagträumer". Eine
Abgrenzung von altersentsprechend leb-
haften Kindern, Kindern mit gestörtem
Sozialverhalten sowie Kindern mit menta-
len Störungen ist häufig sehr schwierig,
da die Diagnose überwiegend subjektiv
aufgrund von Selbst- und Fremdeinschät-
zung mittels standardisierter Fragebögen
gestellt wird. Objektive Diagnosekriterien
gibt es bisher nicht.
Die Diagnosestellung sollte nur durch
spezialisierte Kinder- und Jugendärzte
bzw. Kinder- und Jugendpsychiater erfolgen, Behandlung erfolgt mit strukturiertem
Eltern- und Patiententraining, Verhaltenstherapie, Psychotherapie oder medikamentös mit Stimulantien.
Die medikamentöse Behandlung ist sehr
wirkungsvoll, aber nicht unumstritten, da
die Wirkweise bisher nicht eindeutig geklärt ist.

A

Aufmerksamkeitsdefizitsyndrom

Stelle des schärfsten Sehens

„Blinder Fleck"

Strahlenkörper

Hintere Augenkammer

Netzhaut

Sehnerv

Glaskörper

Linse

Vordere Augenkammer

Netzhaut

Aderhaut

Lederhaut

Pupille

Augenmuskel

Regenbogenhaut

Hornhaut

**A**

## Das Auge

Das menschliche Auge ist ein annähernd kugelförmiges Organ (etwa 22 mm im Durchmesser). Es ist durch je sechs Muskeln in alle Richtungen beweglich. Die **Augenlider** sorgen für die ausreichende Befeuchtung und Reinigung, indem sie mit jedem Lidschlag die Tränenflüssigkeit aus den Tränendrüsen gleichmäßig verteilen. Die **Bindehaut** schützt den Augapfel vor eindringenden Krankheitserregern. Der Augapfel wird von drei übereinander liegenden Häuten umhüllt: Der festen **Lederhaut**, die im Augenausschnitt als durchsichtige **Hornhaut** erscheint; der **Aderhaut**, die auf der Vorderseite des Auges die **Regenbogenhaut** (Iris) bildet, hinter deren Pupillenöffnung die Linse sitzt; sowie der **Netzhaut**, einer reizempfindlichen Membran.

Der Sehvorgang geht vereinfacht ausgedrückt folgendermaßen vor sich: Einfallendes Licht dringt durch die Hornhaut, die wässrige Flüssigkeit dahinter, die Linse sowie den Glaskörper, wird dadurch gebrochen und trifft dann auf die Netzhaut, auf der die Lichtrezeptoren liegen. Von dort wird das Bild durch den Sehnerv an das Gehirn weitergeleitet, das die Bilder beider Augen zu einem räumlichen Bild koordiniert.

Auge

# Augendruck

Der auf der Augeninnenwand lastende Druck, der aus dem Zu- und Abfluss des Kammerwassers resultiert; bei ungestörter Regulation zwischen zwölf und 22 mm Quecksilbersäule, eine dauernde Erhöhung besteht beim Grünen Star (Glaukom) und muss medikamentös oder operativ behandelt werden.

# Aura

Vorbotenerscheinung; meist kurzwährende Wahrnehmungen, teils optisch, teils Geruchs- oder Geräuschwahrnehmungen oder Gefühlsstörungen, vor einem epileptischen Anfall oder vor einem Migräneanfall.

# Außenbandruptur

Verletzung des oberen Sprunggelenks durch Umknicken mit Zerreißung eines oder aller drei Außenbänder, einhergehend mit Schmerzen, Schwellung und Blutergussbildung im Außenknöchelbereich. Behandlung durch Kompressionsverbände, Kühlung, Ruhigstellung, evtl. operative Behandlung.

# Autismus

Erkrankung des Nervensystems unbekannter Ursache mit sich Absondern von der Außenwelt und Rückzug in die eigene Gedanken- und Vorstellungswelt, mit oft schon im Kleinkindalter erkennbaren Kontaktstörungen ohne Reaktionen auf Zuwendungen der Umgebung, mit zwanghaften Spielgewohnheiten, einem in die Ferne gerichteten Blick, später mit sozialen Anpassungsstörungen; auffällige Bindung an einzelne Objekte, oft Schmerzunempfindlichkeiten, Sprachentwicklungsstörungen sowie zwanghaftes Nachsprechen.

# Autoaggressionskrankheit

Immunerkrankung, bei der Zellen des eigenen Immunsystems bestimmte körpereigene Strukturen angreifen und evtl. zerstören, z. B. rote Blutkörperchen, Schilddrüsengewebe, Hautzellen.

# Autogenes Training

Methode zur Selbstentspannung; durch Konzentration auf den eigenen Körper sowie Körperteile kommt es zu einer Entspannung des gesamten Organismus, was bei starkem Stress, innerer Unruhe, Schlaflosigkeit hilfreich ist; einzeln oder in Gruppen erlernbar und durchführbar.

# Bänderriss

Teilweise bis vollständige Zerreißung eines Gelenkbandes z. B. am Sprung- oder Kniegelenk nach Distorsionen (Verstauchung); einhergehend mit Schmerz, Schwellung, Bluterguss und vermehrter

**B**

Bänderriss

Beweglichkeit; wird behandelt durch Ruhigstellung, Krankengymnastik und evtl. Operation.

## Bakerzyste

Zystische Ausstülpung der Kniegelenkskapsel in der Kniekehle, z. B. nach Überlastung, bei Arthrose; tastbar, gelegentlich schmerzhaft. Durch Abwarten, Punktion, in seltensten Fällen auch Operation behandelbar.

## Bakterien

Kleine einzellige Mikroorganismen, die sich durch Spaltung vermehren, mit Kugel-, Stäbchen- oder Schraubengestalt, die verschiedenste Erkrankungen hervorrufen und mittels Antibiotika bekämpft werden können.

## Ballaststoffe

Unverdauliche, durch die in der Bauchspeicheldrüse gebildeten Verdauungsenzyme nicht aufschließbare Bestandteile der menschlichen Nahrung, z. B. Leinsamenkörner in Brot; für die Darmbewegung und Stuhlpassage wichtige Bestandteile der täglichen Ernährung, da sie als Füllstoffe die Darmbewegung anregen.

## Bänderzerrung

→ Verstauchung

## Bandscheibe

Zwischen den einzelnen Wirbelkörpern der Wirbelsäule befindlicher Faserknorpelring mit einem weichen Kern; die Bandscheibe dient als Puffer zwischen den Wirbelkörpern indem sie durch ihre Verformbarkeit den auf die Wirbelsäule wirkenden Druck ausgleicht. Im Alter kommt es zu einer Abflachung bis zur völligen Auflösung der Bandscheiben; der Bandscheibenvorfall entsteht durch eine starke Belastung einer Bandscheibe, meist im Lendenwirbel-, gelegentlich auch im Halswirbelsäulenbereich, die zu einem Einriss im Faserknorpelring führt, wodurch der gallertartige weiche Kern hervorquillt und auf Nervenwurzeln, die das Rückenmark verlassen, drückt; meist einseitiger Vorfall mit Schmerzen, Gefühlsstörungen und evtl. Lähmungserscheinungen.

## Bartholinische Drüse

Große schleimbildende Scheidenvorhofdrüse, die sich meist einseitig entzünden kann und zu Abszessbildung mit Eiteransammlung führt.

## Basaliom

Bösartige Hautgeschwulst, die aus den Basalzellen der Haut entsteht, aber keine Metastasen bildet; meist an dem Licht ausgesetzten Körperpartien, sich langsam vergrößernde Geschwulst mit zentraler Eindellung und nicht abheilendem zentralen Geschwürsgrund, oft knötchenförmi-

**B**

Bakerzyste

ger Rand mit kleinen Blutgefäßen; operative Therapie ist meist nötig und führt zur vollständigen Heilung.

# Basaltemperatur

Die morgens nach dem Aufwachen gemessene Körpertemperatur des Enddarmes bzw. der Mundhöhle als Hinweis auf die Phase des weiblichen Zyklus bzw. als Nachweis des Eisprunges; der Temperaturverlauf des weiblichen Zyklus ist normalerweise zweiphasig mit einem flachen ersten Teil in den Tagen ab der Regelblutung, ca. 24 Std. nach dem Eisprung kommt es zu einem Temperaturanstieg um ca. 0,5 Grad in der zweiten Zyklushälfte; Temperaturabfall bei Einsetzen der nächsten Regelblutung; mehr oder minder unsichere Methode des Schwangerschaftsverhütung.

# Basedow'sche Krankheit

Überfunktion der Schilddrüse, durch Autoimmunerkrankung hervorgerufen mit subjektiven Beschwerden wie Unruhe, Herzklopfen, Nervosität, Durchfall, Hitzegefühl.

# Bauchfellentzündung
*(Peritonitis)*

Lebensgefährliche Erkrankung mit akuter Entzündung der häutigen Innenausklei-

dung des Bauchraumes. Geht mit heftigen Bauchschmerzen, Übelkeit mit Erbrechen, Fieber, Kreislaufkollaps, Anspannung der Bauchdecke und rascher Verschlechterung des Allgemeinbefindens einher. Kann von einem erkrankten Bauchorgan mit Eindringen von Bakterien in die Bauchhöhle ausgehen, z. B. bei Entzündungen, Geschwüren, Tumoren, Durchbruch der Darmwand oder Gallenblase. Kann auch durch Keimverschleppung nach einer Bauch- oder Unterleibsoperation ausgehen. Lebensbedrohlicher Zustand, dringliche operative Therapie notwendig.

# Bauchhöhlenschwangerschaft
*(Extrauteringravidität)*

Ansiedelung des befruchteten Eies in der Bauchhöhle der Frau, auf dem Bauchfell des Darmes oder an der Gebärmutteraußenseite; Gefahr der Blutung in die Bauchhöhle oder der Eröffnung des Darmes oder der Blase; Verdacht auf B. besteht, wenn eine Schwangerschaft mittels Test festgestellt wird ohne Nachweis einer Kindsentwicklung in der Gebärmutter; operative Behandlung notwendig.

# Bauchspeicheldrüse
*(Pankreas)*

Quer im Oberbauch hinter dem Magen liegende Drüse, die ein enzymhaltiges

**B**

Bauchspeicheldrüse

Sekret bildet, welches in den Dünndarm abgegeben wird und Nahrungsmittel wie Kohlehydrate, Fett und Eiweißstoffe in kleinere, vom Körper aufnehmbare Moleküle zerlegt. Gleichzeitig befinden sich Zellen in der Bauchspeicheldrüse, die Insulin erzeugen, welches zur Regulierung des Zuckerstoffwechsels im Körper unentbehrlich ist. Die Bauchspeicheldrüse kann sich entzünden (Pankreatitis); diese Entzündung ist meist äußerst schmerzhaft und kann lebensbedrohlich werden; oft ausgelöst durch Alkoholmissbrauch, aber auch durch Gallensteine und sonstige Verlegung des Bauchspeicheldrüsenausganges; das Bauchspeicheldrüsenkarzinom ist eine bösartige Geschwulst der Bauchspeicheldrüse, die oft relativ spät diagnostiziert werden kann und nur durch eine ausgedehnte Operation behandelt werden kann.

# Bechterew's che Erkrankung

*(Spondylarthritis ankylopolytica)*
Rheumatische Erkrankung, charakterisiert durch eine Verknöcherungsneigung der Wirbelsäule und der angrenzenden großen Extremitätengelenke (Hüftgelenk und Schulter); Erkrankungsbeginn im zweiten bis dritten Lebensjahrzehnt, meist Männer betreffend; eine genetische Disposition scheint bewiesen. Die Erkrankung verläuft schubweise mit schmerzhaften und relativ schmerzfreien Phasen und zunehmender Versteifung der Wirbelsäule; durch Blut- und Röntgenuntersuchung beweisbar; durch Krankengymnastik und Medikamente sowie eventuelle operative Therapie behandelbar.

# Beckenschiefstand

Die einseitige Tiefstellung des Beckens bei echter oder funktioneller Beinlängendifferenz, z. B. bei Hüftgelenkserkrankungen oder Knochenwachstumsstörungen; nach Knochenbrüchen oder Knochenentzündungen; funktionell bei Beckenverwringungen durch muskuläres Ungleichgewicht bzw. durch einseitige Fehlbelastung.

# Belastungselektro-kardiogramm

Elektrokardiogramm, das direkt nach bzw. während einer körperlichen Anstrengung, z. B. Treten auf einem Fahrradergometer, aufgezeichnet wird. Diese Untersuchungsmethode gibt Aufschluss über Durchblutungsstörungen der Herzkranzgefäße und Blutdruckverhalten bei Anstrengung.

# Berufskrankheit

Begriff für melde- und entschädigungspflichtige Krankheiten, die direkt im Zusammenhang mit der Ausübung eines Berufes stehen, z. B. allergische Reaktio-

B

Bechterew's che Erkrankung

nen auf bestimmte Stoffe oder Lungen-schäden durch ständiges Einatmen von giftigen Substanzen.

# Besenreiservarizen

Feinverzweigte oberflächliche Venener-weiterungen an den Beinen bei Venen- und Bindegewebsschwäche, gehäuft bei Frauen auftretend; harmloses kosmeti-sches Problem; durch Verödung und Laser therapierbar.

# Bilirubin

Gelbbrauner bis rötlicher Farbstoff der Galle, fällt im Körper als Abbauprodukt des roten Blutfarbstoffes (Hämoglobin) an; erhöhter Bilirubingehalt des Blutes weist auf bestimmte Blut- oder Lebererkrankun-gen hin.

# Bindegewebe

Füll- und Stützgewebe; verbindet Organe, begleitet Gefäße und Nerven und trägt zur Stabilisierung von Organsystemen bei; Bindegewebe kommt praktisch überall im Körper vor (z. B. in Zähnen, Knochen, Muskeln). Am Aufbau des Bindegewebes sind u. a. Fettzellen und weiße Blutkörper-chen beteiligt. Eine Bindegewebsschwä-che ist eine anlagebedingte Schwäche des Stützgewebes; dann meist Neigung zu Krampfadern, Hämorrhoiden, Leisten-brüchen sowie Verschleißerkrankungen der Gelenke.

# Bindehautentzündung
*(Konjunktivitis)*

Entzündung der Augenbindehaut (Con-junctiva);meist durch äußere Reize wie Zugluft, Rauch und Staub sowie durch Bakterien oder Viren ausgelöst; oft auch allergische Reaktion im Rahmen einer Allergie.

# Biopsie

Gewebeentnahme aus inneren Organen oder der Haut zur mikroskopischen Unter-suchung und Diagnosestellung.

# Blinddarm
*(Appendix)*

Der fälschlich als Blinddarm bezeichnete Wurmfortsatz am Blinddarmpol am Be-ginn des Dickdarms im rechten Unter-bauch gelegen, reich an lymphatischem Gewebe; kann sich entzünden (akute Blinddarmentzündung, Appendizitis), ein-hergehend mit zunächst Beschwerden im Oberbauch, dann in den rechten Unter-bauch ziehenden Schmerzen, oft mit Übelkeit, Temperaturanstieg und Erhö-hung der weißen Blutkörperchen. Eine operative Behandlung ist dann nötig; bei verspäteter Behandlung droht der Blind-darmdurchbruch.

# Blut

Körperflüssigkeit, die den gesamten Or-ganismus mit Sauerstoff und Nährstoffen

**B**

Blut

227

versorgt, Kohlendioxid zur Lunge transportiert und andere Abbauprodukte des Körpers an die dafür zuständigen Organe leitet. Es besteht zu 55 % aus Blutplasma, die restlichen 45 % nehmen die festen Bestandteile des Blutes, die Blutkörperchen, ein. Man unterscheidet rote und weiße Blutkörperchen sowie Blutplättchen. Das Blut enthält unter anderem Abwehrstoffe gegen Fremdkörper, Krankheitserreger und Gerinnungsfaktoren, die einen Wundschluss ermöglichen. Außerdem wassergelöste Salze, Enzyme, Hormone, den roten Blutfarbstoff; die Gesamtmenge des Blutes liegt im Durchschnitt bei fünf Litern.

# Blutdruck

Begriff für den in den Blutgefäßen herrschenden Druck; der Blutdruck wird durch die Wandmuskulatur des Herzens und der Blutgefäße reguliert und kann dadurch gesteigert oder gesenkt werden; in herzfernen Körperregionen nimmt der Blutdruck ab.

Bei der Blutdruckmessung wird als Untergrenze der minimale Druck bei erschlafftem Herzen (diastolischer Blutdruck) und als Obergrenze der maximale Druck nach Kontraktion des Herzens (systolischer Blutdruck) gemessen. Der Normalwert des diastolischen Blutdrucks liegt bei ca. 80 mmHg, der des systolischen bei 120–140 mmHg. Höhere Werte als die angegebenen werden als Bluthochdruck bezeichnet.

# Blutgerinnung

In mehreren Reaktionsschritten ablaufender Vorgang, bei dem sich Blutkörperchen zusammenklumpen und ein Gerinnsel bilden. Der regelrechte Ablauf erfolgt durch das Zusammenwirken von verschiedenen Blutgerinnungsfaktoren im Blut und dient dem Schutz des Körpers vor Verbluten bei Verletzungen. Bei Fehlen eines oder mehrerer Faktoren Bluterkrankheit (Hämophilie). Eine Thrombose oder Embolie wird durch ein im Rahmen einer Erkrankung entstehendes Blutgerinnsel verursacht.

# Blutkörperchensenkungsgeschwindigkeit (BKS)

Die Bestimmung der Absinkgeschwindigkeit der Blutkörperchen in einer durch Chemikalien ungerinnbaren Blutprobe in einem dünnen Röhrchen, wobei Ein- und Zweistunden-Werte abgelesen werden; die Normalwerte betragen beim Mann drei bis acht bzw. fünf bis 18 und bei der Frau sechs bis elf bzw. sechs bis 20 mm; höhere Werte werden bei Entzündungen, Blutarmut und bösartigen Erkrankungen gefunden.

# Blutschwamm

*(Hämangiom)*
Gutartige Geschwulst durch Wucherung von Blutgefäßen in der Haut, in Schleim-

**B**

Blutdruck

häuten, aber auch in inneren Organen; oft angeboren mit unterschiedlicher Wachstumstendenz, gelegentlich auch mit spontaner Rückbildung.

# Blutvergiftung
*(Sepsis)*
Gefährliche Infektion des gesamten Organismus, die sich von einem zunächst begrenzten Infektionsherd über das Lymph- und Blutsystem im ganzen Körper ausbreitet; Krankheitszeichen einer Blutvergiftung sind Fieber, erhöhter Puls, erhöhte Atemfrequenz, Kreislaufkollaps.

# Blutzucker
Gehalt an Glukose (Traubenzucker) im Blut; Abweichungen von den Normwerten (100mg/dl Blutflüssigkeit) gelten als Hinweis auf Diabetes mellitus.

# Borreliose
Erkrankung durch Bakterien, die von Zecken durch einen Zeckenstich übertragen werden. Die Borreliose verläuft in drei Stadien; zunächst entzündliche, ringförmige Rötung einige Tage bis Wochen nach Zeckenstich (Erythema migrans), im zweiten Stadium Befall des Nervensystems mit Nervenlähmungen, Gelenkentzündungen, im dritten Stadium Hautveränderungen sowie Störungen des Zentralnervensystems. Therapiemöglichkeit durch Antibiotika.

# Bronchitis
Akute oder chronische Entzündung der Bronchien, meist hervorgerufen durch Viren, aber auch Bakterien sowie als chronischer Reizzustand mit dem Endstadium einer chronisch obstruktiven Bronchitis durch starkes Rauchen oder dauerndes Einatmen von Reizstoffen wie Stäube. Krankheitszeichen sind starker Husten mit und ohne Auswurf und zäher, oft eitriger Schleim, Schmerzen in der Brust, gelegentlich Fieber.

# Bronchoskopie
Spiegelung der Luftröhre und des Bronchialbaums mittels eines Bronchoskops zur Diagnose von Lungenerkrankungen durch Abstrich, Entnahme von Gewebepartikeln oder Absaugung.

**B**

# Brustkrebs
*(Mammakarzinom)*
Bösartiger Tumor der Brustdrüse der Frau, kann auch bei Männern auftreten; erkennbar an einem tastbaren Knoten im Brustgewebe, der neu aufgetreten ist, sich vergrößert, evtl. mit Einziehung der Brustwarze und Absonderung von Flüssigkeit aus der Brustwarze. Wichtig ist die Früherkennung durch regelmäßige Selbstuntersuchung und die Diagnosestellung durch Sonografie und Mammografie. Therapie operativ (Mammaamputation), evtl. mit Vor- und Nachbestrahlung, ferner Hormontherapie.

Brustkrebs

# Bulimie

Phasenweise übermäßige Nahrungsaufnahme und anschließend meist selbst herbeigeführtes Erbrechen, oft mit Abführmittelmissbrauch; psychische Erkrankung, die mittels Psychotherapie, Psychopharmaka, Verhaltensveränderung, evtl. Familientherapie behandelt werden kann. Betroffen sind fast ausschließlich Frauen mit schweren psychischen Konflikten. Isoliert, teilweise auch im Wechsel mit Anorexia nervosa auftretend.

# Bursitis

Akute oder chronische Entzündung eines Schleimbeutels (s.dort); oft nach Verletzungen, Infektionen mit Schwellung des Schleimbeutels, Flüssigkeitsansammlung unter der Haut, Hautrötung, Schmerzen; durch Punktion, Medikamente und Kühlung, evtl. Operation behandelbar.

# Bypass

Umgehung einer Engstelle oder eines Verschlusses einer Arterie, z. B. an den Beinen oder am Herz mittels einer körpereigenen Vene oder eines Kunststoffschlauches. Wird im Rahmen einer Operation angelegt.

# Calziumantagonisten

Medikamente zur Behandlung von Bluthochdruck; wirken über eine Hemmung des Calziumioneneinstroms in die Zellen.

# Carotis-Sinus-Syndrom

Absinken des Pulses oft mit Kollaps und Bewusstlosigkeit durch Druck auf die Halsschlagader in Höhe des Kehlkopfes; oft im Alter ausgelöst durch Drehen oder Rückwärtsneigen des Kopfes, durch Druck beim Rasieren oder enge Halsbekleidung.

# Chemotherapie

Therapieverfahren mit Wirkstoffen, die Krebszellen, Bakterien oder Viren schädigen, abtöten oder deren Wachstum hemmen.

# Chirotherapie

Manualtherapeutisches Verfahren zur Behandlung von Erkrankungen des Stütz- und Bewegungsapparates. Durch spezielle Handgriffe und schnelle Manipulationen an der Wirbelsäule und Gelenken können Funktionsstörungen in diesen Bereichen behandelt werden.

# Chlamydien

Mit Bakterien eng verwandte Mikroorganismen, die verschiedene Infektionserkrankungen auslösen können.

# Chloasma

Gelbliche Pigmentflecken der Haut, oft im Oberlippenbereich, bei Frauen hervorgerufen durch hormonhaltige Medikamente (z. B. Antibabypille) und während der Schwangerschaft durch die dort auftretende Hormonveränderung; Rückbildung nach Normalisierung des Hormonhaushaltes.

# Cholelithiasis
→ Gallensteine

# Cholesterin
Wichtige, fettähnliche Substanz, die in allen Zellen und Körperflüssigkeiten des Organismus vorkommt; besonders viel Cholesterin findet man in Rückenmark, Gehirn und Nerven, Milz, Lunge und Leber. Es stellt die Vorstufe der Gallensäure und bestimmter Hormone dar und ist ein wesentlicher Bestandteil der Zellmembran; es wird überwiegend über die Nahrung aufgenommen, jedoch auch vom Körper selber hergestellt. Ein erhöhter Cholesterinspiegel im Blut wird als Risikofaktor für die Entwicklung der Arteriosklerose und somit für bestimmte Herz-Kreislauferkrankungen wie z. B. Herzinfarkt angesehen.

# Chondropathia patellae
Knorpelschwäche und Knorpelschaden an der Gelenkfläche der Kniescheibe, meist im Jugendalter beginnend, oft lang anhaltend und schwer behandelbar; meist spontane Besserung nach Monaten, manchmal Jahren.

# Chromosomen
Bestandteile des Zellkerns, die Träger des Erbgutes sind. Sie bestehen aus Desoxyribonukleinsäure (DNS) und geben die Erbinformationen der verschiedenen Arten der Zellen an die neu entstehenden Zellen weiter. Die Chromosomen liegen in allen Körperzellen und in der befruchteten Eizelle doppelt vor, während sie in den Keimzellen (Ei und Samenzelle) nur einfach vorhanden sind.
Der Mensch besitzt 23 Chromosomenpaare, von denen das 23. Paar die Geschlechtschromosome darstellt, die bei Mann und Frau unterschiedlich sind (Frau: zwei x-Chromosome, Mann: ein x- und ein y-Chromosom); die Gesamtheit der Chromosomen in einer Zelle wird als Chromosomensatz bezeichnet. Bei der Chromosomenmutation kommt es zu Veränderungen der Anzahl oder Struktur der Chromosomen, was zu den verschiedensten Missbildungen und Krankheitsbildern führt.

**C**

# Codein
Im Opium vorkommender, auch künstlich herstellbarer Stoff, der stark hustendämpfend und auch schmerzstillend wirkt. Ruhigstellung durch Wirkung auf gereizte Nervenendigungen.

Codein

# Coffein

In Kaffee, Tee und Colanüssen vorkommender Wirkstoff, der anregend auf die Großhirnrinde, auf Atem- und Kreislaufzentrum wirkt, die Blutgefäße erweitert und die Flüssigkeitsausscheidung steigert; führt bei Überdosierung zu Unruhe, Herzklopfen, Harndrang, Schlaflosigkeit.

# Colitis

Akute oder chronische Schleimhautentzündung des Dickdarms mit teilweisem oder komplettem Befall, als Folge von Infektionen oder Antibiotika.

# Colitis ulcerosa

Akute oder chronische Schleimhautentzündung von Teilen oder des gesamten Dickdarms, einhergehend mit Geschwüren der Darmwand; Krankheitsanzeichen ist der häufige schleimig-blutig, gelegentlich eitrige Durchfall mit häufigen Stuhlentleerungen. Behandlung medikamentös, diätetisch, z. T. operativ. Die Ursachen sind noch ungeklärt, diskutiert werden u. a. Virusinfekte, Autoimmunabläufe.

# Coloskopie

*(Dickdarmspiegelung)*
Endoskopisches Verfahren zur Untersuchung des Dickdarms; dabei wird ein etwa fingerdickes Endoskop über den After in den Dick- und unteren Dünndarm geschoben.

# Computertomografie

Röntgenschichtaufnahmeverfahren, das mit Hilfe eines Computers genaue Schnittbilder des gesamten Körpers ermöglicht und somit sehr exakte Ansichten von inneren Körperregionen und ihren Veränderungen ermöglicht.

# Cortison

Hormon der Nebennierenrinde, welches auch künstlich hergestellt werden kann und bei vielen Erkrankungen, insbesondere rheumatischen und Autoimmunerkrankungen sowie Hauterkrankungen und Bronchialasthma zur Behandlung eingesetzt wird.

# CTS

→ Karpaltunnelsyndrom

# Dammriss

Verletzung bei der Geburt beim Durchtritt des kindlichen Kopfes mit Riss im Gewebebereich zwischen Vagina und After, meist harmlose Komplikation der Geburt.

# Darmflora

Natürliche Besiedelung des Dickdarmes mit verschiedenen Bakterien und Pilzen; die Darmflora hat eine wichtige Bedeutung bei der Verdauung der Speisereste. Durch Infektionen und Antibiotika Veränderung der Darmflora möglich.

C

Coffein

# Darmkrebs

*(Colonkarzinom)*
Im Dickdarm entstehender Krebs, der zu Durchfall, blutigem Stuhlgang und Verstopfung führt, meist schmerzlos, gelegentlich mit Gewichtsabnahme; die Diagnose wird durch Darmspiegelung mit Gewebsabnahme und Blutuntersuchungen gestellt; eine operative Entfernung des Tumors ist notwendig und führt, in nicht zu weit fortgeschrittenen Stadien, zur Heilung. Der Darmkrebs tritt gehäuft vor allem bei Männern sowie bei älteren Menschen auf.

# Darmverschluss

*(Ileus)*
Teilweiser oder vollständiger Verschluss der Darmlichtung, wodurch der Darminhalt nicht mehr weiter befördert werden kann; Auftreten bei Tumoren, Darmeinstülpung (Invagination), Verwachsungen nach Bauchoperationen oder durch Lähmung bei Infektionen oder infolge von Darmoperationen.
Erkrankung mit lebensbedrohlichen Folgen, da Vergiftung durch Verdauungsprodukte und Bakterien droht; Symptome sind Bauchschmerzen, Erbrechen, fehlender Wind- und Stuhlabgang, aufgeblähter Bauch, angespannte Bauchdecke, lebhafte oder völlig fehlende Darmgeräusche sowie rasch zunehmende deutliche Verschlechterung des Allgemeinzustandes; rasche Abklärung und evtl. operative Therapie notwendig.

# Dauerkatheter

Ein bei einer Abflussstörung aus der Harnblase über längere Zeit in Harnröhre und Harnblase belassener Gummischlauch, über den der Urin in einen Auffangbeutel fließen kann; kurzfristig nach Operationen oder akutem Harnverhalt, längerfristig bei schweren Blasenstörungen, meist im Rahmen schwerer Krankheitsbilder; Gefahr der Bakterienverschleppung in die Blase; deshalb ist ein regelmäßiger Wechsel des Katheters notwendig.

# Decubitus

Hautgeschwür, entstanden durch Mangeldurchblutung der Haut und nachfolgende Gewebszerstörung an Auflagestellen bei chronisch bettlägerigen Patienten, aber auch bei Sensibilitätsstörungen, bei gelähmten und teilgelähmten Menschen; hauptsächlich betroffen sind Stellen, an denen die Haut direkt über einem Knochen liegt, wie beispielsweise der Bereich des Steißbeines, die Hautpartien über dem großen Rollhügel des Oberschenkels sowie die Fersen; stark entzündet mit eitriger Sekretion und schmierigen Belägen, oft langwierige Behandlung, teils operative Verfahren nötig.

# Defibrillation

Beseitigung von schneller unregelmäßiger Herztätigkeit (Kammerflimmern, Kammerflattern) durch Elektroschock.

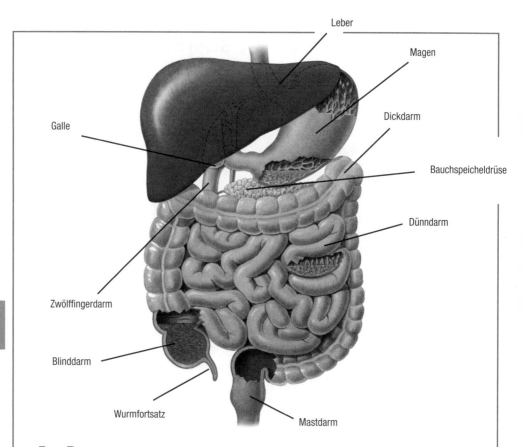

Leber

Magen

Dickdarm

Galle

Bauchspeicheldrüse

Dünndarm

Zwölffingerdarm

Blinddarm

Wurmfortsatz

Mastdarm

## Der Darm

Der Darm ist ein wesentlicher Teil des menschlichen Verdauungssystems. Nachdem er Speiseröhre und Magen passiert hat, gelangt der Speisebrei in den ersten Abschnitt des **Dünndarms**, den **Zwölffingerdarm**. In diesen ergießt sich Saft aus der Bauchspeicheldrüse, der wichtigsten Verdauungsdrüse, und in der Leber gebildete Gallenflüssigkeit, die den Nahrungsbrei weiter in seine Bestandteile aufspalten.
Der 6–8 m lange Dünndarm macht den Hauptteil des Darmsystems aus. Durch die Darmzotten an seiner Innenseite erfolgt das Aufsaugen der Nährstoffe, die an die größeren Blut- und Lymphgefäße der Darmwand überführt und von dort an die Leber bzw. das umgebende Lymphsystem weitergegeben werden. An der Mündung des Dünndarms in den Dickdarm liegt der kurze **Blinddarm**.
Der Speisebrei, der nun fast keine Nährstoffe mehr enthält, gelangt am Ende des Dünndarms in den **Dickdarm**. In diesem wird dem Speisebrei ständig Wasser entzogen, bis die unverdaulichen Teile schließlich durch **Mastdarm** und After als Kot ausgeschieden werden.

Darm

# Delir

Zustand von Bewusstseinstrübung mit Desorientiertheit, Illusionen oder wahnhafte Verkennung der Umgebung mit optischen und akustischen Halluzinationen und Unruhe. Meist akut auftretend, am häufigsten als Alkoholentzugsdelir, aber auch in Zusammenhang mit Vergiftungen, fieberhaften Erkrankungen und anderen psychischen Erkrankungen.

# Dellwarze

*(Molluscum contagiosum)*
Fast ausschließlich bei Kindern und Jugendlichen vorkommende Hauterkrankung, meist nach Besuch von Schwimmbädern, mit kleinen, teils gehäuft auftretenden stecknadelkopf- bis pfefferkorngroßen derben Bläschen mit typischer mittiger Delle; durch seitlichen Druck lässt sich eine glänzende wachsartige Masse ausdrücken; Virusinfektion, leicht übertragbar; Behandlung durch Abtragen der Knötchen oder Abwarten, da die Knötchen nach längerer Zeit auch von alleine abheilen.

# Depression

Zustand bedrückter Gemütsverfassung mit pessimistischer Stimmungslage, negativer Einstellung zur Zukunft, Teilnahmslosigkeit, oft gemischt mit Schuldgefühlen und Misstrauen sowie sehr oft begleitet von körperlichen Symptomen wie allgemeines Krankheitsgefühl, Verdauungs-störungen, Schmerzen, Angstzustände; als potentielle Gefahr Selbsttötungsabsichten. Ursachen sind unverarbeitete bzw. unbewußte Konflikte, Stoffwechselstörungen im Gehirn, altersbedingte Gefäßerkrankungen im Gehirn, Reaktionen auf gravierende äußere Ereignisse wie Tod eines Angehörigen. Durch medikamentöse Therapie und Gesprächstherapie sind meist Verbesserungen bzw. Heilungen möglich.

# Dermatitis

Entzündung der Haut durch Krankheitskeime, Überempfindlichkeit gegen verschiedene Stoffe, chemische und physikalische Reize mit Rötung der Haut, Schwellung, Absonderung von Flüssigkeit, Bläschen, Krusten, Schuppenbildung und Juckreiz.

# Dermatomyositis

Bindegewebserkrankung mit Muskeln-, Hautentzündungen und typischen rotbläulichen Verfärbungen des Nasenrückens, der Wangen und Augenlider; seltene Autoimmunerkrankung.

# Desensibilisierung

*(Hyposensibilisierung)*
Unempfindlichmachen des Immunsystems gegen Stoffe, auf die sonst eine allergische Reaktion erfolgt; hauptsächlich zur Behandlung bei Überempfindlichkeit

**D**

Desensibilisierung

gegen Pollen (Heuschnupfen) oder Bienen- und Wespengift. Dem Patienten werden anfangs minimale, dann langsam steigende Dosen der Pollenart, gegen die er allergisch ist, unter die Haut gespritzt, dadurch kommt es zur Gewöhnung an den allergieauslösenden Stoff. Die Bereitschaft des Immunsystems zur allergischen Reaktion auf das verabreichte Allergen kann damit völlig verschwinden. Die Hyposensibilisierung kann auch oral, d. h. mit Tropfen zum Einnehmen durchgeführt werden.

# Diabetes mellitus
*(Zuckerkrankheit)*
Störung des Zuckerstoffwechsels mit Erhöhung des Blutzuckerspiegels. Ursache ist ein echter Insulinmangel (Typ 1, Auftreten schon im Kindes- oder jungen Erwachsenenalter) oder ein relativer Mangel bei Übergewicht (Typ 2, erst im höheren Alter). Diabetes mellitus stellt einen hohen Risikofaktor dar für Erkrankungen der Gefäße und der Nerven. Folgen sind oft Herzinfarkt, Schlaganfälle, Nierenversagen, Erkrankungen der Netzhaut mit Erblindung, Durchblutungsstörung in den Beinen.
Bei Typ 1 ist eine lebenslange Behandlung mit Insulin erforderlich, beim Typ 2 sind die wichtigsten Maßnahmen Gewichtsreduktion, vermehrte Bewegung und Reduktion der Kalorienzufuhr. Ergänzend medikamentöse Behandlung, evtl. auch Insulin.

# Dialyse
Physikalisches Verfahren zur Blutreinigung bei ungenügender Ausscheidungsfunktion der Niere.

# Dickdarmspiegelung
→ Coloskopie

# Digitus mortuus
Anfallsweises, oft schmerzhaftes Erblassen und Weißwerden von Fingern, hervorgerufen durch Kälteeinwirkung mit dadurch ausgelöster krampfartiger Gefäßverengung; meist harmlose, rasch rückläufige Fehlreaktion.

# Dioptrie
Maßeinheit für die Brechkraft einer Linse; zur Kennzeichnung von Konkav- oder Konvexgläsern wird ein Minus- bzw. Pluszeichen dem Messwert vorgestellt.

# Diphtherie
Akute Infektionskrankheit durch Diphtheriebakterien mit charakteristischen Belägen auf den Rachen- und Gaumenschleimhäuten, den Mandeln, der Nase mit Beteiligung des Gaumenzäpfchens und des Kehlkopfes; kann sich zu einer äußerst gefährlichen, tödlich endenden Erkrankung komplizieren; die beste Vorbeugung ist die wirksame und sichere Impfung.

**D**

Diabetes mellitus

# Diuretika

Die Harnausscheidung fördernde Arzneimittel; sie werden eingesetzt zur Ausschwemmung von Flüssigkeitsansammlungen im Körper bei Herzschwäche, Bluthochdruck und nachlassender Nierenfunktion.

# Divertikel

Ausstülpung der Wandung im Bereich des Verdauungstraktes z. B. an Speiseröhre, Magen, Dünndarm, Dickdarm oder Harnblase. Am häufigsten kommen Divertikel im Bereich des Dickdarms vor (Divertikulose). Problematisch ist die Entzündung eines oder mehrerer Divertikel im Dickdarm (Divertikulitis). Typische Symptome sind Schmerzen im linken Unterbauch mit Verstopfung oder Durchfall, Fieber, Gefahr durch Platzen von Divertikeln. Behandlung mit Antibiotika, evtl. Operation.

# Doping

Durch Medikamenteneinnahme bedingte Leistungssteigerung im Sport; kurzzeitig durch Aufputschmittel, mittel-/langfristig durch muskelaufbauende Präparate sowie die Blutbildung fördernde Medikamente; die meisten dieser Stoffe sind im Harn, Speichel oder Blut nachweisbar (Dopingkontrolle).

# Dornwarzen

→ Hühnerauge

# Drainage

Ableitung von Körperflüssigkeiten mit Hilfe eines Schlauches aus Körperhöhlen oder Organen nach Verletzungen und bei bestimmten Erkrankungen; vorübergehende chirurgische Maßnahme.

# Drüse

Organ, welches Flüssigkeiten bildet und diese nach außen hin, z. B. auf die Haut und Schleimhäute abgibt oder nach innen ins Blut in das Lymphsystem, den Darm oder die Bronchien.

# Dupuytren'sche Kontraktur

Erkrankung des Bindegewebes der Handfläche unklarer Ursache, meist um das 40. Lebensjahr beginnend mit Bildung von Knötchen in der Hohlhand in Verlängerung des vierten und fünften Fingers; meist bei Männern, Entwicklung eines Narbenstranges, der den vierten und fünften Finger in Richtung Handfläche zieht. Behandelbar durch konservative Maßnahmen oder Operation.

# Durchfall

*(Diarrhoe)*
Häufige, meist sehr dünnflüssige Entleerung des Darminhaltes; Ursache können akute Erkrankungen wie Infektionen, Vergiftungen, aber auch starke psychische

Durchfall

Belastungen wie Stress und Angst sein, Durchfall ist auch Begleitsymptom vieler schwerer Erkrankungen wie Colitis oder Krebs.

# Dysmenorrhoe

Schmerzhafte Monatsblutung der Frau, die mit kolikartigen Schmerzen im Unterleib einhergeht, zudem meist Rückenschmerzen und allgemeines Unwohlsein. Diese Erscheinungen sind nicht unbedingt krankhaft; sie kommen bei vielen Frauen ohne organische Ursache vor, können jedoch auch als Folge von Erkrankungen der Gebärmutter (z. B. Entzündung der Gebärmutterschleimhaut, Tumore) oder Hormonstörungen auftreten.

# Dyspnoe

Kurzatmigkeit; Störung der Atmung verbunden mit Atemnot auf Grund von Erkrankungen der Lunge, des Herzens und des Blutes, evtl. auch hervorgerufen durch Verletzung oder Vergiftung.

# Echinokokkose

Durch Eier von Bandwürmern bedingte Erkrankung des Menschen; die Larven befallen meist die Leber, aber auch die Lunge, Milz, Nieren sowie das Gehirn; dort bilden sich große Zysten, die zu schweren Allgemeinsymptomen führen und die Organe zerstören können; oft tödlich endende Erkrankung.

# Echokardiografie

Ultraschalluntersuchung des Herzens.

# Effluvium

→ Alopezie

# Eigenblutbehandlung

*(Autohämotherapie)*
Unspezifische naturheilkundliche Reiztherapie durch Einspritzen kleiner Mengen von entnommenem Eigenblut in die Gesäßmuskulatur, z. B. zur Stärkung der körpereigenen Abwehr, bei Allergien und Rheuma. Kann anstelle der Injektionsbehandlung auch oral mit Tropfen zum Einnehmen durchgeführt werden.

# Eierstock

*(Ovar)*
Paarig angelegte Keimdrüsen der Frau, in denen die Eizellen heranreifen. In ihnen können Zysten und auch bösartige Tumore entstehen; während der geschlechtsreifen Phase der Frau produzieren die Eierstöcke Hormone (Östrogene) sowie während der Schwangerschaft das so genannte Gelbkörperhormon (Progesteron).

# Eileiter

*(Tube)*
Röhrenförmiges Organ, durch das die herangereifte Eizelle aus dem Eierstock in

**E**

Dysmenorrhoe

die Gebärmutter gelangt. In den meisten Fällen ist der Eileiter der Ort, in dem es zur Befruchtung durch die Samenzelle kommt; gelegentlich nistet sich die befruchtete Eizelle im Eileiter ein; dies führt zur Eileiterschwangerschaft, die durch starke einseitige Schmerzen und Blutungen aus der Scheide auffällt und meist eine operative Therapie nötig macht. Der Eileiter kann sich durch über die Scheide aufsteigende Infektionen entzünden (Adnexitis), einhergehend mit starken Schmerzen und Fieber; diese Entzündungen führen oft zu Verklebungen im Eileiter, die zu Unfruchtbarkeit führen können. Die Behandlung der Entzündung erfolgt durch Antibiotika.

# Eisenmangel

Verringerter Eisengehalt des Blutes; tritt meist als Folge von Fehlernährung, Infektionen oder Blutverlust auf, z. B. nach der Monatsblutung, selten infolge von Darmerkrankungen; führt zu Blutarmut mit den allgemeinen Zeichen nachlassender Leistung, Schwindel, Müdigkeit, Schwäche und Kreislaufstörungen.

# Eiter

*(Pus)*
Dickflüssiges Sekret in infizierten Wunden und Abszessen, welches aus weißen Blutkörperchen, abgestorbenen Gewebezellen und Eitererregern wie z. B. Bakterien besteht.

# Eiter-/Grindflechte

*(Impetigo)*
Infektion der Haut, durch bestimmte Bakterien (Staphylokokken, Streptokokken) hervorgerufen, mit erheblicher Ansteckungsgefahr; vor allem im Gesicht auftretende flache Bläschen, die aufplatzen oder aufgekratzt werden, das Zentrum trocknet ein, es bildet sich ein runder Herd mit Wachstumstendenz und Hinterlassen eines rötlichen Fleckes; meist honiggelbe Krusten auf den befallenen Hautstellen; meist bei Kindern um Nase und Mund auftretend sowie an den Händen; gut durch äußere Behandlung oder Antibiotika therapierbar.

# Eiweiß

*(Protein)*
Aus Aminosäuren gebildete organische Verbindung, die für den Aufbau und das Fortbestehen des Organismus als ein wichtiges Bauelement unentbehrlich ist.

# Ejakulation

Samenerguss; die beim Mann während des Orgasmus ausgelöste Ausstoßung von Samen und Prostataflüssigkeit aus dem Penis.

# Ekstase

Extreme, rauschartige, starke Empfindungen auslösende Gemütsverfassung, oft mit Auflösung des Persönlichkeitsempfin-

**E**

Ekstase

dens und logischem Denken verbunden, mit schwankender Grenze des Ich, des Gegenstandsbewusstseins und der Kritikfähigkeit; kann auch im Rahmen von Drogenmissbrauch oder Massensuggestionen vorkommen.

# Ekzem
Erkrankung der Haut mit Rötung, Bläschen- und Schuppenbildung aus verschiedensten Ursachen.

# Elektro-encephalografie
Aufzeichnung der elektrischen Aktivität des Gehirns mittels Elektroden; wird zur Diagnose von Gehirnerkrankungen wie Epilepsie und Gehirntumoren verwendet.

# Elektrokardiogramm
Herzstromkurve; Aufzeichnung der elektrischen Erregungsausbreitung im Herzen mittels Elektroden, die auf der Körperoberfläche befestigt werden; zur Diagnostik von z. B. Herzrhythmusstörungen oder Durchblutungsstörungen des Herzens wie Angina pectoris und Herzinfarkt.

# Embolie
Plötzlicher Verschluss eines Blutgefäßes (Arterie) durch einen Blutpfropf; das normalerweise von diesem Blutgefäß ver-

sorgte Organ wird in seiner Funktion eingeschränkt oder fällt aus. Häufigste Form ist die Loslösung von Blutpfröpfen bei Herzklappenerkrankungen, Herzinfarkt, Herzbeutelentzündung. Bei der Lungenembolie stammt der losgelöste Blutpfropf aus den tiefen Beinvenen, meist nach einer Beinvenenthrombose. Durch medikamentöse oder operative Therapie muss schnellstmöglich versucht werden, die Durchblutung des verstopften Gefäßes und damit die Blutversorgung des betroffenen Organes wieder herzustellen.

# Embryo
Aus der befruchteten Eizelle entstandenes ungeborenes Kind bis zum Ende des dritten Schwangerschaftsmonats.

# Encephalitis
Akute oder chronische Entzündung des Gehirns als Folge einer Infektion; schwerwiegende Erkrankung. Bleibende Beeinträchtigung der Hirnleistung möglich.

# Enddarmspiegelung
→ Rektoskopie

# Endemie
Krankheit, die auf eine bestimmte geografische Region beschränkt ist, von der ein größerer Anteil der Bevölkerung betroffen ist.

# Endokarditis

Entzündung der Herzinnenhaut und oft der Herzklappen auf Grund von Infektionen (evtl. bakteriell) oder als Folgeerscheinung von Infektionen; schwere Erkrankung des Herzens mit der Gefahr von Herzklappendefekten, Embolien und bleibender Herzschwäche.

# Endokrinologie

Medizinischer Teilbereich, der sich mit den Funktionen und der Regulation des endokrinen Systems, insbesondere des Hormonsystems befasst.

# Endometriose

Gutartige Wucherung von Gebärmutterschleimhaut außerhalb der Innenschicht der Gebärmutter; oft inselartig verstreut im Becken der Frau; das Wachstum ist hormonabhängig und kommt daher nur im geschlechtsreifen Alter vor; geht einher mit starken Beschwerden vor und während der Regelblutung; bei chronischen und anhaltenden Beschwerden ist eine operative Entfernung dieser Endometrioseherde notwendig.

# Endorphine

Körpereigene Eiweißstoffe mit opiatartiger Wirkung, die im Gehirn gebildet werden und ähnlich wie Analgetika schmerzstillend, temperatursenkend und euphorisierend wirken.

# Endoskop

Mit einer Lichtquelle und einem optischen System versehenes röhrenförmiges Instrument, das die Betrachtung einer Körperhöhle oder eines Hohlorgans wie z. B. des Magens oder Darms ermöglicht.

# Entzündung

Reaktionsablauf des Körpers, speziell des Bindegewebes und der Blutgefäße auf einen äußeren oder inneren Reiz um diesen zu beseitigen oder zu inaktivieren; Krankheitszeichen sind Rötung, Erwärmung, Schwellung, Schmerz und Funktionsbeeinträchtigung des betroffenen Körperteils.

**E**

# Enuresis

Einnässen; das unbeabsichtigte und unwillkürliche Harnlassen bei Kindern nach dem vierten Lebensjahr; Ursache kann eine verzögerte Entwicklung sein, auch Fehlbildungen oder Erkrankungen der Harnwege (Niere, Harnleiter, Harnblase) sind möglich; Wiedereinnässen nach erfolgter Sauberkeitsentwicklung kann Ausdruck einer seelischen Störung in Konfliktsituationen sein.

# Enzym
*(Ferment)*
Eiweißkörper, der als biologischer Katalysator chemische Reaktionen im Körper in Gang setzt.

Enzym

# Epidemie

Infektionskrankheit, an der zu einer bestimmten Zeit in einer bestimmten Gegend viele Menschen erkranken; wird entweder von Mensch zu Mensch durch Ansteckung oder durch tierische Überträger oder infizierte Nahrungsmittel verbreitet.

# Epiglottitis

*(Kehldeckelentzündung)*
Durch bakterielle Infektion bedingte Entzündung mit starker Schwellung des Kehldeckels (Epiglottis). Durch diese Schwellung kann es zu einer schweren Atembehinderung mit Verschluss der Atemwege kommen. Seltene, aber bedrohliche Erkrankung des Kleinkindalters mit Atemnot, Speichelbildung, kloßiger Sprache, Fieber.

# Epilepsie

Fallsucht; Krankheit in Folge einer Gehirnschädigung, z. B. durch Verletzung, Infektion, Vergiftung oder Hirntumor sowie oft auch ungeklärter Ursache; Krankheitszeichen sind oft minutenlang andauernde Anfälle, bei denen der Kranke zu Boden fällt, sich alle Muskeln verkrampfen und/oder unwillkürliche Muskelzuckungen auftreten, Schaumbildung vor dem Mund und meist unwillkürliche Blasen- und Darmentleerung erfolgt. Bei kleineren Anfällen oft nur Schwindelgefühl, Dämmerzustände oder Zucken einzelner Körper-

teile; durch medikamentöse und operative Therapie behandelbar.

# Epiphysiolyse

Abrutschen oder Abbrechen eines Knochens im Bereich der Wachstumsfuge, oft im Bereich des Hüftkopfes bei Kindern. Typische Symptome bei Kindern sind Knieschmerzen und Hinken.

# Erektion

*(Aufrichtung)*
Steifwerden von Penis, Klitoris oder den Brustwarzen als Folge von sexueller Erregung oder sonstiger Reizung durch vermehrte Blutfüllung in den Schwellkörpern.

# Erfrierung

Verletzung durch Kälteeinwirkung mit starker Rötung, Ansammlung von Wasser unter der Haut, Blasenbildung sowie Durchblutungsstörungen. Der Grad einer Erfrierung hängt ab von der Dauer der Kälteeinwirkung, der Temperatur und den betroffenen Körperteilen.

# Erythrozyt

Das rote Blutkörperchen, welches mittels des in ihm enthaltenen Hämoglobins den Sauerstofftransport innerhalb des Körpers ermöglicht. Beim Mangel kommt es zur Blutarmut (Anämie).

E

Epidemie

# Euphorie

Gesteigertes Lebens- und Glückgefühl, welches den äußeren objektiven Gegebenheiten nicht angemessen ist; kann nach Einnahme von Rauschmitteln auftreten, aber auch als Nebenwirkung von Medikamenten und sonstigen Gehirnprozessen.

# Euthanasie

Sterbehilfe bei unheilbar kranken Menschen; passive Euthanasie bedeutet das Absetzen von lebensverlängernder Behandlung, aktive Euthanasie die Verabreichung von Medikamenten in tödlicher Dosis. Aufgrund ethischer Überlegungen sind beide Varianten umstritten.

# Exanthem

Hautausschlag; meist am ganzen Körper, meist in Folge von Infektionen, typisch für die so genannten Kinderkrankheiten, z. B. Masern, Röteln und Scharlach; auch als Folge von Impfungen und als allergische Reaktion möglich.

# Exostose

Umschriebene, von der Knochenoberfläche nach außen gerichtete Knochenneubildung als Reaktion auf mechanische oder entzündliche Reize; gutartig; operative Therapie, wenn andere Gewebestrukturen durch die Exostose geschädigt werden.

# Exsikkose

Austrocknung des Körpers bei starkem Flüssigkeitsverlust z. B. bei Durchfall, Erbrechen, starkem Schwitzen, Salzmangel oder bei zu geringer Flüssigkeitsaufnahme.

# Extrasystole

Vorzeitige Kontraktion des Herzens außerhalb des normalen Rhythmus, oft harmlos und ohne Krankheitswert; bei häufigem, schnellem und kombiniertem Auftreten gefährlicher und behandlungsbedürftig.

# Fango

Mineralischer Heilschlamm, der in Form von Bädern oder Umschlägen verabreicht wird und durch seine Wirkstoffe und Wärmewirkung Linderung bei Beschwerden des Bewegungsapparates schafft.

# Faszie

Bindegewebige Hülle, die die einzelnen Muskeln des Skeletts umgibt, und Muskelgruppen voneinander abgrenzt.

# Fazialislähmung

*(Facialisparese)*

Lähmung der vom Nervus fazialis versorgten Gesichtsmuskulatur durch Infektion oder Verletzung, meist einseitig, betrifft den Mund-, Augen- und Stirnbereich, in schweren Fällen kann das Auge nicht

F

Fazialislähmung

mehr geschlossen werden, Stirnrunzeln nicht mehr möglich und aktive Mundbewegung deutlich beeinträchtigt; oft langwieriger Verlauf mit meist guter Rückbildungstendenz. Kann durch Borreliose ausgelöst werden.

# Faulecke
*(Perleche)*
Entzündlicher Einriss der Mundwinkel, manchmal durch Bakterien- oder Pilzinfektion. Entstehung begünstigt durch Blutarmut, Vitamin B2-Mangel, Diabetes mellitus, Zinkmangel.

# Feigwarzen
*(Condylomata acuminata)*
Durch Viren verursachte warzenähnliche Wucherung der Haut im Genital- und Analbereich, durch Geschlechtsverkehr übertragbar; kleine, knotige Gebilde mit verhornender Oberfläche, oft hahnenkamm- oder blumenkohlähnlich; Behandlung durch Operation, Laser- oder Kältebehandlung; oft mehrmalige Behandlung nötig.

# Feldenkrais-Methode
Körpertherapie, die die eigene Wahrnehmung des Körpers bei Bewegungen schult. Ziel ist eine Vergrößerung des Bewegungsspielraumes oder Entdecken einer schmerzfreien Bewegungsmöglichkeit durch „Bewusstheit durch Bewegung", kann in Einzel- oder Gruppentherapie durchgeführt werden. Entwickelt nach Moshe Feldenkrais, kann als Bewegungstherapie nach Verletzungen oder Unfällen oder bei Gelenk- oder Rückenschmerzen eingesetzt werden. Auch bei psychosomatischen Krankheiten anwendbar.

# Feinnadelbiopsie
Zur Entnahme von Gewebsproben entwickelte Technik, bei der mit Hilfe einer feinen Nadel Zellen oder Flüssigkeit aus inneren Organen geholt werden können, um sie einer weiteren Diagnostik zuzuführen.

# Fersensporn
Spitze, dornartige Ausziehung am Fersenbein zehenwärts gerichtet, durch Zug der dort entspringenden Fußmuskel sowie der Fußsohlensehne; häufiges Leiden, welches nur gelegentlich, dann aber einen sehr starken Schmerz über dem Sporn bei Belastung verursacht. Durch Entlastung und Injektionen sowie Dehnungsübungen behandelbares Leiden.

# Fettgewebsgeschwulst
*(Lipom)*
Gutartige, langsamwachsende meist kugelige oder längliche Geschwulst aus sich

Faulecke

vergrößernden und vermehrenden Fettgewebszellen, bevorzugt im Unterhautzellgewebe; harmloser Tumor, der operativ entfernt werden kann. Bei der Lipomatose kommt es zu einem Auftreten von mehreren Lipomen.

# Fettleber

Auf Grund von Fetteinlagerungen vergrößerte Leber; Hauptursache sind Übergewicht, Alkoholmissbrauch, übermäßige Nahrungszufuhr und Diabetes mellitus; im Blut durch Erhöhung der Leberenzyme und mittels Ultraschalluntersuchung nachweisbar; bei Fortfall der schädigenden Ursache voll rückbildungsfähig.

# Fettsucht
*(Adipositas)*

Bezeichnet die Vermehrung von Fettgewebe am gesamten Körper; überwiegend Folge übermäßiger Nahrungsaufnahme, selten als Symptom von Stoffwechselerkrankungen.

# Fetus

Bezeichnung für das ungeborene Kind ab dem vierten Schwangerschaftsmonat bis zum Ende der Schwangerschaft.

# Fibrin

Produkt der Blutgerinnung, welches aus im Blut gelösten Vorstufen entsteht, netzförmige Strukturen bildet und sich zu Blutgerinnseln formiert.

# Fibromyalgie

Erkrankung von Muskulatur und Bindegewebe mit unklarer Ursache, meist bei Frauen mit Schmerzen in der Muskulatur, oft mit typischen schmerzhaften Druckpunkten, meist mit seelisch-psychischen Begleitsymptomen.

# Fieber

Erhöhung der Körpertemperatur über den Normalwert von 37 bis 37,5 Grad Celsius; meist als Zeichen der einsetzenden Abwehrreaktion des Körpers gegen Krankheitserreger; Fieber ist nur ein Krankheitssymptom und keine Erkrankung an sich. Wichtig ist deshalb die Suche nach der Fieberursache. Am häufigsten tritt Fieber im Rahmen von Infektionen durch Viren, Bakterien oder Parasiten auf, kann auch nach größeren Verletzungen oder Operationen oder bei chronischen Erkrankungen (z. B. Colitis, Rheuma, Leukämie) auftreten, auch als Reaktion nach Impfungen oder Medikamenten. Fieber ist ein Versuch des Körpers, durch Erhöhung der Körpertemperatur, die Krankheitserreger im Körper zu beseitigen und sollte deshalb nicht sofort durch Medikamente gesenkt werden. Erst bei einer Temperatur ab 41 Grad Celsius muss eine Fiebersenkung mit Medikamenten oder physikalisch (Abkühlung, Wadenwickel) herbeigeführt

**F**

Fieber

werden. Im Säuglings- und Kleinkindalter tritt Fieber besonders häufig auf, bei raschem Fieberanstieg gelegentlich mit Fieberkrämpfen einhergehend. In diesen Fällen ist eine Behandlung durch den Arzt erforderlich.

## Fieberkrampf

Bei Säuglingen und Kleinkindern plötzlich auftretender Anfall mit meist kurzzeitiger Bewusstlosigkeit, Zucken des gesamten Körpers, Verdrehen der Augen und kurzzeitigem Atemstillstand; bei Fieberanstieg im Rahmen von Infektionen, meist harmlose Erkrankung, jedoch abklärungsbedürftig; medikamentöse Behandlung ist möglich, insbesondere allerdings die Behandlung der ursächlichen Infektion notwendig.

## Fixateur, externe

Metallstabkonstruktion zur Stabilisierung von Knochenbrüchen; diese Konstruktion wird außerhalb des Körpers unter Durchspießung der Haut und Fixierung der Knochenteile angebracht.

## Fluor genitalis

Vermehrte Bildung von Sekret in der Scheide mit Ausfluss als Folge unterschiedlicher Reize und Infektionen, gelegentlich auch auf eine bösartige Erkrankung hinweisend; oft mit Juckreiz und Schmerzen einhergehend.

## Fokus

Ein Herdgeschehen im Körper, von dem man annimmt, dass es eine über seine nähere Umgebung hinausgehende krankheitserzeugende Fernwirkung besitzt, z. B. vereiterter Zahn, der Herzrhythmusstörungen oder Schmerzzustände an anderen Körperteilen hervorrufen kann.

## Fontanellen

Angeborene natürliche Knochenlücken im Schädeldach eines Neugeborenen, die gut tastbar sind und sich normalerweise bis zum Ende des zweiten Lebensjahres von selbst verschließen; bei starker Vorwölbung oder Einziehung Hinweis auf Erkrankungen des Gehirns oder beginnender Austrocknung.

## Franzbranntwein

Alkoholhaltige Flüssigkeit mit pflanzlichen Essenzen zum Einreiben des ganzen Körpers, regt die Durchblutung an; wirkt wohltuend bei Muskel- und Gliederschmerzen und findet häufig Anwendung bei der Pflege bettlägeriger Patienten.

## Frigidität

Unvermögen der Frau, sexuellen Kontakt mit Männern als befriedigend zu erleben; die Ursachen hierfür können in der Partnerschaft, am Partner, aber auch in Fehlerziehung, schlechten Erfahrungen mit früheren Beziehungen und mangelnder

Fieberkrampf

Geschlechtsreife liegen. Der Begriff gilt inzwischen als veraltet und sollte wegen seiner abwertenden, die Ursache nicht erfassenden Bezeichnung nicht mehr verwendet werden.

# Frischzellentherapie

Umstrittene Methode der Behandlung von Krankheiten durch Injektion von Zellen von frisch geschlachteten Tieren, meist Schafsembryonen; die Frischzellentherapie wird unter anderem zur Stärkung der körpereigenen Abwehr und als Verjüngungsmethode empfohlen.
Wissenschaftlich ist die Therapieform statistisch völlig unzureichend belegt; die Gefahr schwerwiegender Schäden im Rahmen von allergischen Reaktionen oder der Übertragung von Infektionen wie BSE kann nicht ausgeschlossen werden. Fertigarzneimittel, die Frischzellen enthalten, sind eben aus diesem Grund in Deutschland seit 1988 nicht mehr zugelassen.

# Frostbeule

Durch wiederholte Kälteeinwirkung entstandene Gewebeschädigung mit anhaltender Durchblutungsstörung; tritt vor allem an den Zehen auf; macht sich bemerkbar durch eine bläuliche Verfärbung bei Abkühlung und eine leuchtend rote bei Erwärmung. Die betroffenen Bereiche sind besonders anfällig für Blasenbildung.

# Fruchtwasser-punktion

*(Amniozentese)*
Diagnostisches Verfahren, um Erkrankungen des ungeborenen Kindes im Mutterleib erkennen zu können. Dabei wird in der frühen Schwangerschaft (meist in der 16. bis 18. Woche) unter Ultraschallkontrolle eine Kanüle durch die Bauchdecke in die Gebärmutter eingeführt und Fruchtwasser entnommen und dieses einer Analyse hinsichtlich Chromosomenzahl und -form sowie verschiedener Stoffwechselerkrankungen unterzogen. Wird routinemäßig empfohlen bei Frauen ab 35 Jahren. Gefahr der dadurch ausgelösten Fehlgeburt liegt bei ca. 0,5–1%, bei auffälligem Befund werden häufig schwere Gewissenskonflikte durch die dann erforderliche Entscheidung, ob die Schwangerschaft abgebrochen oder fortgeführt werden soll, ausgelöst.

# Frühgeburt

Vorzeitige Geburt vor der 37. Schwangerschaftswoche, aus natürlicher Ursache wie Schwäche des Muttermundes oder vorzeitiger Wehentätigkeit oder aus medizinischer Indikation, z. B. Schwangerschaftsvergiftung (Praeklampsie) der Mutter oder Mehrlingsschwangerschaft. Die derzeit mögliche Überlebensgrenze für Frühgeborene liegt bei Geburt in der 24. Schwangerschaftswoche, allerdings ist die Gefahr von bleibenden Beeinträch-

**F**

Frühgeburt

tigungen bei diesen extrem früh geborenen Kindern sehr hoch.

# Furunkel

Schmerzhafte eitrige Entzündung eines Haarbalges durch Bakterien. Tritt auf bei Hauterkrankungen oder als Absiedlung eitriger Prozesse als einzelner Furunkel, evtl. schubweise.

# Fußpilz

Pilzbefall der Zehenzwischenräume und der Fußsohle, einhergehend mit Juckreiz, Entzündung und schuppigem Ausschlag, teils mit Bläschenbildung. Ursache sind häufig übermäßiges Schwitzen oder Infektionen im Schwimmbad. Es besteht die Gefahr des Nagelbefalls.

# Gallenblasen-entzündung

*(Choleszystitis)*
Entzündung der Gallenblasenwand meist verursacht durch Bakterien; fast immer bei gleichzeitig vorhandenen Gallensteinen, mit starken Schmerzen im rechten Oberbauch, Übelkeit, Erbrechen und Fieber. Kann zu einer Gallenkolik führen. Schwerwiegende Erkrankung, die eine Krankenhausbehandlung erforderlich macht; nach Abklingen der akuten Entzündungssymptomatik ist es sinnvoll, die Gallenblase operativ zu entfernen.

# Gallenkolik
→ Gallensteine

# Gallensteine

Steinartige Gebilde der Gallenblase oder der Gallenwege mit unterschiedlicher Zusammensetzung, entstehen aus Ablagerungen der Galleflüssigkeit wie Cholesterin, Eiweißen, Kalzium, Gallenfarbstoffen; unterschiedliche Größe, Menge und Form. Können eine Gallenblasenentzündung oder Gallenkolik bewirken, machen oft auch keinerlei Beschwerden. Eine Gallenkolik tritt mit plötzlichen krampfartigen Beschwerden im rechten Oberbauch auf mit Ausstrahlung in die rechte Brustseite, Schulter und Rücken.

# Gastritis

Entzündung der Magenschleimhaut, durch äußere oder innere Ursachen akut oder chronisch; als Folge von Infektionen, Aufnahme zu schwerer, zu fetter oder stark gewürzter Speisen oder Überempfindlichkeit. Sie führt zu Druckschmerz in der Magengegend, Brechreiz, Sodbrennen, schlechtem Geschmack im Mund.

# Gastroenteritis

Schleimhautentzündung des Magens, des Dünndarms und evtl. des Dickdarms auf Grund einer Infektion; verursacht Erbrechen, Übelkeit, Bauchschmerzen und Durchfall. Meist virale Infektion, Krank-

**G**

Furunkel

heitsverlauf meist selbstlimitierend. Medikamentöse Behandlung nur selten erforderlich.

# Gastroskopie
*(Magenspiegelung)*
Das Einführen eines mit einer Glasfaseroptik ausgestatteten schlauchförmigen Instrumentes zur Betrachtung der Speiseröhre, des Magens, des Zwölffingerdarms und eventuellen Gewebeentnahme.

# Gebärmutter
*(Uterus)*
In der Mitte des kleinen Beckens der Frau, zwischen Harnblase und Darm gelegenes birnenförmiges muskuläres Hohlorgan; bei der Schwangerschaft nistet sich die befruchtete Eizelle in der Schleimhaut der Gebärmutter ein und reift dort heran. Man unterscheidet zwischen Gebärmutterkörper, in dem der Embryo heranwächst und Gebärmutterhals, zu dem sich die Gebärmutter nach unten verengt und in die Scheide einmündet. Bei der Monatsblutung wird die während des Monatszyklus aufgebaute Gebärmutterschleimhaut abgestoßen.

# Gebärmuttersenkung
*(Deszensus uteri)*
Bei Schwäche oder Defekt des Beckenbodens kommt es zum Tiefertreten der Gebärmutter in die Scheide mit Symptomen des Druckgefühls, der Rückenschmerzen und des tastbaren Hervortretens des Muttermundes; meist operative Therapie sinnvoll und nötig. In leichteren Fällen auch Besserung durch Beckenbodengymnastik möglich.

# Gehirnerschütterung
*(Commotio cerebri)*
Folge von stumpfer Gewalteinwirkung auf den Schädel mit kurzer Bewusstseinstrübung oder Bewusstseinsverlust, immer begleitet mit Übelkeit und Brechreiz sowie Erbrechen; meist komplikationslose Besserung ohne besondere Behandlung.

# Gelbfieber
Durch eine Stechmücke übertragene Viruskrankheit, bei der es zu Fieber, Gelbsucht, Leber- und Nierenschädigung sowie Bluterbrechen kommt; in 80 % tödlich endende Erkrankung durch Leber- und Nierenversagen; die Gelbfiebererkrankung tritt nur in den Tropen auf; zur Prophylaxe gibt es eine Schutzimpfung, die nur von anerkannten Impfstellen durchgeführt werden darf.

# Gelbkörper
Nach dem Eisprung aus dem Follikel entstehende gelblich aussehende Drüse am Ovar; wird das Ei nicht befruchtet, bildet sich der Gelbkörper zurück; Produktionsstätte des Gelbkörperhormons (Proges-

**G**

Gelbkörper

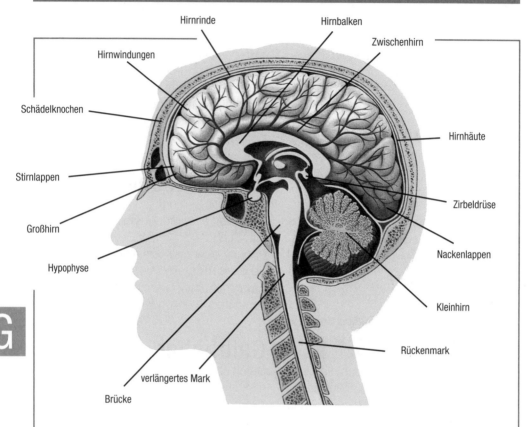

Hirnrinde

Hirnbalken

Zwischenhirn

Hirnwindungen

Schädelknochen

Hirnhäute

Stirnlappen

Zirbeldrüse

Großhirn

Nackenlappen

Hypophyse

Kleinhirn

Rückenmark

verlängertes Mark

Brücke

**G**

## Das Gehirn

Das Gehirn ist jener Teil des **Zentralen Nervensystems**, der sich gut geschützt im Schädel befindet und in welchem alle bedeutenden Schalt- und Steuerungszentren des Körpers angesiedelt sind. Das menschliche Gehirn gliedert sich in den **Hirnstamm**, der in das Rückenmark hinüberleitet, das **Klein-** und das **Großhirn**, welches aus zwei stark gefurchten Halbkugeln besteht. Diese durch einen tiefen Einschnitt voneinander separierten Halbkugeln (linke und rechte **Großhirnhemisphäre**) werden durch den sog. **Hirnbalken**, einen plattenförmigen Nervenstrang, miteinander in Verbindung gesetzt. Die Oberfläche des Großhirns setzt sich aus zahlreichen Windungen zusammen, die wiederum mehrere Hirnlappen herausbilden. Überdeckt werden das Großhirn und die beiden Hirnstammganglien (**Basalganglien, Streifenhügel**) von der nur 3 mm dicken Großhirnrinde aus grauer Substanz, die rund 14 Milliarden Nervenbahnen enthält. Das bei einem erwachsenen Menschen ca. 1,3 kg schwere Gehirn ist das Organ der Wahrnehmung, Speicherung und Verarbeitung jeglicher Umweltreize und definiert Bewusstsein und Intelligenz.

Gehirn

teron), das die Einnistung der befruchteten Eizelle in die Gebärmutterschleimhaut und die Aufrechterhaltung der Schwangerschaft in den ersten Wochen unterstützt. Bei ausbleibender Befruchtung verkümmert der Gelbkörper.

# Gelbsucht
*(Ikterus)*
Gelbliche Färbung der Haut, Schleimhäute und innere Organe durch Übertritt von Gallenfarbstoffen aus dem Blut in das Körpergewebe. Sie ist ein Symptom verschiedener Krankheiten z. B. einer Leberentzündung (Hepatitis), eines Verschlusses der Gallenwege oder von Tumoren im Bereich der Leber, der Bauchspeicheldrüse und der Gallenblase.

# Gelenk
Bewegliche Verbindung zweier oder mehrerer Knochen; die von Knorpeln überzogenen Gelenkflächen sind durch den Gelenkspalt voneinander getrennt; von außen ist das Gelenk von einer Gelenkkapsel umschlossen, deren Innenhaut produziert die Gelenkschmiere. Sehnen, Muskeln und Bänder sorgen für weiteren Halt und Beweglichkeit.

# Gelenkkontraktur
Einschränkung bis Aufhebung der Gelenkbeweglichkeit durch Verkürzungen und Verwachsungen von Sehnen, Bändern und Gelenkkapseln nach Verletzungen oder Entzündungen; durch gezielte Krankengymnastik oder operative Therapie behandelbar.

# Geriatrika
Bestimmte Arzneimittel, die eine Steigerung der körperlichen und geistigen Leistungsfähigkeit älterer Menschen bewirken sollen; meist Vitaminpräparate, Enzyme, durchblutungsfördernde Mittel oder Hormonpräparate, allesamt mit fragwürdigem Nutzen.

# Gerontologie
*(Altersforschung)*
Wissenschaft, die sich mit den Alterungsvorgängen des Menschen beschäftigt.

# Gerstenkorn
*(Hordeolum)*
Eine Infektion der Liddrüsen durch Bakterien (Staphylokokken oder Streptokokken) mit Eiterdurchbruch nach außen, häufig wiederholt vorkommend.

# Geschlechtskrankheit
Ansteckende Krankheit, die vorwiegend durch Geschlechtsverkehr übertragen wird wie z. B. Gonorrhoe (Tripper), Syphillis (weicher Schanker), Genitalherpes, in neuerer Zeit auch AIDS sowie Hepatitis B und C.

**G**

Geschlechtskrankheit

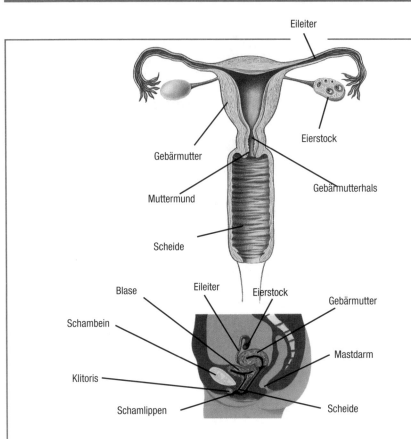

Eileiter

Gebärmutter

Muttermund

Scheide

Eierstock

Gebärmutterhals

Blase

Eileiter

Eierstock

Gebärmutter

Schambein

Mastdarm

Klitoris

Schamlippen

Scheide

## Die weiblichen Geschlechtsorgane

Zu den äußeren Geschlechtsorganen der Frau zählen die Brüste, Schamlippen und Klitoris und Scham-teile, die inneren Geschlechtsorgane bestehen aus den beiden Eierstöcken und Eileitern, der Gebär-mutter und der Scheide. Die als **Eierstöcke** bezeichneten weiblichen Keimdrüsen definieren sich als ein Paar mandelförmiger Körper, welche bei einer gesunden erwachsenen Frau rechts und links im Unter-bauch zwischen Gebärmutter und Beckenwand angeordnet sind. In den Eierstöcken sind nicht nur die Eizellen, sondern sie bilden in ihrer Funktion als endokrine Drüsen auch weibliche Sexualhormone. Das etwa 10 cm lange Hohlorgan, das die Verbindung zwischen Eierstock und Gebärmutter herstellt, ist der **Eileiter**. Zum Zeitpunkt des Eisprungs, wenn sich eine reife Eizelle aus dem Eierstock löst, erweitert der Eileiter eine trompetenartige Öffnung, um das Ei aufzunehmen und es in die Gebärmutter zu transpor-tieren. Die **Gebärmutter**, die von unten durch Muttermund und Gebärmutterhals begrenzt wird, ist vom Bauchfell überzogen und zeichnet sich durch ihre kräftige Muskulatur aus. In jedem Menstruations-zyklus wird eine dicke Schleimhaut aufgebaut, um das Einnisten eines befruchteten Eis zu begünstigen.

G

Geschlechtsorgane

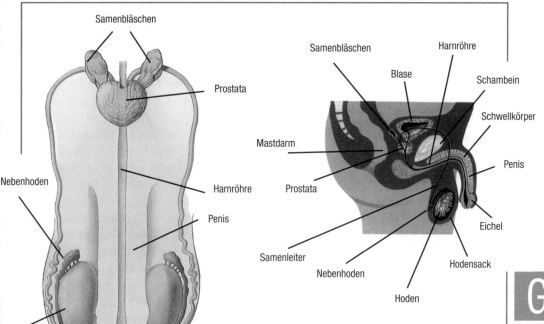

## Die männlichen Geschlechtsorgane

Die männlichen Geschlechtsorgane setzen sich zusammen aus den Hoden, Nebenhoden, Samenleitern, Samenblasen, der Prostata und dem Penis mit Hodensack.

Die Hoden haben eine leicht ovale Form, wobei der linke **Hoden** ein wenig größer ist. In den Hoden werden in komplizierten Vorgängen die **Samen** (Spermien) gebildet, die etwa 50–60 Tausendstel Millimeter lang sind und aus Kopf, Hals, Mittelstück und Schwanz bestehen. Die **Nebenhoden** sind eng mit der Hinterwand des Hodens verwachsen und fungieren als Samenspeicher. Die Fortsetzung der Nebenhodengänge bilden die **Samenleiter**, die in die **Prostata** (Vorsteherdrüse) eintreten und dann in die Harnröhre münden, durch welche der Samen nach außen dringen kann. Da die **Samenbläschen**, die als Samenbehälter dienen, und die Prostata ein flüssiges Sekret bilden, welches mit dem Samen vermischt wird, ist der Samen bei der Ejakulation ebenfalls flüssig. Der **Penis** gliedert sich in Wurzel, Körper und Eichel, wobei um die Harnröhre herum drei Schwellkörper gruppiert sind. Diese Schwellkörper werden bei Erregung rasch mit Blut angefüllt und ermöglichen die Erektion.

Geschlechtsorgane

# Gesichtsfeld

Derjenige Bereich der Umgebung, der bei Geradeausblick und unbewegtem Auge betrachtet werden kann.

# Gesichtsneuralgie

→ Trigeminusneuralgie

# Gesprächstherapie

Psychotherapeutisches Verfahren zur Erkennung und Bewältigung psychischer und psychosomatischer Störungen durch Gespräch zwischen Therapeut und Patient;dabei bleibt der Therapeut weitgehend passiv und nur gering steuernd und lässt den Patienten erzählen; Ziel dieser Therapieform ist, den Patienten möglichst selbst Ursachen und Lösungsmöglichkeiten seiner Probleme herausarbeiten zu lassen und ihm damit zu einer selbstbestimmten Lebensführung zu verhelfen. Möglich als Einzel-, Paar- und Gruppentherapie.

# Gicht

Erhöhung der Harnsäurewerte im Blut (Hyperuricämie), oft erblich bedingt (primäre Gicht), als Störung des Purinstoffwechsels, aber auch bei Übergewicht, mangelnder Flüssigkeitsaufnahme, einseitigen Diäten, fett- und purinreicher Kost. Betrifft überwiegend Männer mittleren Alters, seltener Frauen jenseits der Wechseljahre, oft jahrzehntelang ohne Krankheitszeichen. Der erste Gichtanfall erfolgt meist nach Anstrengung, übermäßigem Alkoholgenuss oder Aufnahme von stark purinhaltigen Speisen. Vorwiegend nachts, ist meist auf das Großzehengrundgelenk beschränkt, befällt aber auch andere Gelenke und ist von einer starken Entzündung dieses Gelenkes mit heftigen Schmerzen gekennzeichnet. Ohne Behandlung entwickelt sich ein chronisches Stadium mit Gelenkschäden und so genannten Gichtknoten sowie eine Schädigung innerer Organe z. B. der Nieren. Zur Senkung des Harnsäurewertes im Blut ist meist eine Änderung der Ernährungsgewohnheiten mit Vermeiden von stark eiweißhaltiger Nahrung, Innereien, Hülsenfrüchten und Alkohol erforderlich. Die so genannte sekundäre Gicht entsteht infolge gesteigerten Purinstoffwechsels durch Zellverfall z. B. durch Bluterkrankungen, Bestrahlungen und Nierenerkrankungen. Die Behandlung erfolgt mit Medikamenten.

# Gleichgewichtsorgan
*(Vestibularapparat)*

Organ des Innenohres, das den aufrechten Gang und die Orientierung im Raum ermöglicht; es überwacht mittels dreier flüssigkeitsgefüllter Bogengänge und spezieller Sinneszellen alle Bewegungen des Körpers und informiert das zentrale Nervensystem über Lageveränderungen, damit von dort die nötigen Bewegungen ausgelöst werden, um ein Umfallen zu verhindern.

**G**

Gesichtsfeld

# Gleichgewichts-störungen
*(Schwindel)*
Störungen oder Verlust des Gleichge-wichtsempfindens und damit der Kontrolle über den Körper; tritt bei übermäßiger Reizung des Gleichgewichtsorgans auf, bei bestimmten Nervenerkrankungen so-wie durch nachlassende Funktion.

# Globusgefühl
Gelegentlich oder dauernd bestehendes Druck- und Engegefühl im Hals, oft mit Schluck- oder Atem- und Sprachbe-schwerden; überwiegend durch psychi-sche Probleme (z. B. durch unbewusste Ängste), in seltenen Fällen Schilddrüsen-vergrößerung oder Speiseröhrenerkran-kung als Ursache.

# Glomerulonephritis
Akute oder chronische Erkrankung des Nierengewebes mit Ausscheidung von Ei-weiß und Blutbestandteilen, einhergehend mit erhöhtem Blutdruck und Wassereinla-gerungen; dringende abklärungs- und be-handlungsbedürftige Erkrankung, da Ge-fahr der chronischen Nierenschädigung bis zum Nierenausfall.

# Glucosetoleranztest
Prüfung auf Zuckerkrankheit (Diabetes mellitus) durch Zufuhr einer definierten Menge von Traubenzucker und anschlie-ßende Messungen des Blutzuckers.

# Goldtherapie
Basistherapie bei rheumatischen Erkran-kungen, besonders der chronischen Poly-arthritis durch Einnahme oder Injektion von Gold.

# Grippe
*(Influenza)*
Durch Tröpfcheninfektion übertragene Viruskrankheit; sie tritt in den gemäßigten Klimazonen bevorzugt in den Winter-monaten auf und geht einher mit Frösteln oder Schüttelfrost, Fieber, schwerem Krankheitsgefühl, Augen-, Kopf- und Gliederschmerzen sowie einer Entzün-dung der Atemwege, insbesondere des Rachens, des Kehlkopfes und der Luft-röhre mit hartnäckigem trockenem Hus-ten. Bei normalem Verlauf dauert die Krankheit ein bis zwei Wochen. Eine Be-handlung mit Antibiotika ist wirkungslos. Die Vorbeugung erfolgt durch die Grippe-schutzimpfung und Vermeiden von Kon-takt mit erkrankten Menschen.

# Grüner Star
*(Glaukom)*
Augenerkrankung auf Grund eines erhöh-ten Augeninnendrucks; als Symptome oft Kopfschmerzen, Sehstörungen, Augen-schmerzen, manchmal auch symptomlos;

**G**

Grüner Star

dringend therapiebedürftig, da es ansonsten zu einer drastischen Sehverschlechterung kommen kann. Eine akute Krise ist der Glaukomanfall, bei dem sich innerhalb kurzer Zeit ein sehr hoher Augeninnendruck aufbaut.

# Gürtelrose
*(Herpes zoster)*
Hautkrankheit, hervorgerufen durch eine Infektion von Nervensträngen, die vom Rückenmark ausgehen, mit Varicella-Zoster-Virus, führt zur Bildung von stets einseitigen juckenden und schmerzhaften Bläschen auf der Haut in der Umgebung eines Nervs; tritt meist im Bereich von Brustkorb und Lenden auf, kann jedoch auch alle Hautpartien befallen und ist begleitet von starken Schmerzen, die nach Abklingen der Hauterscheinungen noch lange nachbestehen können. Heilt spontan nach drei bis vier Wochen ab; der Verlauf kann durch Gabe von Medikamenten, so genannten Virostatika gemildert werden, insbesondere die Ausbildung der schmerzhaften, länger anhaltenden so genannten Postzosterneuralgie. Gefährlich ist der Befall der Stirn mit der Gefahr der Hornhautbeteiligung des Auges.

# Haglund'sche Ferse
Formvariante des Fersenbeines, die bei Druck durch den Schuh in der Gegend des Achillessehnenansatzes zu Schmerzen mit Entzündungen und Schwielenbil-

dung führt; Abhilfe durch Druckentlastung und geeignetes Schuhwerk.

# Hallux valgus
Meist doppelseitige Zehendeformität als Folge einer Spreizfußentwicklung; vorwiegend im Erwachsenenalter, wobei Frauen häufiger als Männer betroffen sind. Die große Zehe ist in Richtung der übrigen Zehen schräg gestellt; das Großzehengrundgelenk steht weit zur Fußmitte vor. Ursache ist eine Störung des muskulären Gleichgewichts; durch Schuhdruck und Fehlbelastung entwickeln sich oft chronische Reizzustände mit Überwärmung, Kapsel- und Schleimbeutelentzündungen; in schweren Fällen operative Korrektur nötig.

# Halluzinationen
Sinnestäuschung, bei der Wahrnehmungen stattfinden, die alle Sinnesorgane betreffen können, die nicht durch entsprechende äußere Sinnesreize hervorgerufen werden, jedoch für die betroffene Person einen Realitätscharakter besitzt, d. h. wie Tatsachen und tatsächliche Ereignisse wahrgenommen werden. Typisches Vorkommen bei Schizophrenie, Vergiftungen durch Drogen, Alkohol und Medikamente sowie durch Verletzungen.

# Halsrippe
Angeborene Anomalie der Halswirbelsäule mit zusätzlicher Rippe an den unteren

**G**

Gürtelrose

Halswirbeln; wird meist erst im Röntgenbild nach Auftreten von Halswirbelsäulenbeschwerden und deren Abklärung entdeckt.

# Haltungsfehler

Abweichung der Wirbelsäule von der Normalhaltung als Folge von Muskelschwäche; durch aktives Training meist voll reversibel.

# Hämatemesis

*(Bluterbrechen)*
Erbrechen von Blut nach einer Blutung im Magen, im Zwölffingerdarm, der Speiseröhre, der Lunge oder des Nasenrachenraumes; meist sind Magengeschwüre für die Blutungen verantwortlich; bedarf einer raschen medizinischen Abklärung der Ursachen.

# Hämatologie

Spezialgebiet der medizinischen Wissenschaft, das sich mit den Eigenschaften des Blutes und seinen Erkrankungen befasst.

# Hämaturie

Durch eine Blutung im Harnsystem ausgelöstes Auftreten von roten Blutkörperchen im Urin, wobei eine rötliche Färbung mit dem bloßen Auge nicht unbedingt sichtbar sein muss. Hämaturie ist ein ernst zu nehmendes Symptom von verschiedenen abklärungsbedürftigen Erkrankungen.

# Hammerzehe

In Krallenform zur Fußsohle hin gebogene Verformung der Zehen, angeboren oder erworben, meist fixiert als Folge von Fußfehlformen durch ungeeignetes Schuhwerk oder Lähmungen.

# Hämoglobin

Roter Blutfarbstoff, der in den roten Blutkörperchen enthalten ist und die Fähigkeit besitzt, Sauerstoff und Kohlendioxid zu binden und zu transportieren. Das Hämoglobin besteht aus einem Eiweißkörper und der Hämgruppe mit einem Eisenatom. Diese verleiht dem Blut seine rote Farbe.

# Hämolyse

Zerfall roter Blutkörperchen mit Freisetzung des Hämoglobins; tritt in geringen Mengen als natürliche Auflösung von überalterten roten Blutkörperchen auf, in größeren Mengen als Zeichen einer krankhaft gesteigerten Hämolyse bei unterschiedlichen Erkrankungen wie Kugelzellanämie oder Erkrankungen mit fehlerhafter Bildung des Hämoglobins. Auch bei Vergiftungen, Verbrennungen, künstlichen Herzklappen, schweren Infektionen möglich.

Hämolyse

257

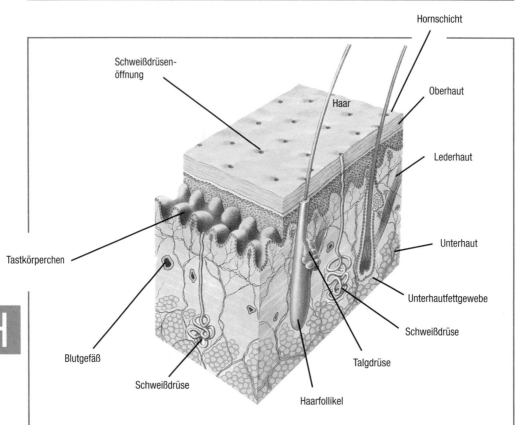

Hornschicht

Schweißdrüsen-
öffnung

Haar

Oberhaut

Lederhaut

Unterhaut

Tastkörperchen

Unterhautfettgewebe

Schweißdrüse

Blutgefäß

Talgdrüse

Schweißdrüse

Haarfollikel

## Die Haut

Die Haut ist mit einer Fläche von ca. zwei Quadratmetern und einem Gewicht von etwa zwei Kilogramm das größte Organ des Menschen.

Sie besteht aus drei Schichten, der aus Epithelgewebe gebildeten Oberhaut (Epidermis), sowie der **Lederhaut** und der **Unterhaut**, beide gebildet aus Bindegewebe. Die **Oberhaut** setzt sich wiederum aus mehreren Schichten zusammen, deren oberste, die Hornschicht, besonders widerstandsfähig ist. Die hornbildenden Zellen werden jeweils nach relativ kurzer Lebensdauer durch neue Hornzellen ersetzt. Ein dünner Feuchtigkeits- und Fettfilm überzieht die Oberhaut und dient als Schutz vor Bakterien und anderen äußeren Einflüssen.

Die Aufgaben der Haut sind vielfältig: Sie ist Sinnesorgan für Tast-, Schmerz- und Wärmesinn, schützt vor mechanischen Einflüssen wie auch vor den UV-Strahlen der Sonne und fungiert damit als Teil des Immunsystems; sie reguliert die Körpertemperatur und unterstützt die Atmung. Viele Vorgänge im Organismus, aber auch die psychische Befindlichkeit lassen sich an der Haut ablesen. Sie ist damit auch ein „Spiegel der Seele".

Haut

H

# Hämorrhoiden

Knotenförmige Erweiterung des Venenge-flechts im Enddarm und After. Oft mit Ent-zündungen und Blutungen, gelegentlich aus dem After hervortretend. Die Ursache ist eine Bindegewebsschwäche, begünsti-gend wirken Verstopfung, langzeitiges Sit-zen und Stehen.

# Harnblase

Im kleinen Becken gelegenes dehnbares muskuläres Hohlorgan, in dessen Unter-seite die Harnleiter münden und die als Speicher für den von den Nieren produ-zierten Urin dient. Die Urinentleerung er-folgt über die Harnröhre; bei Frauen häu-fig über die Harnröhre aufsteigende Infektion= Harnblasenentzündung.

# Harnblasen-entzündung
*(Cystitis)*

Entzündung der Harnblase; z. T. mit Aus-breitung auf das umliegende Gewebe, am häufigsten sind Infektionen durch über die Harnröhre aufsteigende Erreger; aufgrund der kürzeren Harnröhre kommt die Harn-blasenentzündung bei Frauen und Mäd-chen häufiger vor. Typische Beschwerden sind Brennen beim Wasserlassen und ständiger Harndrang sowie Unterbauch-schmerzen; Komplikation ist die aufstei-gende Infektion mit Beteiligung der Nie-ren, durch Antibiotika behandelbar.

# Harnsäure

Ein Endprodukt des Eiweißstoffwechsels; seine unzureichende Ausscheidung über die Nieren führt zu Ablagerungen im Ge-webe, meist in Gelenken und der Niere; kann zur Harnsteinbildung beitragen und Gichtanfälle auslösen.

# Harnsediment

Feste Bestandteile im Urin, die sich nach Zentrifugieren oder nach längerem Stehen in einer Urinprobe absetzen; Untersu-chung und Interpretation im Rahmen von Erkrankungen der Harnwege.

# Harnsperre

Meist plötzlich auftretendes Unvermögen, die Harnblase willentlich zu entleeren; geht meist mit starken Schmerzen im Unterbauch einher und bedarf der Anlage eines Katheters sowie der anschließenden Abklärung der Ursache.

# Harnwegsentzündung

Erkrankung der Harnwege (Harnröhre, Blase, Harnleiter, Nierenbecken), mit Ent-zündungen, die häufig durch Bakterien hervorgerufen werden mit den typischen Symptomen wie Brennen beim Wasser-lassen, ständiger Harndrang, Bauch-schmerzen, Fieber und Schüttelfrost. Eine sehr häufige Form einer Harnwegs-entzündung ist die Harnblasenentzün-dung (Cystitis).

**H**

Hanrwegsentzündung

# Heilfasten

Bewusster Verzicht auf die Aufnahme von Nahrung für eine bestimmte Zeit (ein bis vier Wochen) nach Anleitung und unter ärztlicher Kontrolle mit entsprechender Vorbereitung, Durchführung und Beendigung als so genanntes Fastenbrechen.

# Hemianopsie

Ausfall der Sehfähigkeit auf einer Hälfte des Gesichtsfeldes eines oder beider Augen durch eine Erkrankung im Bereich der Sehbahn; je nach dem Ort der Schädigung treten verschiedene Formen auf; am häufigsten ist die homonyme (gleichseitige) Hemianopsie, bei der auf beiden Augen jeweils die gleiche Hälfte, (z. B. die rechte) des Gesichtsfeldes nicht wahrgenommen wird; daneben gibt es die bitemporale heteronyme (gekreuzte) Hemianopsie, bei der das äußere, zu den Schläfen gerichtete Gesichtsfeld nicht gesehen wird und die binasale heteronyme Hemianopsie, bei der das zur Nase liegende Gesichtsfeld auf beiden Augen nicht gesehen wird.

# Hemiplegie

*(Halbseitenlähmung)*
Teilweise oder vollständige, auf nur eine Seite des Körpers beschränkte Lähmung der Muskulatur, wobei die Störung im allgemeinen auf der Gegenseite im Gehirn lokalisiert ist; als Folge eines Schlaganfalles oder sonstiger Schädigung des Ge-

hirns, als schlaffe oder spastische (krampfartige) Lähmung.

# Heparin

Die Blutgerinnung hemmender, in bestimmten Körperzellen gebildeter Wirkstoff; therapeutisch als rasch wirkender gerinnungshemmender Stoff zur Vorbeugung und Behandlung von Thrombosen und Embolien.

# Hepatitis

*(Leberentzündung)*
Entzündung der Leber durch Infektionen (meist Hepatitisviren A, B, C, D oder E, aber auch Epstein-Barr-Virus oder andere), Alkoholmissbrauch, Gallenabflussstörungen und Vergiftungen. Symptome sind Appetitverlust, Fieber, Gelbsucht, Blähungen, oft Hautjuckreiz. Unterschieden werden akute Infektion (am häufigsten durch Hepatitis A oder B) mit begrenztem bis zu sechs Monate andauerndem Krankheitsverlauf und chronische Infektion (häufig bei Hepatitis B und C, auch D, auch Übergang von akuter in chronische Infektion möglich) mit bleibendem Infektionsnachweis im Blut.
Selten auch fulminanter Verlauf mit massivem Zerfall von Lebergewebe und nachfolgendem Leberversagen möglich. Am leichtesten verläuft in der Regel die Hepatitis A, die meist nach einigen Wochen vollständig ausheilt. Sie tritt meist nur noch als Reiseinfektion bei Reisen in

Risikogebiete mit mangelhafter Hygiene auf. Hauptübertragungsweg der Hepatitis B ist zum einen während der Schwangerschaft von der Mutter auf das Kind (vor allem bei unerkannten chronischen Infektionen) oder zwischen dem 15. und 35. Lebensjahr durch ungeschützten Geschlechtsverkehr. Die Übertragung ist durch Speichel, Blut oder Samenflüssigkeit möglich.

Die Hepatitis C wird durch Bluttransfusionen, sexuelle Kontakte oder im Rahmen von Drogenmissbrauch durch Benützung von infiziertem Injektionsmaterial übertragen.

Eine ursächliche Behandlung der infektiösen viralen Hepatitis ist nicht möglich. Gegen Hepatitis A und B ist eine vorbeugende Impfung möglich, wobei die Impfung gegen Hepatitis A als Reiseimpfung auf eigenen Wunsch durchgeführt, während die Impfung gegen Hepatitis B bei Kindern bis zum 18. Lebensjahr von den Krankenkassen übernommen wird.

# Herpes

Viruserkrankung der Haut und Schleimhäute durch Infektion durch das Herpesvirus; meist als gruppierte Bläschen an den Lippen, in der Nase sowie an den Geschlechtsorganen (hier als sexuell übertragbare Krankheit, Herpes genitalis). Die Erstinfektion des Lippenherpes findet meist im frühen Kindesalter als Mundfäule statt, die Viren siedeln sich in den Nervenzellen an und können bei Schwächezuständen des Immunsystems zu Rückfällen führen.

# Herzdruckmassage

Erste Hilfemaßnahme bei Herzstillstand; durch rhythmisches Drücken auf das Brustbein und damit Kompression des Herzens wird versucht, den Blutkreislauf aufrecht zu erhalten, um eine Schädigung des Gehirns und anderer lebenswichtiger Organe zu vermeiden, bis durch Medikamente oder Defibrillation das geschädigte Herz seine Tätigkeit wieder aufnimmt.

# Herzfrequenz

Anzahl der Herzschläge in einer Minute; durch die Erhöhung der Herzfrequenz z. B. bei erhöhter körperlicher Anstrengung, aber auch bei verschiedensten Erkrankungen und Fieber wird der Sauerstoff- und Nährstofftransport durch das Blut beschleunigt, was zu einer höheren Leistungsfähigkeit der Organe führt. Die normale Herzfrequenz bei Erwachsenen beträgt 60–80 Schläge pro Minute, bei extremer Beschleunigung der Herzfrequenz spricht man von Tachykardie.

# Herzgeräusche

Geräusche, die durch Wirbelbildung des Blutstromes im Herzen entstehen. Medizinische Abklärung erforderlich, da oft Hinweis auf Herzfehler oder Fehlfunktion der Herzklappen. Bei Kindern und Jugend-

**H**

Herzgeräusche

lichen können Herzgeräusche ohne organische Veränderung und somit ohne Auswirkung auf die Funktionsfähigkeit des Herzens auftreten.

# Herzinfarkt

Absterben eines Teils der Herzmuskulatur durch hochgradigen Sauerstoffmangel und Mangeldurchblutung im Versorgungsgebiet eines Herzkranzgefäßes. Ursache ist eine Unterbrechung des Blutflusses in den Herzkranzgefäßen durch ein Blutgerinnsel, meist an einer bestehenden Engstelle; Symptome sind flächige Schmerzen im Bereich des linken Brustkorbes, aber auch des Rückens und des Halses mit Ausstrahlung in den linken Arm, gelegentlich in den Oberbauch. Bedarf sofortiger medizinischer Notfallversorgung.

# Herzinsuffizienz

*(Herzschwäche)*
Mangelnde Leistung des Herzens auf Grund von Herzklappenfehlern, einer Schwäche der Herzmuskulatur oder durchblutungsbedingt.

# Herzkranzgefäße

Arterielle Blutgefäße, durch die sich das Herz selber mit Sauerstoff und Nährstoffen versorgt. Wird der Blutfluss in den Herzkranzgefäßen unterbrochen, kommt es zur Angina pectoris oder zum Herzinfarkt.

# Herz-Lungen-Maschine

Apparat zur kurzeitigen Aufrechterhaltung des Kreislaufs bei Herz- und Lungenoperationen, wobei eine mechanische Pumpe die Aufgaben des Herzens übernimmt, ein Oxygenator reichert das Blut mit Sauerstoff an; ein Wärmetauscher reguliert die Temperatur des Blutes.

# Herzschrittmacher

Mit einer Batterie betriebenes Gerät, welches unter den rechten oder linken Brustmuskel durch einen kleinen Hautschnitt eingesetzt wird; mittels in den rechten Herzvorhof und die rechte Herzkammer gelegter Elektroden werden bei fehlenden oder ungenügenden Eigenimpulsen des Herzens elektrische Impulse in das Herz geleitet und auf diese Weise ein regelmäßiger und ausreichender Herzschlag gesichert.

# Heuschnupfen

Reizung der Schleimhäute der Nase und der Augenbindehaut infolge allergischer Reaktion auf Gräser und Blütenpollen mit Niesanfällen, vermehrtem Nasensekret, Juckreiz, Tränenfluss und Rötung der Augenbindehaut.

# Hiatushernie

→ Zwerchfellbruch

H

Herzinfarkt

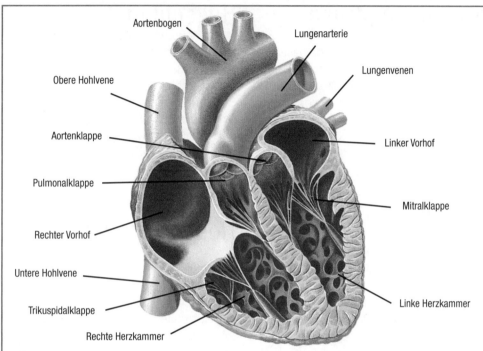

Aortenbogen

Lungenarterie

Lungenvenen

Obere Hohlvene

Aortenklappe

Linker Vorhof

Pulmonalklappe

Mitralklappe

Rechter Vorhof

Untere Hohlvene

Linke Herzkammer

Trikuspidalklappe

Rechte Herzkammer

## Das Herz

Das Herz ist eine der leistungsfähigsten Pumpen überhaupt. Es sorgt als Druck- und Saugpumpe des Blutes mit jedem Schlag (ca. 70–80mal pro Minute beim Erwachsenen, bei größeren Anforderungen entsprechend schneller und damit täglich über 100.000mal) dafür, dass ständig 4–5 l Blut durch den Körper eines Menschen fließen.

Das Herz ist ein muskulöses Hohlorgan, das aus einer linken und einer rechten Herzhälfte besteht, die durch die Herzscheidewand getrennt sind. Mit jedem Herzschlag wird Blut in die Aorta, die größte Arterie des Körpers, gepumpt, von wo aus es in alle Blutgefäße verteilt wird. Hat das sauerstoffreiche Blut den Sauerstoff an das Gewebe abgegeben, fließt es durch die Venen in das Herz zurück. Von dort gelangt es wieder in die Lunge, womit der Kreislauf geschlossen ist.

Trotz seiner lebenslangen Leistung sind auch dem Herzen Grenzen gesetzt. Herz-Kreislauf-Erkrankungen sind nach wie vor die Todesursache Nummer eins. Die meisten dieser Todesfälle werden durch einen Herzinfarkt verursacht. Hauptursachen dafür sind Bluthochdruck und Erkrankungen der Herzkranzgefäße, die meist durch das Zusammenwirken mehrerer Faktoren ausgelöst werden, u. a. eine ungesunde Lebensweise (fettreiche Kost, Rauchen und ungenügende Bewegung) und die erbliche Veranlagung. Durch einen gesunden Lebenswandel lassen sich laut neueren Forschungen die Risiken von Herzinfarkt, Schlaganfall und anderen Herz-Kreislauf-Erkrankungen verringern.

Herz

# Hirnanhangdrüse

*(Hypophyse)*
Kleine, im Gehirn an der Schädelbasis gelegene Hormondrüse, die verschiedene Hormone produziert; durch Ausschüttung dieser Hormone Steuerung von hormonbildenden Drüsen wie Schilddrüsen, Keimdrüsen, Nebennieren und Regulation des Wasserhaushaltes und des Wachstums.

# Hirnblutung

Durch Riss eines Blutgefäßes oder eines Aneurysmas verursachte Blutung im Gehirn, meist mit Lähmungen einhergehend, oft mit Bewusstseinsverlust oder heftigen Kopfschmerzen; lebensbedrohliche Erkrankung, die einer sofortigen Diagnostik und Therapie bedarf.

# Hirntumor

Gut- oder bösartige Geschwulst mit Ursprung im Hirngewebe oder als Tochtergeschwulst eines außerhalb des Gehirns bestehenden Krebsleidens. Oft lange Zeit unerkannt, führt der Hirntumor durch sein Wachstum zu einer Raumverdrängung und einem Anstieg des Hirndrucks mit entsprechenden Funktionsstörungen wie Kopfschmerzen, Krampfanfällen, Ausfallerscheinungen von Nerven, Bewusstseinsstörungen und Wesensveränderungen. Durch Operation oder Bestrahlung ist ein Hirntumor häufig gut behandelbar.

# Hitzschlag

Durch äußere Wärmebelastung, meist Sonneneinstrahlung; Versagen des Kreislaufs mit Hautrötung und starker Schweißabsonderung, Trockenheit der Schleimhäute sowie starkem Durst, Kopfschmerzen, Schwindel und Ohrensausen; gelegentlich mit Muskelkrämpfen durch Kochsalzverlust über die Schweißsekretion einhergehend, bis zur Bewusstlosigkeit führend.

# Hodenentzündung

*(Orchitis)*
Entzündliche Erkrankung, die durch Bakterien oder Viren über den Blutweg, aber auch nach äußeren Verletzungen, zu einer schmerzhaften Schwellung des Hodens führt, meist mit Fieber und in die Leiste und den Rücken ausstrahlenden Schmerzen einhergehend; behandelbar durch Antibiotika.

# Hodentorsion

Äußerst schmerzhafte Verdrehung des Hodens einschließlich des Samenstranges um seine Längsachse. Dies führt zu einem Abschnüren der Blutgefäße des Hodens; erkennbar ist eine Hodentorsion durch eine sehr schmerzhafte Anschwellung im Hodenbereich; manchmal schwierig von einer Entzündung abzugrenzen; nur eine frühzeitige Erkennung und rasche Operation kann den betroffenen Hoden retten.

**H**

Hirnanhangdrüse

# Höhenkrankheit

Körperliche und geistige Leistungsminderung, durch kürzeren oder längeren Aufenthalt in Höhen ab 2500 Meter, bedingt durch Sauerstoffmangel im Organismus; die Beschwerden können von Müdigkeit und Atemnot, über psychische Störungen wie Kritik- und Entschlusslosigkeit sowie körperliche Symptome wie Übelkeit und Erbrechen bis zu Krämpfen und Bewusstseinsstörungen führen. Durch Medikamente gut behandelbar.

# Hörsturz

Plötzliche, meist einseitig auftretende Schwerhörigkeit oder Taubheit, oft in Folge von Stress und anderen Belastungen, wobei als Ursache Durchblutungsstörungen diskutiert werden; häufig spontane Besserung. Therapie mit durchblutungsfördernden Medikamenten wissenschaftlich umstritten.

# Homöopathie

Eigenständiges, naturheilkundliches Heilverfahren, von Samuel Hahnemann im 18. Jahrhundert begründet. Die Homöopathie ist eine Regulationstherapie, deren Ziel es ist, die körpereigene Regulation mithilfe einer Arznei zu steuern, die jedem einzelnen Kranken in seiner personalen Reaktionsweise entspricht. Die Homöopathie gründet sich auf drei Prinzipien: 1. Arzneimittelprüfung von naturheilkundlichen Stoffen an gesunden Versuchspersonen; 2. Erhebung des individuellen Krankheitsbildes des Patienten; 3. Ähnlichkeitsregel: Vergleich der Arzneiprüfungssymptome mit dem individuellen Krankheitsbild.

# Homosexualität

Auf das gleiche Geschlecht gerichtete sexuelle Neigung bei Männern. Bei Frauen wird die Neigung zur Gleichgeschlechtlichkeit als Lesbische Liebe bezeichnet. Im Lauf der Geschichte unterschiedlich beurteiltes Verhalten, oft als strafwürdiges Verbrechen, später als Krankheit oder Perversion, jetzt als Verhaltensvariante normaler Sexualität gedeutet.

# Hormone

Signalstoffe des Körpers, die in bestimmten Zellen gebildet werden und in kleinsten Mengen Stoffwechselabläufe und sonstige Reaktionen auslösen. Ihre Aufgabe ist die Steuerung vieler Lebensvorgänge wie Wachstum, Stoffwechsel und Fortpflanzung. Sie können teilweise chemisch hergestellt und zur Behandlung von Erkrankungen eingesetzt werden.

# Hüftluxation

Ausrenkung des Hüftkopfes aus der Hüftpfanne; es gibt eine angeborene Hüftluxation, bei der der Hüftkopf teils oder vollständig außerhalb der fehlentwickelten Hüftpfanne liegt, sowie eine Luxation

Hüftluxation

durch unfallbedingte Verrenkung. Zur frühen Erkennung einer angeborenen Hüftluxation wird im Rahmen der Kindervorsorgeuntersuchung U3 (in der vierten bis sechsten Lebenswoche) eine spezielle Ultraschalluntersuchung der Hüfte durchgeführt. Bei angeborener Hüftluxation wird versucht, mit konservativen Maßnahmen (Spreizhose) eine Zentrierung des Hüftkopfes in die Hüftpfanne zu erreichen, bei der unfallbedingten Luxation ist meist eine operative Behandlung notwendig.

# Hühnerauge
*(Clavus)*
Durch ständigen Druck auf knochennahe Hautschichten des Fußes (meist an der Zehe) bedingte, oft schmerzhafte Hornhautverdickung mit einem in die Tiefe gerichteten Sporn. Durch hornhautaufweichende Medikamente, Kältetherapie oder Operation behandelbar.

# Hühnerbrust
Fehlform des Brustkorbes mit scharfem Vorspringen des Brustbeines und muldenförmiger Eindellung der seitlichen Brustkorbpartien; oft bei Rachitis; harmlose Fehlform, durch Operation korrigierbar.

# Humerusfraktur
*(Oberarmbruch)*
Bruch des Oberarmknochens, bei Kindern und Jugendlichen meist ellenbogennah, bei älteren Menschen meist schulternah, oft den Oberarmkopf betreffend; Therapie durch Ruhigstellung im Gipsverband oder Operation.

# HWS-Syndrom
Beschwerden im Bereich der Halswirbelsäule mit Schmerzen und Bewegungsbeeinträchtigung, durch Muskelverspannungen, Fehlhaltungen, Verschleißerscheinungen, Wirbelblockierungen ausgelöst. Mit Krankengymnastik, Massagen, Chirotherapie und Medikamenten gut behandelbar.

# Hydrocele
*(Wasserbruch)*
Überwiegend am Hoden auftretendes, mit Flüssigkeit gefülltes zystisches Gebilde mit Wachstumstendenz; gutartige Erkrankung, die konservativ durch Punktion oder operativ behandelt werden kann. Bei Kindern meist angeboren, häufig spontanes Verschwinden.

# Hydrocephalus
*(Wasserkopf)*
Erweiterung der Gehirnkammern und Ansammlung von Gehirnflüssigkeit (Liquor) in den Hohlräumen des Gehirns; führt bei Säuglingen zu Vergößerung des Kopfes, nach Abschluss des Schädelwachstums mit geschlossenen Fontanellen zu Hirndruckzeichen wie Kopfschmerzen, Übel-

H

Hünerauge

keit, Erbrechen, Schwindel und Bewegungsstörungen. Angeboren oder durch verschiedene Krankheiten erworbene Störung; meist durch Operation mit Einlegen eines Kunststoffröhrchens zur Ableitung der vermehrten Hirnflüssigkeit in innere Organe und Gefäße behandelbar.

# Hygiene

Lehre von der Gesunderhaltung des Menschen mit allen Maßnahmen zur Aufrechterhaltung der Gesundheit, die vorbeugenden Charakter haben, wie z. B. Lebensgewohnheiten, Ernährungsgepflogenheiten und Lebensbedingungen wie Sauberkeit der Wohnverhältnisse oder das Maß der Umweltverschmutzung.

# Hymen

*(Jungfernhäutchen)*
Verschieden geformter, unvollständiger Verschluss des Scheideneingangs durch eine Schleimhautfalte.

# Hyperglykämie

Erhöhter Glukosegehalt im Blut; die häufigste Ursache ist die Zuckerkrankheit.

# Hyperhidrose

Steigerung der normalen Schweißsekretion; oft am ganzen Körper, gelegentlich jedoch nur an bestimmten Körperstellen, ausgelöst durch starke Hitze, intensive

Muskelanstrengung oder bei fieberhaften Erkrankungen, bei Schilddrüsenüberfunktion, als Folge von Nervenerkrankungen, Schwangerschaft, Tuberkulose, Rheumatismus sowie Medikamenten oder Genussmittel; oft nur lokalisiert auf der Stirn, dem behaarten Kopf sowie in der Mitte des Rückens und der Brust oder unterhalb der Achseln sowie an Füßen und Händen.

# Hyperlipidämie

Erhöhte Spiegel von Blutfetten auf Grund von Fettstoffwechselstörungen oder fettreicher Ernährung; entweder angeboren oder auf Grund von Stoffwechselerkrankungen wie Zuckerkrankheit, Nierenkrankheiten sowie Schilddrüsenunterfunktion oder durch falsche Ernährung bedingt.

# Hypertonie

*(Bluthochdruck)*
Bei der Blutdruckmessung gefundene Werte über der Norm von 120–140 mm Hg systolisch und 75–95 mm Hg diastolisch; Risikofaktor für andere Erkrankungen wie Schlaganfall und Herzinfarkt; durch Medikamente gut behandelbar.

# Hyperventilation

Im Verhältnis zur normalen Atmung vertiefte und beschleunigte Atmung, die zu einer vermehrten Abgabe von Kohlendioxid führt. Bewusstseinsstörung bei

Hyperventilation

längerer HV. Entsteht häufig bei unbewussten Ängsten oder Aufregung.

# Hyperventilations- tetanie

Durch Hyperventilation ausgelöste Muskelkrämpfe in den Händen und Unterarmen mit so genannter Pfötchenstellung und Gefühlsstörungen im Mund- und Gesichtsbereich ; meist seelische Ursachen wie unbewusste Angstzustände als Ursache; durch Rückatmung z. B. in Plastiktüte und Beruhigung behandelbar.

# Hypnose

Tranceähnlicher Zustand mit Einengung des Bewusstseins, der von einem Hypnotiseur durch Suggestion herbeigeführt werden kann; die eigene Willensbildung ist dabei stark herabgesetzt, Anweisungen des Hypnotiseurs werden während der Hypnose, aber auch nach der Hypnose befolgt; Therapiemöglichkeit im Rahmen einer Psychotherapie.

# Hypochondrie

*(Krankheitswahn)*
Menschen, die in krankhaft übertriebener Selbstbeobachtung geneigt sind, leichte körperliche Beschwerden als Symptome schwerer Krankheiten anzusehen, übertriebenes Besorgtsein um die eigene Gesundheit; bei objektiver Untersuchung

durch den Arzt sind meist keine Krankheiten zu erkennen. Versuch der Behandlung durch Medikamente wie auch Gesprächstherapie.

# Hypoglykämie

Zu niedriger Blutzuckerspiegel, dadurch Symptome wie Unruhe, Zittern, Schwitzen und Heißhunger; bei sehr niedrigem Blutzuckerspiegel kommt es zu Bewusstseinstrübung bis hin zu völliger Bewusstlosigkeit; kommt meist bei Diabetes mellitus vor, durch eine Überdosierung von blutzuckersenkenden Medikamenten oder Insulin bzw. eine zu geringe Nahrungszufuhr nach Einnahme von blutzuckersenkenden Medikamenten.

# Hypokaliämie

Verminderter Gehalt an Kalium im Körper, im Blut messbar; ausgelöst durch Erbrechen, Durchfälle, Missbrauch von Abführmitteln, bei Einnahme von entwässernden Medikamenten oder bestimmten Erkrankungen; Gefahr besteht durch die Entwicklung von Herzrhythmusstörungen.

# Hypothalamus

Teil des Zwischenhirns; seine Funktion ist zum einen die Steuerung des vom Willen nicht beeinflussbaren vegetativen Nervensystems (Kreislauf-, Körpertemperatur-, Hunger- und Durstregulation), zum anderen wird im Hypothalamus durch die Ab-

Hyperventilationstetanie

gabe von anregenden und hemmenden Regelungshormone die Hormonausschüttung der Hirnanhangsdrüse gesteuert.

# Hypothermie
→ Unterkühlung

# Hypotonie

Ein, im Vergleich zu den normalen Werten, erniedrigter Blutdruck. Dieser kann durch Veranlagung bedingt und harmlos sein oder ein Symptom anderer Erkrankungen. Kurzfristig tritt die Hypotonie bei Kreislaufstörungen, Fieber, Schock, bei Herzrhythmusstörungen, als Medikamentennebenwirkung auf. Führt in allen Formen zu Schwäche, Schwindel, Müdigkeit, Ohnmachtsneigung, Bewusstlosigkeit, Blässe sowie oft schnellem Puls, gelegentlich Kreislaufkollaps.

# Hysterektomie

Operative Entfernung der Gebärmutter durch die Scheide oder durch Bauchschnitt. Wird vorgenommen bei Krebs, bei großen oder zahlreichen, Beschwerden verursachenden Myomen, bei ausgeprägter Gebärmuttersenkung, bei unstillbaren Blutungen im Rahmen einer Geburt.

# Hysterie

Seelische Erkrankung bei Frauen mit dem Auftreten von Ausweichverhalten (Konflikt-verdrängung), im Gefolge heftiger Gemütserschütterungen; nach Freud Verdrängung frühsexueller emotionaler Spannungen in die körperliche Sphäre. Meist bei Personen mit erhöhter Tendenz zur Dramatisierung, hoher Ich-Bezogenheit und intensiven Phantasien.

# Hysteropexie

Operative Lagekorrektur der Gebärmutter mit Fixierung an der vorderen Bauchwand; bei leichten Gebärmuttersenkungen bzw. Harninkontinenz gebräuchliche Operationsmethode.

# Immunglobuline

Eiweißkörper im Blut, die einen Teil des Immunsystems darstellen, werden nach Kontakt mit Antigen von den B-Lymphozyten gebildet, ins Blut abgegeben und bilden dann Antigen-Antikörper-Komplexe, dadurch werden Antigene unschädlich gemacht.

Immunglobuline werden spezifisch gegen ein bestimmtes Antigen gebildet und stellen einen wesentlichen Teil des Immungedächtnisses des Körpers dar. Säuglinge haben durch Übertragung von Immunglobulinen von der Mutter während der Schwangerschaft in den ersten Lebensmonaten für bestimmte Erreger eine Leihimmunität, die aber nach wenigen Monaten endet und durch die eigene Bildung von Immunglobulinen bei Kontakt mit Erregern abgelöst wird. Die wichtigsten Immunglobuline sind Ig A, Ig G , Ig M. Letztere sind in der akuten Phase einer Erkrankung nachweisbar, während Ig G meist lebenslang als Nachweis einer bestimmten Infektion im Blut messbar sind. Ig E entstehen bei allergischen Reaktionen.

# Immunität

Durch Ausbildung von speziellen Antikörpern ist der Körper nach Abheilen bestimmter Krankheiten, insbesondere Infektionskrankheiten gegen diese Krankheiten auf Dauer immun.

# Immunsystem

Zellen und bestimmte Gewebe und Eiweißstoffe im Körper, die an der Abwehr von Erregern und Fremdkörpern mitwirken. Hierbei handelt es sich vor allen Dingen um das lymphatische System und die Immunzellen. Immunzellen sind zur Abwehr von Fremdstoffen und Erreger befähigte Zellen. Man unterscheidet die im Knochenmark gebildeten B-Lymphozyten, deren Aufgabe in der Bildung von Antikörpern (Immunglobulinen) im Blutplasma besteht, und die T-Lymphozyten, die im Thymus geprägt werden und denen die Abwehrfunktion im Bereich des Körpers obliegt. Beide Typen bilden so genannte Gedächtniszellen aus, durch die bei einer erneuten Infektion mit bekannten Erregern die Immunreaktion wesentlich beschleunigt wird, da sie bereits die Bau-

pläne für die jeweiligen Abwehrstoffe gespeichert haben.

# Impfstoff
*(Vakzine)*

Präparat, das im Labor aus abgeschwächten lebenden (bei Masern, Mumps, Windpocken, Röteln) oder toten Keimen (bei Tetanus, Diphtherie, Kinderlähmung, Hepatitis A und B, Hämophilus influenza b (HIB), Pneumokokken, Meningokokken, Grippe) sowie Zusatzstoffen zur Stabilisierung und Konservierung hergestellt wird. Nach Einnahme oder Injektion kommt es zu einer Reaktion des Immunsystems, welche eine Immunisierung ohne das Durchmachen einer Erkrankung bewirkt.

# Implantation

Einpflanzung von körperfremden Teilen, z. B. künstlichen Gelenken, Herzklappen, Gefäßprothesen oder Herzschrittmacher in den Körper.

# Impotenz

Unvermögen zur Zeugung oder zum Beischlaf; man unterscheidet körperliche und seelische Störungen, die zur Impotenz führen, wobei die seelischen weitaus häufiger sind. Zu den organischen Ursachen zählen vor allem Alkohol- und Medikamentenmissbrauch, Vergiftungen, Stoffwechselerkrankungen und Krankheiten des Nervensystems sowie Entzündungen,

Immunität

Verletzungen oder Tumore der Geschlechtsorgane. Bei den seelischen Ursachen trifft der Begriff Impotenz nur auf den Mann zu, bei der Frau spricht man von Frigidität. Hier sind vor allem Angst und Schuldgefühle, bezogen auf den Partner oder den Geschlechtsakt, zu nennen. Wichtig ist, dass eine vorübergehende Impotenz oder Frigidität nicht krankhaften Ursprungs ist, sondern meist die Folge seelischer oder körperlicher Überlastung wie z. B. bei Angstzuständen, Arbeitsüberlastung oder Depressionen. Behandlung durch Gesprächstherapie und Medikamente.

# Infarkt

Durch Verschluss einer Arterie ausgelöste, mangelnde oder ausgefallene Blutversorgung von Geweben, Organen oder Teilen davon, die auf Grund von Sauerstoffmangel ganz oder teilweise absterben.

# Infektion

Das Eindringen von Mikroorganismen (z. B. Viren, Bakterien) in den Körper mit darauffolgender Vermehrung und Ausbildung eines Krankheitsbildes sowie Aktivierung des Immunsystems zur Bekämpfung dieser Erreger.

# Infiltration

Eindringen von Krankheitserregern in Gewebestrukturen; Einbringen von Substanzen durch Einspritzen unter die Haut und in den Körper.

# Infraktion

Nicht vollständiger Bruch eines Knochens mit nur teilweiser Durchtrennung der Knochenhaut und des Knochengerüsts.

# Infusion

Tropfenweises Einbringen kleinerer und größerer Flüssigkeitsmengen, meist in eine Körpervene; zum Ausgleich von Flüssigkeitsverlust bei Blutungen, schweren Verletzungen, Schock oder zur Verabreichung von Medikamenten.

# Inhalationsnarkose

Betäubungsverfahren durch das Einatmen gasförmiger Narkosemittel mittels einer Atemmaske oder eines Beatmungsschlauches. Nach Aufnahme über Lunge und Schleimhäute gelangt das Mittel über den Blutweg zum Gehirn, wo es seine betäubende und schlafanstoßende Wirkung entfaltet.

# Injektion

Einspritzen, meist von Flüssigkeiten in ein Gewebe, in den Blutkreislauf oder einen Hohlraum des Körpers zu Behandlungs- und Untersuchungszwecken. Mit Hilfe der Injektion kann man Arzneimittel direkt an der gewünschten Stelle verabreichen

**I**

Injektion

(z. B. örtliche Betäubung) oder durch Einspritzen eines Kontrastmittels bestimmte Organteile darstellen.

# Inkarzeration

Einklemmung eines Organs, die zur Unterbindung der Blutzufuhr führt. Der Begriff wird meist gebraucht für Darmschlingen, die z. B. als Folge eines Leisten- oder Nabelbruches abgeschnürt werden, was zu einem Darmverschluss führen kann. Gefahr des Absterbens von Teilen des Darmes, deshalb meist rasche Operation notwendig.

# Inkontinenz

Unvermögen, den Abgang von Urin oder Stuhl zu kontrollieren. Meist im Alter durch zunehmende Bindegewebs- und Muskelschwäche, aber auch durch Nervenlähmungen, Operationen und Entzündungen, bei Schließmuskeldefekten oder auch Erkrankungen des zentralen Nervensystems; durch Beckenbodengymnastik, Medikamente und Operation behandelbar.

# Inkubationszeit

Zeitraum zwischen der Ansteckung (Eindringung der Krankheitserreger in den Körper) bis zum Auftreten der ersten Krankheitserscheinungen bei Infektionskrankheiten; meist charakteristische Zeitspannen für die jeweiligen Infektionskrankheiten.

# Inoperabel

Bezeichnung für eine Situation, in der von einem chirurgischen Eingriff abgesehen wird. Entweder hätte eine Operation auf Grund des Gesundheitszustandes des Patienten oder der Art der Erkrankung lebensgefährliche Folgen oder die Erkrankung ist bereits soweit fortgeschritten, dass von einer Operation keine wesentliche Besserung zu erhoffen wäre.

# Insulin

Hormon, das in der Bauchspeicheldrüse produziert wird und die Senkung des Blutzuckerspiegels bewirkt. Dies geschieht vor allem durch die Stimulierung der Aufnahme von Blutzucker in Körperzellen. Künstlich gewonnenes oder hergestelltes Insulin wird zur Behandlung bei Diabetes mellitus unter die Haut injiziert.

# Insulinpräparate

Durch Gentechnik oder aus Schweine- und Rinderbauchspeicheldrüsen gewonnenes Insulin, das bei insulinbedürftigem Diabetes mellitus unter die Haut in subkutane Gewebe gespritzt wird und je nach Präparat mit unterschiedlicher Schnelligkeit vom Körper aufgenommen wird und zur Blutzuckersenkung führt.

# Intelligenz

Bezeichnung für verschiedene geistige Fähigkeiten, wie die Vorgänge unserer

Welt mit ihren Ursachen und Wirkungen zu begreifen, sie zu abstrahieren und daraus Folgerungen und Verhaltensweisen abzuleiten. Wie intelligent ein Mensch ist, wird durch vererbliche Faktoren, individuelle Persönlichkeitsmerkmale und soziale und kulturelle Bedingungen bestimmt. Trotz einer Vielzahl von Intelligenztests, mit denen versucht wird, die Höhe des Intelligenzquotienten (IQ) zu bestimmen, gibt es keine allgemeingültige Definition des Begriffes. Wird inzwischen auch verwendet im emotionalen Bereich und als Intelligenz des Körpers.

# Intelligenzquotient (IQ)

Durch einen Intelligenztest bestimmtes, umstrittenes, Maß der geistigen Fähigkeit einer Person, wobei in den verschiedenen Intelligenztests unterschiedliche Fähigkeiten getestet werden und somit jeder Test nur eine begrenzte Aussagenkraft hat. Als normal gilt ein IQ zwischen 80 und 120, unter 80 von Intelligenzminderung, über 120 von Hochbegabung.

# Intensivstation

Abteilung eines Klinikums, in der mit hohem technischen Aufwand und äußerst sorgfältiger Betreuung die bestmögliche Beobachtung und Behandlung besonders gefährdeter Patienten erreicht werden soll, z. B. bei Herzinfarkt, schweren Blutungen, Vergiftungen, schweren Verletzungen, Schockzuständen und nach operativen Eingriffen.

# Intercostalneuralgie
*(Zwischenrippennervenentzündung)*
Schmerzen oder Gefühlsstörung im Bereich der Zwischenrippenräume durch Nervenreizung in Folge von Rippenverletzungen oder Wirbelsäulenerkrankungen.

# Interferon
Eiweißähnliche Stoffwechselprodukte, die in Körperzellen gebildet werden und die Eigenschaft besitzen, die Vermehrung von Viren in von diesen befallenen Zellen zu hemmen. Verschiedene Interferone werden heute mehr oder minder erfolgreich bei der Behandlung von bestimmten Tumoren, Viruserkrankungen und Autoimmunerkrankungen eingesetzt.

# Intertrigo
Meist an den Innenseiten der Oberschenkel oder unter der weiblichen Brust auftretende, durch Reibung oder durch Bakterien oder Pilzinfektion bedingte Entzündung der Haut.

# Intoxikation
*(Vergiftung)*
Die einen Organismus schädigende Einwirkung unterschiedlichster Stoffe.

I

Intoxikation

# Intrakutannaht

Wundverschluss mittels einer Wundnaht, deren Fadenverlauf in der Haut gelegen ist und somit meist ein kosmetisch sehr günstiges Ergebnis der Wundheilung bewirkt.

# Intrakutantest

Allergietest durch Injektion kleiner Mengen von Allergenen in die Haut.

# Intrauterinpessar (IUP)
*(Spirale)*

Methode zur Empfängnisverhütung, bei der ein kleines Kunststoffteil, teils mit Kupfer beschichtet oder mit Hormonen beladen, in die Gebärmutter eingeführt wird, dort verweilt (bis zu drei Jahre) und durch Verhinderung der Einnistung einer befruchteten Eizelle mit hoher Sicherheit eine Schwangerschaft verhütet.

# Intubation

Das Einführen eines Atmungsschlauches in die Luftröhre über Mund oder Nase, um in bestimmten Situationen (bei Notfällen sowie vor und während Operationen) die Atmung künstlich aufrechtzuerhalten.

# Invagination

Einstülpung von Darmabschnitten ineinander, die zu einem Darmverschluss führen können. Voraussetzung ist eine hohe Beweglichkeit des Darmes, wie sie meist bei Kindern noch vorkommt; Symptome sind plötzlicher, heftiger Bauchschmerz, auffallende Blässe, Erbrechen, Appetitlosigkeit, Stuhlgang evtl. mit Blutabgang, tastbarer Tumor im Bauch oder Stuhlverhaltung; im Frühstadium ist eine Lösung mittels eines Einlaufes möglich, oft ist aber eine operative Behandlung unumgänglich.

# Iridozyklitis

Entzündung der Regenbogenhaut und des dazugehörigen Aufhängeapparates. Häufig im Zusammenhang mit rheumatischen Erkrankungen.

# Iris

Regenbogenhaut des Auges; ihre Funktion ist die Regulierung des Lichteintritts in das Auge im Sinne einer Blendenreaktion; ist die Umgebung dunkel, öffnet sie sich, ist sie hell, zieht sich die Iris zusammen. Der freiwerdende Raum wird als Pupille bezeichnet.

# Ischämie

Verringerung oder Unterbrechung der Blutzufuhr in Organen oder Organteilen durch verschiedene Ursachen (z. B. bei Gefäßverschlüssen durch Blutgerinnsel, Gefäßabriss, Gefäßquetschung durch eine Geschwulst in der Umgebung eines Gefäßes u. a.).

# Ischiassyndrom

Schmerzen und Gefühlsstörungen bis zu Lähmungen im Bereich des Versorgungsgebietes des Nervus ischiadicus. Ursache ist meist ein Bandscheibenvorfall im Bereich der Lendenwirbelsäule.

# Isometrische Übungen

Form des Muskeltrainings, bei dem die Spannung im jeweils trainierten Muskel gesteigert wird, ohne dass sich der Muskel verkürzt. Dies geschieht durch wiederholte An- und Entspannung bestimmter Muskelpartien, wodurch sich ein Muskelzuwachs erzielen lässt; wird angewandt nach Verletzungen, Operationen, aber auch zum normalen Muskeltraining.

# Jet lag

Phänomen nach Langstreckenflügen, wobei mehrere Zeitzonen durchquert werden, welches sich in gestörtem Schlaf-Wach-Rhythmus, Konzentrationsstörungen und Verdauungsstörungen äußert. Die Beschwerden verschwinden nach wenigen Tagen, wenn eine Anpassung des Körpers stattgefunden hat.

# Jojo-Effekt

Gewichtszunahme über das ursprüngliche Ausgangsgewicht nach Einhalten einer Diät zur Gewichtsreduktion. Durch Wiederaufnahme der alten Essgewohnheiten wandelt der Körper, der auf einen geringeren Energiebedarf während der Diätphase eingestellt war, die aufgenommenen Nährstoffe in Fett um und speichert diese.

# Joule

Maßeinheit für Energie; mit ihr kann der Brennwert von Nahrungsmitteln angegeben werden. Diese Einheit ersetzt zunehmend die früher übliche Angaben in Kalorien; eine Kalorie entspricht etwa 4,18 Joule.

# Jungfernhäutchen
→ Hymen

# Kachexie

Auszehrung; Verfall der Körperkräfte mit starkem Gewichtsverlust, Appetitlosigkeit und Apathie; bei schweren Erkrankungen wie Krebsleiden, Tuberkulose, als Folge von Vergiftungen, bei Unter- und Mangelernährung sowie schweren Infektionskrankheiten wie Aids.

# Kaiserschnitt
*(Sectio)*
Geburtshilfliche Operation mit Eröffnung der Bauchdecke und der Gebärmutter zum Gebären des Kindes bei ungünstiger Kindslage, anatomischen Problemen bei

Kaiserschnitt

der Frau, bei extrem langer Geburtsdauer und dadurch bedingter Gefährdung von Mutter und Kind sowie bei unvorhergesehenen Komplikationen unter der Geburt.

# Kallus

Reparaturgewebe, das sich nach Knochenbrüchen aus Bindegewebe bildet und die Bruchenden verbindet. Durch Kalkeinlagerung verfestigt sich dieses Gewebe und wird belastbar.

# Kammerflimmern/ -flattern

*(Tachykardie)*
Lebensbedrohliche schnelle Herzrhythmusstörungen; durch extrem schnellen Herzschlag wird kaum noch Blut in den Körper gepumpt, so dass es zu einem Kreislaufstillstand kommt; rasche medikamentöse Therapie oder Elektrobehandlung notwendig.

# Kanüle

Hohlnadel unterschiedlicher Länge und Dicke, die auf eine Spritze aufgesetzt wird, zum Einspritzen von Medikamenten oder zur Entnahme von Körperflüssigkeiten.

# Karbunkel

Mehrere nebeneinander liegende, miteinander verschmelzende Furunkel.

# Kardiomyopathie

Angeborene oder erworbene Veränderung der Herzmuskulatur mit verminderter Leistungsfähigkeit des Herzens, Vergrößerung der Herzkammern oder Verdickung der Herzmuskulatur und verminderter Pumpkraft.

# Kapillare

*(Haargefäß)*
Feinste Verzweigungen des Blut- und Lymphgefäßsystems (auch als Haargefäße bezeichnet). Sie stellen den Übergang zwischen arteriellem und venösem Blutgefäßsystem dar. Sie geben als arterielle Kapillare Sauerstoff und Nährstoffe ins Gewebe ab und nehmen als venöse Kapillare Stoffwechselprodukte aus dem Gewebe auf.

# Karies

*(Zahnfäule)*
Häufigste Zahnerkrankung, die von einem allmählichen Zerfall von Zahnschmelz und Zahnbein gekennzeichnet ist; äußerlich sichtbar sind meist kleine Zahndefekte mit Weiß-, Braun- oder Schwarzfärbung; im fortgeschrittenen Stadium Zahnschmerzen, bei starker Zerstörung des Zahnes Dauerschmerz. Hauptursache sind falsche Essgewohnheiten (zuckerhaltige Nahrungsmittel) sowie mangelhafte Zahnhygiene, wobei Speisereste zwischen den Zähnen haften bleiben und sich Bakterien ansiedeln können.

**K**

Kallus

# Karotisstenose/ -verschluss

Verengung oder völlige Verlegung der Halsschlagader; Ursache ist eine arteriosklerotische Veränderung im Gefäß. Bei hochgradiger Karotisstenose kann es zu Durchblutungsstörungen im Gehirn bis zum Schlaganfall kommen; operative Behandlung ist möglich.

# Karpaltunnelsyndrom

Meist schleichende Schädigung des Nervus medianus im Handwurzelbereich, Druck auf den Nerv zwischen Knochen der Handwurzel und darüber liegenden Bandstrukturen; zunehmendes Taubheitsgefühl des Daumens, Zeigefinger und Mittelfingers mit besonders nächtlichen Schmerzen, die bis in die Schulter ausstrahlen können; später Muskelschwund der Muskulatur zwischen Daumen und Zeigefinger; meist bei Frauen höheren Alters, während der Schwangerschaft durch vermehrte Flüssigkeitseinlagerung ins Bindegewebe auftretend; Behandlung durch chirotherapeutische Maßnahmen, Ruhigstellung und evtl. Operation.

# Karzinom

Von Haut, Schleimhaut oder Drüsengewebe ausgehender bösartiger Tumor, häufigste Krebsgeschwulst beim Erwachsenen. Die große Gefahr ist das infiltrierende (wuchernde) Wachstum sowie die Bildung von Metastasen (Tochtergeschwülsten).

# Kehlkopfentzündung
*(Laryngitis)*

Entzündung der den Kehlkopf auskleidenden Schleimhaut und der Stimmbänder; tritt oft als Folge einer Infektion der Schleimhäute, im Bereich der Nase und des Rachens und bei starker Beanspruchung der Stimme bei Singen und langem Reden oder bei ständiger Reizung des Kehlkopfes durch Rauchen und ständiges Atmen durch den Mund auf; äußert sich durch heisere Stimme und Halsschmerzen.

# Keloid

Übermäßige Bildung von derbem und knotig verdicktem Narbengewebe im Bereich einer Verletzung oder Operationsnarbe.

# Kernspintomografie
*(Magnetresonanztomografie, MRT, NMR)*

Schichtaufnahmeverfahren, zu diagnostischen Zwecken; arbeitet mit Hilfe eines starken Magnetfeldes ohne Röntgenstrahlen. Sehr kontrastreiche Darstellung von Körperstrukturen, derzeit bestes bildgebendes Verfahren ohne Strahlenbelastung und schmerzlos. Zur Durchführung bei Kindern meist Ruhigstellung mit leichter Narkose notwendig.

**K**

Kernspintomografie

277

**K**

# Keuchhusten

*(Pertussis)*

Hochgradig ansteckende Infektionskrankheit, die in erster Linie bei Kindern aufritt; wird durch Bakterien (Bordetella pertussis) verursacht und durch Tröpfcheninfektion übertragen. Die Erkrankung geht einher mit anfangs starkem trockenen Husten, nach etwa zwei Wochen treten meist die typischen Hustenanfälle auf mit Staccatohusten, Würganfällen, dabei Herausstrecken der Zunge und manchmal Erbrechen zähen Schleims bis zu einem Stimmritzen- und Bronchialkrampf, kurzem Atemstillstand und Blauverfärbung der Haut. Die Hustenanfälle treten meist im Zeitraum von drei bis sechs Wochen auf, dann lassen die Krankheitszeichen allmählich nach. Allgemein kann gesagt werden, dass die Krankheit umso schwerer verläuft, je jünger das Kind ist. Der Keuchhusten gilt als eine der gefährlichsten Säuglingskrankheiten überhaupt. Bei Erwachsenen häufig atypischer Verlauf, die namensgebenden typischen Hustenanfälle fehlen oft, auffällig ist nur ein starker, langanhaltender Husten bei bisher lungengesunden Menschen; aufgrund nachlassender Impfwirkung im Erwachsenenalter inzwischen gar nicht so selten Übertragung der Erkrankung von Erwachsenen auf ungeimpfte Kinder; Komplikationen sind Lungenentzündung, Innenohrentzündung und Hirnentzündung; nur im Ansteckungs- und Anfangsstadium durch Antibiotika behandelbar, beste Vorsorge ist die Impfung.

# Kinderlähmung

*(Poliomyelitis)*

Durch Entero-Viren verursachte Infektionskrankheit, bei der die Krankheitserreger über den Magen-Darm-Trakt in den Körper gelangen. Dort führen sie in den meisten Fällen zu grippeähnlichen Krankheitszeichen wie Kopfschmerzen und Fieber und können dann zu einer Lähmung der Atemmuskulatur und bleibenden Lähmungen der Skelettmuskulatur führen. Sobald die ersten Lähmungen aufgetreten sind, lässt sich die Krankheit nur noch sehr schlecht beeinflussen. Sie kann tödlich verlaufen, schwere Behinderungen hinterlassen oder ausheilen. Optimalen Schutz gegen Kinderlähmung bietet eine Impfung. Als besonders erfolgreich hat sich die so genannte Schluckimpfung erwiesen, bei der dem Körper abgeschwächte Viren zugeführt werden.

# Kindstod, plötzlicher

*(Sudden infant death Syndrom, SIDS)*

Unerwarteter plötzlicher Tod eines scheinbar gesunden Säuglings oder Kleinkind, häufig während des Schlafes; am häufigsten zwischen dem zweiten und zwölften Lebensmonat, Ursache unbekannt. Risikofaktoren sind Bauch- oder Seitenlage, Nikotin- oder Drogenmissbrauch der Mutter, geringes Geburtsgewicht, fehlende Muttermilchernährung, Überwärmung oder vorangegangene Episoden von kurzzeitigem Atemstillstand.

# Klaustrophobie

Krankhaftes Angstgefühl vor dem Aufenthalt in engen Räumen bzw. Angst vor dem Alleinsein.

# Klistier

Gebrauchsfertige Flüssigkeit zum Darmeinlauf, zur Darmreinigung vor Untersuchungen, zum Abführen bei Verstopfung oder zum Einbringen von Medikamenten in den Darm.

# Knickfuß

Angeborene oder erworbene Fußfehlstellung, bei der der Fuß mehr oder minder stark nach außen gekippt und gedreht ist. Entwicklung meist im Kindesalter infolge Schwäche des Stützapparates oder als Überbelastungsschaden. Mit Einlagen, Schuh- und Sohlenveränderung sowie Krankengymnastik behandelbar.

# Kniescheiben-verrenkung

*(Patellaluxation)*

Herausgleiten der Kniescheibe aus dem Kniegelenk zur Außenseite des Beines; oft in Folge einer Fehlform der Kniescheibe und des Kniescheibengleitlagers, selten durch direkte Gewalteinwirkung. Bei häufig wiederkehrendem Herausgleiten ist eine chirurgische Behandlung notwendig.

# Knochenbruch

*(Fraktur)*

Bruch eines Knochens in zwei oder mehrere Teile durch Gewalteinwirkung oder bei bestimmten Knochenerkrankungen. Dabei können die Bruchenden gegeneinander verschoben werden und beim offenen Bruch die Haut durchspießen. Sind Knochen nur angebrochen oder nicht völlig durchtrennt spricht man von einer inkompletten Fraktur. Knochenbrüche sind meist mit großen Schmerzen verbunden, der betroffene Körperteil ist an den Bruchstellen abnorm beweglich; meist mit einer Schwellung und inneren Blutung einhergehend, notwendig ist dann eine Röntgenaufnahme und eine Ruhigstellung durch äußere Maßnahmen (Eingipsen) oder eine Operation, bei der die Bruchenden so fixiert werden, dass sie sich wieder miteinander verbinden können.

# Knochendichte-messung

Verfahren zur Bestimmung der Knochendichte bei Verdacht auf Osteoporose; durch mangelnde Standardisierung unterschiedlicher Messgeräte und Messmethoden unsicheres Verfahren. Die Möglichkeit, das Risiko eines Knochenbruches durch Osteoporose vorherzusagen, wird teilweise überwertet, deshalb medizinisch nur nach Knochenbruch, bei dem Osteoporose als Ursache vermutet wird, sinnvoll.

**K**

# Knochenmark

Im Inneren des Knochens, zwischen den Knochenbälkchen befindliches Gewebe mit der Fähigkeit zur Bildung von roten und weißen Blutkörperchen und Blutplättchen. Bei der Geburt enthalten die Knochen fast nur rotes Knochenmark, wovon sich jedoch etwa 50 % allmählich in gelbes Fettmark umwandelt.

# Knochenmarks- punktion

Entnahme von Knochenmark mit Hilfe einer Kanüle zur Abklärung von Bluterkrankungen und Erkrankungen des Immunsystems.

# Knochenmark- transplantation

Übertragung von blutbildenden Zellen des Knochenmarks von einem passenden Spender auf einen Empfänger, zur Behandlung bestimmter Erkrankungen wie Blutkrebs und Knochenmarksschwund. Vor der Transplantation wird das Empfängerknochenmark durch eine Chemotherapie zerstört, die gespendeten Knochenmarkzellen siedeln sich in den Empfängerknochenhöhlen an, durch Vermehrung der Zellen wird die Funktion des Knochenmarks wieder hergestellt. Gefahr der Abstoßung, der Infektion und schwerer Immunreaktionen.

# Knorpel

Elastisches Stütz- und Gleitgewebe des Körpers, das aus Knorpelzellen und einer zwischen diesen Zellen befindlichen Knorpelsubstanz besteht. Ein Knorpel enthält keine Blut- und Lymphgefäße sondern wird nur durch das umliegende Gewebe bzw. überziehende Flüssigkeiten ernährt. Knorpel überzieht als glatter Belag die Gelenkflächen und vermindert dadurch die Reibung zwischen den beiden gelenkbildenden Knochen; Teile der Luftröhre, des Ohres und des Kehlkopfes bestehen ebenfalls aus Knorpel.

# Kollagenosen

Oberbegriff für Erkrankungen des Bindegewebes, meist durch Autoimmunprozesse bedingt.

# Koma

Tiefe Bewusstlosigkeit mit Fehlen jeglicher Reaktion auf äußere Reize. Ursache sind Kopf- und Gehirnverletzungen sowie Erkrankungen des Gehirns, Vergiftungen (Alkohol und Drogen), Durchblutungsstörungen, Stoffwechselstörungen; schwere lebensbedrohliche Erkrankung, die bei akutem Auftreten notfallmäßiger Behandlung bedarf.

# Kompressionsstrumpf

Spezialgummistrumpf, der, individuell angepasst, eng den Beinen anliegt und von außen Druck auf Gewebe, Venen und Lymphgefäße ausübt. Er dient zur Vorbeugung oder Behandlung von Venenschwäche, Lymphstauungen und Beinvenenthrombosen.

# Kondylome
→ Feigwarzen

# Koniotomie
*(Luftröhrenschnitt)*
Eröffnung der Luftröhre durch einen Schnitt im Bereich des Kehlkopfes bei akuter Erstickungsgefahr und Verlegung der Atemwege.

# Konisation
Operatives Verfahren, bei dem durch die Scheide aus dem Muttermund und Gebärmutterhals ein kegelförmiges Gewebestück entnommen wird, meist im Frühstadium von oder bei Verdacht auf Gebärmutterhalskrebs; als diagnostisches und therapeutisches Verfahren.

# Kontraindikation
*(Gegenanzeige)*
Bestimmte Umstände z. B. Lebensalter, Erkrankungen, Schwangerschaft oder bestimmte Behandlung, die eine an sich angezeigte Maßnahme verbieten, z. B. Einnahme von bestimmten Medikamenten während der Schwangerschaft oder im

Kindesalter. Erkrankungen, bei denen die Einnahme bestimmter Medikamente nicht möglich ist.

# Krampfadern
*(Varizen)*
Ausweitung und Schlängelung von Unterschenkel- und Oberschenkelvenen, die durch Schädigung der Gefäßwand, durch angeborene Wandschwäche oder Venenklappenschwäche ausgelöst wird; durch langes Stehen, Sitzen oder Übergewicht Verschlimmerung; Symptome oft Schmerzen in den Beinen, Einlagerung von Flüssigkeit, starkes Hervortreten der geschlängelten Venen, oft Hautverfärbungen, Gefahr der Venenthrombose.

# Krätze
*(Scabies)*
Ansteckende, durch die Krätzmilbe verursachte Hauterkrankung, übertragen durch direkten Körperkontakt; Krankheitszeichen sind starker Juckreiz der Haut vor allem bei Wärme; am ganzen Körper, bevorzugt in den Achselhöhlen und Zwischenräumen von Fingern und Zehen treten rote, teils erhabene Flecken sowie kleine, mit Flüssigkeit gefüllte Bläschen auf. Behandlung äußerlich mit speziellen Mitteln gegen Parasiten.

# Krebs
→ Karzinom

# Kreislaufkollaps

Versagen der Kreislaufregulation durch vorübergehende Verminderung des venösen Blutrückstroms zum Herzen z. B. in Folge von erniedrigtem Blutdruck, inneren Erkrankungen, Infektionen oder Verletzungen. Symptome sind kalter Schweißausbruch, Schwindel, Übelkeit Bewusstseinstrübung bis hin zur Bewusstlosigkeit.

# Kreuzbandruptur

Meist vollständige Durchtrennung des vorderen, gelegentlich auch des hinteren Kreuzbandes; häufige Sportverletzung mit typischen Verletzungsmustern, einhergehend mit starken Schmerzen und Schwellung im Kniegelenk mit blutigem Kniegelenkserguss. Bei der ärztlichen Untersuchung lässt sich der Unter- gegen den Oberschenkel verschieben (so genanntes Schubladenphänomen); in der Regel ist eine Operation notwendig, bei der aus körpereigenem Material ein neues Kreuzband gebildet wird.

# Kropf

*(Struma)*

Sichtbare Vergrößerung der Schilddrüse, häufigste Ursache Unterversorgung mit Jod, aber auch starker Stress; auch im Rahmen von Entzündungen oder Autoimmunerkrankungen, teils Knotenbildung mit Schilddrüsenadenomen (heiße Knoten) und Schilddrüsencysten oder Schilddrüsenkrebs (kalte Knoten); durch Ultraschall, Szintigramm und Blutuntersuchungen abklärbar; durch Medikamente, Bestrahlung (z. B. Radiojodtherapie) und Operation behandelbar.

# Krupp

Plötzliche, meist nachts auftretende Laryngitis bei Kindern mit heiserem, bellendem Husten, ziehender geräuschvoller Einatmung und deutlicher Atemnot. Ursache meist Virusinfektionen in Verbindung mit einer besonderen, möglicherweise allergischen Disposition des Kindes, entsteht durch Verengung der Atemwege im Bereich der Stimmbänder und des Kehlkopfes durch die infektiös bedingte Anschwellung der Schleimhaut. Wichtigste Maßnahme ist Hochnehmen und Beruhigen des meist panischen Kindes sowie Zufuhr von Kälte durch Einatmen kalter Luft oder eiskalte Getränke, häufig Anwendung spezieller Medikamente erforderlich.

# Kryotherapie

*(Kältebehandlung)*

Zur Schmerzlinderung verwendetes Verfahren mit lokaler Anwendung von Kälte. Auch zur Behandlung von Warzen oder Blutschwämmchen eingesetztes Verfahren, bei dem durch trockene Kälte die Durchblutung des betroffenen Gewebes unterbrochen wird. Dadurch künstliches Auslösen einer kleinen Nekrose mit anschließender Abheilung.

K

Kreislaufkollpas

# Kunstfehler

Behandlungsfehler bei einem diagnostischen oder therapeutischen Eingriff, der gegen die gültigen wissenschaftlichen Regeln der Medizin durchgeführt wird und durch den ein Schaden hervorgerufen wurde. Im Falle eines nachgewiesenen Kunstfehlers kann Schadensersatz geltend gemacht werden.

# Kurzsichtigkeit
*(Myopie)*

Unvermögen, weit entfernt gelegene Objekte scharf zu sehen, meist bedingt durch einen zu langen Augapfel, so dass sich parallel einfallende Strahlen schon vor der Netzhaut im Glaskörper vereinigen und somit ein unscharfes Bild auf der Netzhaut abgeben. Mit Brille und Kontaktlinsen (Minusgläser) und mittlerweile auch durch Laserchirurgie korrigierbar.

# Kyphose

Verstärkte Krümmung der Wirbelsäule nach hinten, auch als Rundrücken bezeichnet; im Bereich der Brustwirbelsäule in leichter Ausprägung natürlich, bei verschiedenen orthopädischen Erkrankungen wie Morbus Scheuermann oder Morbus Bechterew sowie im Alter verstärkt.

# Lähmung

Erkrankung der Nerven oder der Muskeln; durch Entzündungen, Verletzungen, Vergiftungen oder Stoffwechselstörungen bedingte Schwäche oder vollständiger Ausfall von Nerven oder bestimmten Muskelgruppen.

# Lambliasis

Dünndarminfektion durch Parasiten (Lamblien), diese werden meist bei einem Auslandsaufenthalt durch verunreinigte Nahrung aufgenommen; Krankheitserscheinungen sind Durchfälle, Koliken, Übelkeit und Erbrechen, Bauschmerzen, meist schleichend beginnend und ohne Behandlung lang anhaltend.

# Langzeit-EKG

Ein EKG, das über einen längeren Zeitraum, meist bis zu 24 Stunden angelegt und aufgezeichnet wird. Anschließende Auswertung mittels Computer; wird zur Diagnose von Herzrhythmusstörungen benutzt.

# Laparatomie

Eröffnung der Bauchhöhle durch einen Bauchdeckenschnitt zur Durchführung operativer Eingriffe an den Bauchorganen.

# Laparoskopie

Diagnostische oder therapeutische Methode, wobei mit Hilfe eines oder mehrerer Sichtrohre, die in Vollnarkose durch kleine Schnitte in die Bauchhöhle einge-

**L**

Laparoskopie

schoben werden, innere Organe beurteilt und auch operativ behandelt werden können.

# Laryngitis

Entzündung der Schleimhaut des Kehlkopfes und der Stimmbänder, meist durch Viren, aber auch durch inhalierte Fremdstoffe verursacht. Eine Laryngitis kann sich durch eine heisere Stimme und Halsschmerzen äußern.

# Lateralsklerose, amyotrophe

Rückenmarkserkrankung unbekannter Ursache mit Muskelschwund und Schädigung von Nervenbahnen des Rückenmarks und der Hirnnerven mit zunehmenden Lähmungen; chronisch verlaufende, zum Tode führende Erkrankung. Ursächliche Behandlung nicht möglich.

# LDL-Cholesterin

Anteil des Gesamtcholesterins, welches sich bei erhöhter Konzentration im Blut an den Arterien ablagert und Gefäßverengungen und entsprechende Folgeerkrankungen wie Herzinfarkt oder Schlaganfall verursacht. Der Anteil von LDL-Cholesterin am Gesamtcholesterin sollte möglichst niedrig sein; dies wird durch entsprechende Ernährung, Bewegung und Einnahme von Medikamenten erreicht.

# Lebensmittel-vergiftung

Erkrankung durch Aufnahme von Nahrungsmitteln und Getränken, die von Bakterien oder deren Stoffwechselprodukten befallen sind oder Vergiftung durch Schadstoffe, die in Nahrungsmittel enthalten sein können; einhergehend mit Übelkeit, Erbrechen, Durchfall, Bauchschmerzen, Kreislaufstörungen und Fieber.

# Leber

Größte Drüse des menschlichen Körpers mit zentraler Stoffwechselfunktion, im rechten Oberbauch gelegen; vielfältigste Funktionen von der Bildung der Gallenflüssigkeit über Bildung von Enzymen, Speicherung von verschiedenen Stoffwechselprodukten bis zu unterschiedlichen Ausscheidungs- und Entgiftungsfunktionen.

# Leberzirrhose

Endstadium einer chronischen Leberentzündung, Umbau von Lebergewebe in Bindegewebe und Funktionsverlust der Leber; als Ursachen meist langdauernder übermäßiger Alkoholkonsum, Medikamentenmissbrauch, Diabetes mellitus, Hepatitis und Vergiftungen; zunächst mit allgemeiner Leistungsminderung, Schlafstörungen, Druck- und Völlegefühl, Blähungen, oft hellem Stuhl, Neigung zu Hautblutungen, Juckreiz der Haut, bei

Laryngitis

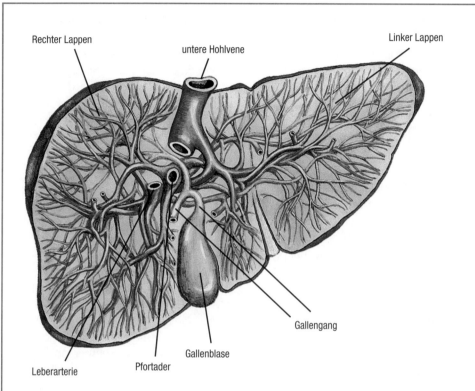

Rechter Lappen

untere Hohlvene

Linker Lappen

Gallengang

Gallenblase

Leberarterie

Pfortader

L

## Die Leber

Die Leber ist die größte Drüse im menschlichen Körper. Sie liegt im rechten Oberbauch vor bzw. mit ihrem linken Lappen hinter dem Magen und wiegt beim Erwachsenen etwa 1500 g.

Ihre Aufgaben sind mannigfaltig: Sie produziert bis zu 1 l Gallenflüssigkeit pro Tag, die sich in der Gallenblase und den Gallengängen sammelt und bei Bedarf über den großen Gallengang in den Zwölffingerdarm eingeleitet wird, wo sie zur Fettverwertung beiträgt. In der Leber werden schon vor der Geburt die Blutkörperchen gebildet. Auch für den Stoffwechsel übernimmt sie wichtige Funktionen: Sie entgiftet das Blut, entnimmt dem gereinigten Blut verdauliche Stoffe, baut Nahrungseiweiß in körpereigenes Eiweiß um, speichert Zucker und gibt über das Blut Nährstoffe an die Körperzellen ab. Zu guter Letzt bildet die Leber die Ausgangsstoffe für die Sexualhormone und körpereigenen Fette.

Aufgrund dieser Aufgabenfülle ist die Leber absolut lebensnotwendig. Daher ist sie auch erstaunlich regenerationsfähig; selbst wenn zwei Drittel entfernt werden, können die restlichen Leberzellen die Funktionen des ganzen Organs noch erfüllen.

Leber

Männern Vergrößerung der Brust und Haarverlust, schließlich Anschwellen des Bauches mit Gelbsucht; Komplikationen sind Leberversagen, innere Blutungen, oft zum Tode führend.

# Legasthenie

Lese- und Rechtschreibstörung mit vermutlich erblich bedingter Anomalie in dem Gehirnteil, der für die Sprachwahrnehmungsverarbeitung und Hörverarbeitung zuständig ist; macht sich meist erst im Schulalter bemerkbar. Diagnostik durch verschiedene Tests möglich. Bei nachgewiesener Legasthenie sind schulerleichternde Maßnahmen möglich, wie Teilnahme an Fördermaßnahmen bzw. Verzicht auf Benotung der Rechtschreibung.

# Leistenbruch

Hervortreten von Bauchinhalt (Darm- oder Bauchnetz) aus einer Bruchstelle in der Leistengegend; angeborene oder meist im höheren Alter erworbene Erkrankung bei Nachlassen der Muskelspannung, oft beginnend als so genannte weiche Leiste mit Schmerzen und leichter Vorwölbung eines Bruchsackes in der Leistengegend. In den meisten Fällen wird operativ versucht, den Bruch zu verschließen.

# Leistenhoden

Ein über das zweite Lebensjahr hinaus bestehender im Leistenkanal verbliebener Hoden; manchmal beidseitig; bei der Entwicklung des männlichen Fetus wandern die ursprünglich im Bauchraum gelegenen Hoden durch den Leistenkanal in den Hodensack; dieser Vorgang ist manchmal bei der Geburt noch nicht abgeschlossen; wenn der Hoden bis zum Ende des zweiten Lebensjahres nicht in den Hodensack gewandert ist, muss meist eine operative Verlagerung in den Hodensack erfolgen, andernfalls droht verminderte Zeugungsfähigkeit bis zur Gefahr der bösartigen Entartung des Hodengewebes.

# Lepra

Eine chronische, nach langer Inkubationszeit langsam verlaufende tropische Infektionskrankheit, durch Bakterien bedingt; meist an Haut und Nerven beginnend mit uncharakteristischen Schmerzen und Gefühlsstörungen sowie einem Hautdefekt gefolgt von Haut-, Schleimhaut- und Nervenveränderungen bis zu Lähmungen und Verstümmelungen von Gliedmaßen und des Gesichtes.

# Leukämie

Bösartige Erkrankung der weißen Blutkörperchen oder ihrer Vorläuferzellen. Diese breiten sich im Blut und im Knochenmark aus und führen zu Funktionsverlust des Knochenmarks mit Blutarmut, Gewichtsverlust, Abgeschlagenheit, Vergrößerung von Lymphknoten, Milz und Leber sowie Infektanfälligkeit, Fieber, Knochenschmerzen und Hautblutungen. Die Ursachen sind meist unklar. Schwerwiegende Erkrankung mit inzwischen vor allem im Kindesalter guten Behandlungsmöglichkeiten.

## Lichtdermatose

Hauterkrankung, die durch die Einwirkung von Sonnenstrahlung entsteht. Die akute Lichtdermatose ist der Sonnenbrand nach ungeschütztem, ausgiebigem Sonnenbad, die chronische Lichtdermatose entsteht durch jahrelange Überdosierung von Sonnenbestrahlung.

## Liquor

Gehirn- und Rückenmarksflüssigkeit, die das Gehirn im Schädel und das Rückenmark im Rückenmarkskanal umgibt; klare Flüssigkeit, die im Gehirn von speziellen Zellen gebildet wird, die Aufgabe der Hirnflüssigkeit besteht im Schutz von Gehirn- und Rückenmark, sie reguliert den Hirndruck und steuert so die Durchblutung des Gehirns mit.

## Lordose

Krümmung der Hals- und Lendenwirbelsäule bauchwärts.

## Lumbalpunktion

Punktion des Hohlraumes im Rückenmark zur Entnahme von Hirn- und Rücken-marksflüssigkeit (Liquor) durch Einführen einer Kanüle in den Rückenmarkskanal; wird vor allem bei Verdacht auf Hirnhautentzündung (Meningitis) durchgeführt, wird aber auch zum Einbringen von Arzneimitteln, Röntgenkontrastmitteln oder Schmerzmitteln verwendet.

## Lungenembolie

Verstopfung einer Lungenarterie durch Luft, Zellklumpen, Fetttröpfchen und vor allem durch z. B. in den Venen des Beckens und der Beine gebildeten Blutgerinnseln, die über die venöse Blutbahn in die Lunge geraten; oft unerkannt verlaufend, meist mit Brustschmerzen, Atemnot und schnellem Herzschlag einhergehend; bei Befall einer größeren Lungenarterie kann dies als akute Erkrankung zum Tode führen.

## Lungenemphysem

Lungenblähung; entsteht durch übermäßige Luftfüllung der Lungenbläschen bei Elastizitätsverlustes des Lungengewebes, meist in Folge einer chronischen Bronchitis bei langjährigen Rauchern; auch durch eine angeborene Bindegewebsschwäche, Enzymmangel und Altersprozesse bedingt. Wichtigste Krankheitszeichen für ein sich entwickelndes Lungenemphysem sind Husten und schleimiger bzw. schleimeitriger Auswurf, der von den Betroffenen oft als so genannter Raucherhusten verharmlost wird.

L

Lungenemphysem

Lungenbläschen

Kapillar-
gefäße

Luftröhre

Hauptbronchien

Oberlappen

Oberlappen

Vene

Mitellappen

Unterlappen

Unterlappen

Lungenarterie

## Die Lunge

Die Atemwege des Menschen reichen von der Nase über die Luftröhre und die beiden Hauptbronchien bis in die Lunge.

Die Lunge ist das Atmungsorgan des Menschen. Sie besteht aus zwei rechts und links im Brustkorb liegenden Lungenflügeln. Diese wiederum sind unterteilt in mehrere Lungenlappen. Im Lungengewebe verzweigen sich die Bronchien in immer kleineren Ästen in die nur Millimeter großen Lungenbläschen, die für den Gasaustausch zuständig sind. Der Sauerstoff aus der eingeatmeten Luft wird hier an den Blutkreislauf abgegeben, während das im Körper entstandene Kohlendioxid vom Blut in die Lungenbläschen gelangt und damit wieder ausgeatmet werden kann.

Die von zahlreichen elastischen Fasern durchdrungene Lunge hat die Fähigkeit sich zusammenzuziehen, sie kann sich jedoch nicht aktiv ausdehnen. Die Ausdehnung wird ermöglicht, da der Brustraum mit Hilfe des Zwerchfells und der Rippenmuskulatur vergrößert wird. Auf diese Weise bildet sich ein Vakuum, in welchem sich die Lunge ausdehnt und folglich mit Luft füllen muss. Wenn die Muskulatur beim Ausatmen wieder erschlafft, kann die Lunge sich wieder zusammenziehen und die Luft entweicht.

L

Lunge

# Lungenentzündung
*(Pneumonie)*
Durch Bakterien, Pilze oder Viren hervorgerufene Entzündung des Lungengewebes mit schwerem allgemeinen Krankheitsgefühl, Fieber, Husten mit eitrigem teils blutigem Auswurf; gelegentlich begleitet von Rippenfellentzündungen, als Komplikation Lungenabszesse; schwerwiegende Erkrankung, die rasch z. B. mit Antibiotika behandelt werden muss; gegen bestimmte Pneumonien ist eine Impfung möglich (Pneumokokken, RSV, Grippe).

# Lungenkrebs
*(Bronchialkarzinom)*
Bösartiger Tumor in der Lunge; in den meisten Erkrankungsfällen durch langjähriges Rauchen ausgelöst.

# Lungenödem
Ansammlung von Körperflüssigkeit im Lungengewebe, meist als Folge einer Herzschwäche mit schwerer Atemnot, Blauverfärbung der Lippen, Angst und Unruhe sowie hörbaren Rasselgeräuschen; oft mit wässrig-schleimigem Auswurf.

# Lymphdrainage
Therapieverfahren, bei dem durch bestimme Massagetechniken der Lymphabfluss angeregt wird. Anwendung bei Lymphödem, bei Venenerkrankungen sowie nach Verletzungen oder Operationen.

# Lymphknoten
Rundliche bis haselnussgroße Organe des Lymphsystems, die in das Geflecht der Lymphgefäße eingeschaltet sind und einen Filter für Krankheitserreger und Zellbestandteile bilden. Enthalten auch B- und T-Lymphozyten, die an der Infektabwehr beteiligt sind. Vor allem im Kindesalter kommt es bei Infektionen der oberen Atemwege wie Otitis und Angina zur Anschwellung der regionalen Lymphknoten im Rahmen der Abwehrreaktion des Körpers. Lymphknotenvergrößerungen können aber auch isoliert auftreten durch Virusinfektionen, Tuberkulose oder bösartige Bluterkrankungen.

# Lymphödem
Einlagerung und Stauung von Lymphflüssigkeit im Gewebe; bei Abflussbehinderung meist an den Beinen, gelegentlich an den Armen nach Brustoperation; mittels Lymphdrainage und Kompressionsverbänden gut behandelbar.

# Magenblutung
Blutung ins Mageninnere aus einem Magengeschwür, Magenkarzinom oder aus der Speiseröhre; führt zu Erbrechen von kaffeesatzartigem Mageninhalt; führt manchmal auch zu schleichendem unbe-

**M**

Magenblutung

merktem Blutverlust bis hin zu chronischer Blutarmut; dringend abklärungsbedürftige Erkrankung, die bei schweren Blutungen zum Schockzustand führen kann.

# Magendurchbruch
*(Magenperforation)*
Lebensbedrohliche Erkrankung durch das Durchbrechen eines Magengeschwürs durch die Magenwand, so dass sich der Mageninhalt durch das entstandene Loch in die Bauchhöhle ergießt; meist mit stärksten Schmerzen und Erbrechen einhergehend; muss einer raschen operativen Therapie zugeführt werden.

# Magenkrebs
*(Magenkarzinom)*
Bösartige Geschwulst der Magenschleimhaut, im Frühstadium meist ohne eindeutige Beschwerden, später Appetitlosigkeit, Schmerzen, Übelkeit, Gewichtsverlust und Blutarmut. Diagnosestellung durch Magenspiegelung und Gewebeentnahme, anschließend, wenn möglich operative Therapie mit teilweiser oder vollständiger Entfernung des Magens einschließlich des Karzinoms.

# Magengeschwür
*(Ulcus ventriculi)*
Erkrankung des Magens mit meist rundlichen Geschwüren der Schleimhaut. Ur-

sache sind Medikamente, Alkohol- und Nikotinmissbrauch, Infektionen des Magens, Fehlernährung und Stress.

# Magersucht
→ Bulimie und → Anorexia nervosa

# Makuladegeneration
Eine der häufigsten Erkrankungen des Auges im Alter mit allmählichem Verlust der Sehfähigkeit in Folge einer Netzhauterkrankung mit Untergang von Netzhautzellen im Bereich des schärfsten Sehens; derzeit noch keine Therapie möglich.

# Malaria
Sumpf- oder Wechselfieber; vor allem in wärmeren Ländern vorkommende Infektionskrankheit, hervorgerufen durch Kleinstlebewesen (Plasmodien), die von Mücken (Anophelesarten) übertragen werden. Die Malariaerreger dringen in die roten Blutkörperchen ein, vermehren sich dort, zerstören diese und werden dann im Blutkreislauf wieder freigesetzt. Charakteristische Fieberschübe mit Temperaturen über 40 Grad Celsius begleitet von Schüttelfrost und Erbrechen, in regelmäßigen Abschnitten (drei bis vier Tage) erfolgende Anfälle, im Spätstadium mit Beteiligung des Gehirns und entsprechende Bewusstseinsstörungen bis zum Tode führend. Gute Behandlungsmöglichkeit durch erregerabtötende Mittel.

**M**

Magendurchbruch

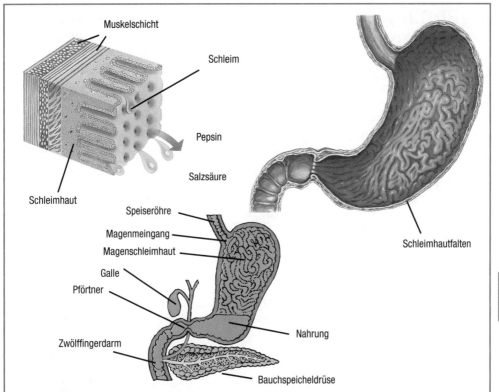

Muskelschicht

Schleim

Pepsin

Salzsäure

Schleimhaut

Speiseröhre

Magenmeingang

Magenschleimhaut

Galle

Pförtner

Zwölffingerdarm

Nahrung

Bauchspeicheldrüse

Schleimhautfalten

**M**

## Der Magen

Der Magen ist ein Muskelsack mit 1,5 bis 2,5 l Fassungsvermögen. Er liegt im linken Oberbauch unter dem Zwerchfell.

Speisen, die aus der Speiseröhre durch den Mageneingang (Cardia) hierher befördert werden, werden mit dem Magensaft (Magenschleim, Magensäure und Verdauungsenzyme) vermengt, zerkleinert und damit für die eigentliche Verdauung im Dünndarm vorbereitet.

Am Übergang vom Magen in den Zwölffingerdarm, dem Magenpförtner (Pylorus), liegt ein dicker Muskelwulst, der Schließmuskel, der sich von Zeit zu Zeit öffnet. Bei geschlossenem Magenpförtner ist durch die rhythmischen Bewegungen des Magens eine Durchmischung des Speisebreis, bei geöffnetem Magenausgang ein leichteres Weiterbefördern in den Zwölffingerdarm gegeben.

Die Verweildauer des Speisebreis im Magen hängt von der Zusammensetzung ab: Flüssige Speisen und Getränke werden schon nach etwa einer halben Stunde in den Dünndarm weitergeleitet, fettreiche, schwer verdauliche Speisen wie Gänsebraten können dagegen bis zu sechs Stunden im Magen verbleiben.

Magen

# Malignom
Bösartige Geschwulst, → Karzinom.

# Mammografie
Röntgenuntersuchung der Brust zur Erkennung von Gewebeveränderung wie Zysten und bösartigen Erkrankungen.

# Mandelentzündung
→ Tonsillitis

# Manie
Krankhafter Gemützustand, der durch eine übermäßige Hochstimmung gekennzeichnet ist, äußert sich in einem für diese Person sonst unüblichen Optimismus und ungeheuerem Tatendrang, kombiniert mit grenzenloser Selbstüberschätzung; die Manie tritt meist als Phase der manischen depressiven Erkrankung auf.

# Manisch-depressive Erkrankung
*(Zyklotomie)*
Psychische Erkrankung mit Wechsel zwischen depressiven und manischen Phasen. Beide Phasen können Tage bis Monate dauern. Die manische Phase ist gekennzeichnet durch Antriebssteigerung, Unruhe, Distanzlosigkeit und Selbstüberschätzung. Die depressive Phase ist gekennzeichnet durch Antriebsschwäche, Niedergeschlagenheit, innere Leere und Leistungsminderung. Eventuell mit Ängsten, Schlafstörungen und körperlichen Symptomen.

# Marcumar
Medikament zur Verlängerung der Blutgerinnungszeit. Wird zur Verhinderung von Thrombosen und Embolien als Langzeitbehandlung verwendet.

# Marisken
Harmlose Hautfältchen am After.

# Masern
Ansteckende Viruserkrankung mit hoher Ansteckungsgefahr und einem Häufigkeitsgipfel zwischen dem vierten und achten Lebensjahr; hinterlässt eine lebenslange stabile Immunität, übertragen durch Tröpfcheninfektion; nach einer Ansteckungszeit von neun bis elf Tagen treten Fieber, Atemwegskatarrh, Bindehautentzündung und Kopfschmerzen auf, nach ein bis zwei Tagen scheinbarer Besserung erneuter Fieberanstieg mit Ausbruch des typischen Masernexanthems, Reizhusten, schwerem Krankheitsgefühl, Lichtempfindlichkeit, Lymphknotenschwellung und gelegentlich Milzschwellung; Komplikationen sind Ohren-, Lungen- und Gehirnentzündungen; Vermeiden der Erkrankung durch rechtzeitige (ab dem 15. Lebensmonat) Masernimpfung möglich.

**M**

Malignom

# Masochismus

Sexuelle Perversion, die durch Erduldung körperlicher Misshandlung und Erniedrigungen, Demütigungen und Zufügung von Schmerzen bei der gequälten Person Lustgefühle und sexuelle Erregung hervorruft; meist auf frühkindliche Störungen zurückzuführen.

# Mastdarmkrebs

Bösartige Geschwulst im untersten Teil des Dickdarmes vor dem After; häufig ersetzt von Krebsgeschwülsten, häufigster Sitz von Krebsgeschwülsten im Darm; Anzeichen sind Verdauungsunregelmäßigkeiten mit wechselnden Beschwerden wie Blähungen, Durchfällen, Verstopfung, ständigem Stuhldrang, Rückenschmerzen, Blutspuren auf dem Stuhlgang sowie Blutungen durch den After; durch Krebsvorsorgeuntersuchung und Mastdarmspiegelung (Rektoskopie) einfach und schnell zu erkennen und durch Operation zu behandeln.

# Mastoiditis

Entzündung der Schleimhaut des Warzenfortsatzes (Mastoid) hinter dem Ohr; Komplikation der fortgeleiteten Mittelohrentzündung; heute seltene Erkrankung mit Fieber, Schwellung und Druckempfindlichkeit hinter dem Ohr, Schmerzen, Hörstörungen; durch Antibiotika, gegebenenfalls auch operative Therapie behandelbar.

# Medianuslähmung

Ausfall des Nervus medianus, eines Nervs, der Teile des Unterarms und der Hand versorgt; bestimmte Muskelgruppen können dann nicht mehr bewegt werden, es kommt zur so genannten Schuhhandstellung mit dauergestrecktem Daumen und Zeigefinger und gebeugtem Mittel-, Ring- und kleinen Finger sowie zu einer Beugeunfähigkeit des Handgelenks. Ursache ist eine Schädigung oder Durchtrennung des Nervs.

# Medikamentenmissbrauch

Einnahme von Medikamenten ohne das Vorliegen einer behandlungsbedürftigen Krankheit und ohne medizinische Notwendigkeit mit suchtähnlichem Verhalten. Oft bei Schmerz-, Beruhigungs-, entwässernden und abführenden Medikamenten.

# Melanom

Bösartige Geschwulstbildung der Haut mit brauner bis schwarzer Färbung, meist rasch wachsend; es kann sich aus einem bestehenden Muttermal heraus entwickeln oder auch auf unveränderter Haut entstehen; flach, gelegentlich knotig geformt, oft bei Berührung leicht blutend, juckend und sich meist rasch vergrößernd. Gefahr ist die rasche Bildung von Metastasen (Tochtergeschwulst) in anderen Organen.

Melanom

# Menarche

Erste Menstruation bei Mädchen in der Pubertät. Das Auftreten der ersten Regelblutung zeigt den Beginn der fruchtbaren Phase an, eine Schwangerschaft ist ab diesem Zeitpunkt möglich.

# Menièr'sche Krankheit

Erkrankung des Innenohrs mit anfallsartig auftretendem Drehschwindel, verschlechtertem Hörvermögen und Ohrgeräuschen mit Übelkeit und Erbrechen, meist einseitig auftretend; unklare Ursache, oft wiederkehrend, mit Medikamenten behandelbar.

# Meningeom

Langsam wachsende, gutartige Geschwulst der Hirnhäute bei Menschen höherem Alters; unterschiedliche Symptome je nach Lage des Tumors; nach der Diagnostik durch Computer- oder Kernspintomografie operative Entfernung meist nötig.

# Meningitis

(Hirnhautentzündung)
Infektionskrankheit, durch verschiedene Viren und Bakterien ausgelöst; schwerwiegende Erkrankung mit Fieber, starken Kopfschmerzen und charakteristischer Nackensteifigkeit, oft mit Übelkeit und Er-

brechen. Bei fortgeschrittener Erkrankung Bewusstseinstrübung; oft sehr rasche Verschlechterung des Allgemeinzustandes auffällig. Rasche Diagnose und Therapie notwendig.

# Meningokokkenmeningitis

Besonders schwere Form einer Meningitis, durch Meningokokken verursacht.

# Meniskus

Im Kniegelenk liegende, aus festem Bindegewebe und Knorpel bestehende Gelenkscheibe, die in Form von zwei etwa halbmondförmigen Gebälken in das Kniegelenk zwischen Ober- und Unterschenkel eingebettet ist. Der Meniskus kann durch plötzliche seitliche Drehbewegung des Kniegelenks ein- oder ganz zerreißen. Ein vorbeschädigter Meniskus kann durch bestimmte Bewegungen eingeklemmt werden, so dass das Bein nicht mehr gestreckt werden kann, meist springt er nach einiger Zeit selbst zurück; bei schweren Fällen von Meniskusverletzungen bzw. Einklemmung Operation oft erforderlich.

# Meniskusverletzung

Durch eine Über- oder Fehlbelastung des Knies hervorgerufener, teilweiser oder kompletter Riss eines Meniskus, meist des Innenmeniskus, dort auch als Längs-riss vorkommend (Korbhenkelriss). Symp-tome sind heftige Schmerzen nach einem entsprechenden Trauma mit Streck- oder Beugehemmung des betroffenen Kniege-lenkes, Schwellung durch Erguss oder Blutung. Diagnostik durch klinische Unter-suchung, Arthroskopie oder Kernspinto-mografie; oft ist eine operative Therapie mittels Arthroskopie notwendig.

# Menstruation
*(Monats- oder Regelblutung)*
In regelmäßigen Abständen von etwa 26–30 Tagen erfolgende Abstoßung der Gebärmutterschleimhaut, ca. drei- bis siebentägige Blutung aus der Scheide bei der geschlechtsreifen, nicht schwangeren Frau, durch Hormone gesteuert.

# Mesenterialinfarkt
Durchblutungsstörung von Blutgefäßen, die den Darm mit Blut versorgen, oft als Thrombose oder Embolie mit heftigen ko-likartigen Bauchschmerzen und Übelkeit. Lebensbedrohliche Erkrankung, die eines raschen Erkennens und einer operativen Behandlung bedarf.

# Metabolisches Syndrom
Kombination von Übergewicht, Bluthoch-druck, erhöhten Blutfetten und erhöhtem Blutzucker mit einem erhöhten Risiko für die Entwicklung einer Arteriosklerose mit den Folgen eines Herzinfarktes oder Schlaganfalls.

# Metastasen
Absiedelungen von bösartigen Tochter-geschwülsten einer Krebserkrankung ei-nes Organs in anderen Organen, über Blut und Lymphgefäße erfolgend; meist mit gewisser Gesetzmäßigkeit in be-stimmte Körperregionen und Organe als fortgeschrittenes Stadium einer Krebser-krankung; größtes Problem bei der Krebs-behandlung.

# Methadon
Präparat, das als Ersatzdroge für Hero-inabhängige verwendet wird.

# Migräne
Anfallsweise, sich oft periodisch wieder-holende, meist halbseitige Kopfschmer-zen, mit oder ohne begleitende Störungen wie Augenflimmern, Gesichtsfeldein-schränkung, Übelkeit und Brechreiz. Die Migräne wird durch einen Krampf in den Blutgefäßen des Gehirns ausgelöst und ist mit einer zeitweiligen Minderdurchblu-tung von Gehirnbezirken verbunden. Sie kann durch Stress, psychische Erregung, Wetterwechsel, Verdauungsstörungen, Allergien oder Hormonveränderungen ausgelöst werden.

M

Migräne

# Milchschorf

Bei Säuglingen ab dem zweiten Lebensmonat auftretender Hautausschlag auf der behaarten Kopfhaut mit Bildung von gelblich-bräunlichen Schuppen und Krusten. Die Namensgebung erfolgte durch die Ähnlichkeit der Krusten mit angebrannter Milch. Der Milchschorf kann sich auf das gesamte Gesicht ausdehnen; harmlose Erkrankung unklarer Ursache, wird mit Neurodermitis oder einer Neigung zu Allergien in Verbindung gebracht. Verschwindet meist von selbst im zweiten bis dritten Lebensjahr.

# M Milchunverträglichkeit

Unverträglichkeit von Kuhmilcheiweiß oder Milchzucker.

# Misteltherapie

Heilverfahren der Anthroposophischen Medizin, zur Behandlung von Krebserkrankungen und zur Steigerung der Abwehr; die immunstimulierenden Eigenschaften der Mistel sollen die Selbstheilungskräfte des Körpers u. a. durch Temperaturerhöhung anregen.

# Mittelohrentzündung

*(Otitis media)*
Akute oder chronische Erkrankung des Mittelohres; bei der akuten Mittelohrentzündung gelangen Erreger aus dem Nasenrachenraum über die Ohrtrompete auf die Schleimhaut des Mittelohres und verursachen dort eine Entzündung. Die Folge sind stechende Ohrenschmerzen, meist einseitig, gelegentlich mit Fieber und Schüttelfrost sowie eine herabgesetzte Hörfähigkeit; die eitrige Flüssigkeit, die bei diesem Prozess gebildet wird, sammelt sich im Innenohr und wölbt das Trommelfell nach außen. Die chronische Form der Mittelohrentzündung entsteht meistens aus der akuten Form der Erkrankung bei häufigen Rezidiven (Rückfällen nach vorheriger zwar vorübergehender, jedoch vollständiger Heilung). Die Entzündung kann sich auf die Schleimhaut des Innenohrs beschränken oder auf die umliegenden Knochen ausbreiten. Zu schweren Komplikationen kommt es, wenn sie zu einer Warzenfortsatzentzündung oder Hirnhautentzündung führt. Meist erfolgt die Behandlung mit Antibiotika.

# Mittelstrahlurin

Auffangen einer sterilen Harnportion mittels eines Gefäßes im mittleren Drittel der Blasenentleerung. Der Mittelstrahlurin eignet sich am besten für die ärztliche Untersuchung bei Erkrankungen der Harnwege.

# Morbus Bechterew

→ Bechterew`sche Erkrankung

# Morbus Crohn

Chronische, entzündliche, in Schüben verlaufende Darmerkrankung, meist im Bereich des Dünn- und Dickdarmes; unbekannte Ursache. Krankheitszeichen sind Durchfälle, krampfartige Schmerzen, Schleim- und Blutabgang; Komplikationen sind Fisteln und Abszesse.

# Morbus Horton

*(Arteriitis temporalis)*
Entzündung von Arterien; besonders bei Frauen mit heftigen, anfallsartigen, meist einseitigen Schmerzen im Bereich der Schläfe; auffällig ist die geschlängelte derbe Schläfenschlagader. Autoimmunerkrankung.

# Morbus Pfeiffer

→ Pfeiffer'sches Drüsenfieber

# Morbus Raynaud

Durchblutungsstörung der Extremitäten aus unterschiedlichen Ursachen.

# Morbus Scheuermann

→ Scheuermann'sche Erkrankung

# Mukoviszidose

*(Zystische Fibrose)*
Schwere erblich bedingte Stoffwechselstörung, bei der der Organismus zähflüssige Sekrete produziert. Erste Symptome treten im Kindesalter auf: Gedeihstörungen, aufgetriebener Bauch, wiederkehrende Durchfälle, fettige und übelriechende Stühle. Husten und Atembeschwerden, später Diabetes mellitus. Schwerwiegende Erkrankung, die nicht ursächlich behandelt werden kann.

# Multiple Sklerose

Erkrankung des zentralen Nervensystems, die sich in vielen (multiplen), örtlich umgrenzten Entzündungsprozessen an Gehirn und Rückenmark äußert und dort zu einer Zerstörung des Nervengewebes führt. Die Krankheit beginnt schleichend und verläuft in Schüben. Die ersten Anzeichen treten meist zwischen dem 20. und 40. Lebensjahr auf und bestehen z. B. in einseitigen Sehstörungen, Sprachschwierigkeiten, Zittern, spastischen Verkrampfungen der Muskulatur mit Beeinträchtigung der feinen Bewegungen, Muskellähmungen, Gleichgewichts- und Gangstörungen, Störungen der geistigen Leistungsfähigkeit mit rascherer Ermüdbarkeit sowie Blasen- und Darmentleerungsstörungen. Die Krankheitsursache ist ungeklärt. Die Multiple Sklerose ist nicht heilbar, kann jedoch durch Medikamente und physikalische Therapie gut beeinflusst werden. Gelegentlich nimmt die Erkrankung in seltenen Fällen einen schweren Verlauf, der zu schweren Behinderungen, insbesondere Lähmungen, führen kann.

M

Multiple Sklerose

# Mumps

Durch ein Virus hervorgerufene Infektionskrankheit der Ohrspeicheldrüse mit Anschwellung einer oder beider Ohrspeicheldrüsen. Gilt als typische Kinderkrankheit, die lebenslange Immunität hinterlässt; Komplikationen sind die Entzündung der Hirnhäute, des Gehirns, der Bauchspeicheldrüse und der Keimdrüsen (Hoden bei Jungen, Eierstöcke bei Mädchen). Während die Hirnhautentzündung trotz deutlicher klinischer Symptome meist folgenlos abheilt, kann durch die Gehirnentzündung eine Innenohrschwerhörigkeit, durch die Entzündung der Keimdrüsen eine dauerhafte Beeinträchtigung der Fruchtbarkeit hervorgerufen werden. Eine ursächliche Therapie ist nicht möglich, eine Schutzimpfung gegen Mumps ist möglich (wird in Kombination mit Masern und Röteln empfohlen) und kann ab dem zwölften Lebensmonat durchgeführt werden.

# Muskeldystrophie

Erblich bedingte Muskelerkrankung, die zu einer zunehmenden Muskelschwäche und dann zu Lähmungen in Folge von Muskelabbau führt.

# Muskelfaserriss

Häufige Sportverletzung, die durch plötzliche starke Muskelanspannung bei vorgeschädigten, nicht aufgewärmten oder verkürzten Muskeln auftritt und zur Zerreißung einer Muskelfaser führt. Typisch ist der plötzlich auftretende starke Schmerz in der Muskulatur, der sich bei Bewegung verschlimmert; Behandlung durch Ruhigstellung, Kühlung, Kompressionsverbände und gelegentlich Medikamente.

# Muskelhartspann

*(Myogelose)*
Schmerzhafte Verhärtung der Muskulatur als Folge einer Fehl- oder Überbelastung, oft mit ausstrahlenden Schmerzen; durch Massage, Dehnung und Injektionen behandelbar.

# Muttermal

*(Naevus)*
Gutartige Hautgeschwulst mit Anreicherung von gelb bis braun gefärbten Zellen in der Haut, kann am ganzen Körper vereinzelt oder gehäuft auftreten; meist scharf begrenzt, rundlich mit glatter oder leicht knotiger Oberfläche. Wichtig ist die Abgrenzung zum Melanom.

# Myasthenie

Autoimmunkrankheit, bei der Antikörper gegen bestimmte Teilen der Muskulatur gebildet werden, so dass es zu einer Störung der Reizübertragung zwischen Nerv und Muskeln kommt. Die Folge ist eine zunehmende Muskelschwäche. Die Erkrankung fällt meist zunächst durch Doppelsehen und hängende Augenlider auf.

# Myookarditis
(Herzmuskelentzündung)

Meist durch Viren, Bakterien und Autoimmunvorgänge hervorgerufene Entzündung des Herzmuskels. Symptome sind zunehmende Schwäche, Herzklopfen und allgemeines Krankheitsgefühl; schwerwiegende Erkrankung, die in jedem Fall strenge Bettruhe erfordert; oft bleibt eine Schwäche des Herzens zurück.

# Myom
Gutartige Geschwulst aus glatten Muskelzellen; Lieblingssitz ist die Gebärmutter (Uterus); hier häufig in großer Zahl entwickelt, sie kommen aber auch in der Speiseröhre, im Magen und Darm vor. Eine operative Entfernung ist möglich, jedoch nicht immer nötig.

# Myositis
Durch Entzündung des umgebenden Bindegewebes hervorgerufene Entzündung von Muskelgewebe; äußert sich in lokalen Schmerzen, Verspannungen, Verdickungen und Verhärtungen der Muskulatur.

# Myotonie
Vermehrte Muskelspannung der Skelettmuskeln durch veränderten Erregungsablauf in die Muskelfaserzellen. Oft mit Muskelkrämpfen einhergehend. Auffällig ist eine sehr kräftige Muskulatur. Erbkrankheit.

# Nabelhernie
(Nabelbruch)

Bruchlücke der Bauchwand im Bereich des Nabels mit Auftreten einer weichen, meist zurückdrückbaren Schwellung im Nabel. Durch Husten oder Anstrengung stärker hervortretend. Eventuell operative Therapie.

# Nagelbettentzündung
(Paronychie)

Eitrige Entzündung des Nagelbettes und des seitlichen Nagelwalls, meist durch Bakterien hervorgerufen auf Grund von Verletzungen und falscher Nagelpflege; durch Bäder, Salbenverbände und operative Eingriffe behandelbar.

# Nagelpilz
(Onychomykose)

Pilzbefall eines oder mehrerer Nägel, meist der Zehen, der zu einer gelblichen Verfärbung, Verdickung und Auflösung des Nagels führt. Behandlung meist langwierig.

# Narkolepsie
Meist kurz dauernde (zwischen einigen Minuten und einer Viertelstunde anhaltend), plötzlich auftretende Schlafanfälle am Tag (oft auch mehrmals am Tag) trotz ausreichendem Nachtschlaf. Die Ursache ist in plötzlichen Funktionsstörungen bzw. -ausfällen in verschiedenen Hirnbereichen zu sehen.

**N**

Narkolepsie

# Nasenbluten

*(Epistaxis)*

Blutung aus kleinen Gefäßen der Nasenschleimhaut, z. B. durch Verletzungen, Entzündungen der Nasenschleimhäute bei Schnupfen, Nasennebenhöhlenentzündung, Bluthochdruck oder selten bei Gerinnungsstörungen. Bei häufigem Nasenbluten ist eine ärztliche Abklärung der Ursachen angezeigt.

---

### Die Nase

Die Nase bildet den obersten Teil der Atemwege und dient der Reinigung, Anfeuchtung, Erwärmung und – mit Hilfe des Geruchssinns – auch der Kontrolle der Atemluft. Das Nasengerüst besteht aus zahlreichen kleinen Knochen und Knorpeln und gliedert sich in Nasenwurzel, Nasenrücken, Nasenspitze, Nasenlöcher und Nasenflügel. Das Innere der Nase bildet die Nasenhöhle, deren rechter und linker Anteil durch die Nasenscheidewand voneinander abgetrennt werden. Ausgekleidet ist die Nasenhöhle mit einer sensiblen Schleimhaut, unter welcher viele ausgedehnte Venenvernetzungen liegen. Die Endorgane des Geruchssinns befinden sich im oberen Bereich der Nasenhöhle und sind sehr eng mit der Geschmacksempfindung gekoppelt. Ebenfalls in Verbindung mit der Nasenhöhle stehen die paarweise angelegten Nasennebenhöhlen, die Wege zu den Augen, dem Rachen und den Ohren herstellen und mit einer fragilen Schleimhaut versehen sind. Da der Tränengang, welcher die Tränenflüssigkeit der Augen ableitet, in die Nase mündet, kommt es beim Weinen stets auch zu einer Reizung der Nase.

---

# Nasennebenhöhlenentzündung

*(Sinusitis)*

Entzündung der die Nasennebenhöhlen auskleidenden Schleimhaut, die infolge des entzündlichen Prozesses vermehrt schleimiges Sekret, häufig vermischt mit Eiter, in die Nasennebenhöhlen abgibt. Die Flüssigkeitsansammlung kann aufgrund der Schleimhautschwellung oft nur ungenügend abfließen, weshalb der Patient unter Kopfschmerzen und unter drückenden Schmerzen in den entzündeten Bereichen leidet; gelegentlich begleitet mit Fieber, verschlimmert durch Bücken und Niesen. Ursachen einer Sinusitis können z. B. Bakterien oder Viren sein. Ärztliche Abklärung ist nötig, auch um eine Ausbreitung in Augenhöhle oder das Schädelinnere zu verhüten.

# Nebenhodenentzündung

*(Epididymitis)*

Anschwellen der Nebenhoden, meist sehr schmerzhaft mit Fieber einhergehend und Rötung der umgebenden Haut des Hodensackes; ausgelöst nach Operationen im Bereich der männlichen Geschlechtsorgane, bei Harnröhren- und Samenblasenentzündung, nach Katheterisierung der Harnröhre und Blase, nach Geschlechtskrankheiten, Tuberkulose sowie Unfällen.

N

Nasenbluten

# Nekrose

Örtlich begrenztes Absterben von Körpergewebe, Organen oder Organteilen, die minder durchblutet sind.

# Nesselsucht

*(Urtikaria)*
Allergische Reaktion der Haut und der Schleimhäute mit stecknadelkopf- bis gelegentlich handtellergroßen rundlichen, leicht erhabenen, geröteten Hauterscheinungen, starkem Juckreiz, ausgelöst durch äußere und innere Reize wie Chemikalien, Insektengifte, Pflanzensekrete sowie Arzneimittel und Nahrungsmittel. Bei Übergreifen auf den Mund- und Rachenraum Atemnot und bedrohlicher Zustand. Sofortige medizinische Notfallbehandlung notwendig.

# Netzhautablösung

*(Ablatio retinae)*
Vollständige oder teilweise Ablösung der Netzhaut von der, sie umgebenden Aderhaut; gefährliche Augenerkrankung, die zur Erblindung führen kann. Symptome sind Lichtblitze, Sehstörungen, teilweise Gesichtsfeldausfälle. Sofortige augenärztliche Behandlung notwendig.

# Neuroleptika

Medikamente gegen psychische Erkrankungen (z. B. bei übersteigerter Aggressivität und Anspannung).

# Neurose

Krankhafte psychische Entwicklung durch misslungene Verarbeitungs- und Lösungsversuche unbewusster, meist aus der frühen Kindheit stammender Konflikte. Die Ursachen für eine Neurose werden sehr vielfältig gesehen: Kommunikationsstörungen, unterdrückter Sexualtrieb usw. Häufig unangemessene Reaktion auf alltägliche Erlebnisse ohne Realitätsbezug. Typische Ausdrucksformen sind Angstzustände, Panikattacken, Zwangsvorstellungen bzw. zwanghafte Handlungen wie Waschzwang, Depression und Persönlichkeitsstörungen. Der Übergang zwischen einer Neurose und einer Psychose ist fließend. In der Therapie wird versucht, die der Krankheit zugrundeliegenden Ursachen aufzuklären und nach Möglichkeiten der Konfliktbewältigung zu suchen.

**N**

# Nierenbeckenentzündung

*(Pyelonephritis)*
Meist durch Bakterien hervorgerufene Entzündung des Nierenbeckens und der Niere in Folge einer Blasenentzündung, bei der die Keime aufsteigend über den Harnleiter in das Nierenbecken gewandert sind. Typische, oft einseitige Schmerzen in der Nierengegend, Fieber, Schüttelfrost sowie verstärkter Harndrang, gelegentlich Übelkeit und Erbrechen. Der Urin ist meist trübe und oft blutig verfärbt; Behandlung mittels Antibiotika.

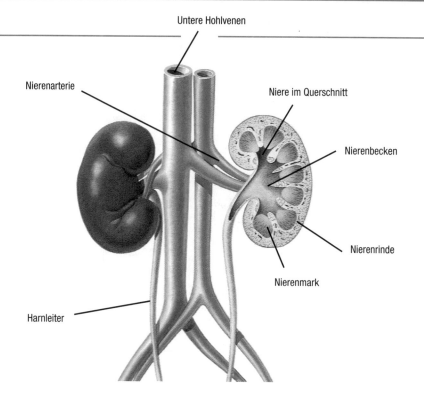

Untere Hohlvenen

Nierenarterie

Niere im Querschnitt

Nierenbecken

Nierenrinde

Nierenmark

Harnleiter

## Die Nieren

Die Nieren sind zwei etwa faustgroße Organe an der hinteren Wand der Bauchhöhle, etwa in Höhe des zweiten bis vierten Lendenwirbels. Sie sind jeweils in das Nierengewebe mit einer Mark- und einer Rindenzone und in das Nierenbecken unterteilt.

Durch die in ihnen erfolgende Harnbildung sind die Nieren das primäre Entgiftungsorgan des Körpers und regulieren gleichzeitig den Salz- und Wasserhaushalt. Zudem erfüllen sie wichtige Funktionen bei der Vitamin- und Hormonproduktion, Blutbildung und der Regulierung des Blutdrucks.

Die **Harnbildung** läuft folgendermaßen ab: Die im Rindenbereich angesiedelten etwa 2 Mio. kleinster Nierenkörperchen, die Glomeruli, filtrieren ständig das durch die Nieren laufende Blut. Der abfiltrierte sog. Primärharn enthält außer Eiweiß alle löslichen Blutbestandteile und wird von den Tubuli, einem an die Glomeruli anschließenden Röhrensystem, zum größten Teil wieder in die Blutbahn zurückgeführt.

Der verbleibende Endharn enthält die ausgefilterten Stoffwechselschlacken. Er fließt über das Nierenbecken und die Harnleiter in die Blase und wird über die Harnröhre ausgeschieden.

N

Nieren

# Niereninsuffizienz

Einschränkung der Ausscheidungsfähigkeit der Niere mit Zunahme von eigentlich harnpflichtigen Substanzen im Blut; akut oder chronisch auftretend; mit stark verminderter oder veränderter Harnausscheidung, Blutdrucksteigerung und Wassereinlagerungen, als Folge von Vergiftungen, Infektionskrankheiten, Nierenentzündungen, Schock, nach Operationen, schweren Erkrankungen.

# Nierenkolik

➜ Nierenstein

# Nierenstein

Bildung und Ablagerung von Steinen in der Niere, im Nierenbecken und Harnleiter; können zu kolikartigen Schmerzen in der Nierengegend sowie ausstrahlend in den Unterbauch führen; oft mit Blutbeimengungen im Urin. Kleine Steine werden meist spontan ausgeschieden, größere können unter Umständen das Nierenbecken und den Harnleiter verstopfen und müssen invasiv oder operativ entfernt werden.

# Nierentransplantation

Übertragung einer gesunden Niere von einem Organspender auf einen Empfänger, dessen Nieren auf Grund verschiedener Erkrankungen funktionslos geworden sind. Es gibt die Möglichkeit der Organspende durch lebende Personen oder die Transplantation einer Spenderniere eines toten Patienten. Hauptgefahr ist die Abstoßungsreaktion. Diese kann mittels immunsupressiven Medikamenten verringert werden.

# Nikotin

Giftstoff aus der Tabakpflanze, der in geringen Dosen anregend, in höheren Dosen jedoch lähmend auf bestimmte Teile des Nervensystems wirkt; beim Rauchen wird über die Atemwege Nikotin ins Kreislaufsystem aufgenommen und verursacht eine Verengung der Blutgefäße und in der Folge eine schlechtere Blutversorgung der Organe; bei Verengung der Herzkranzgefäße Gefahr des Herzinfarktes; bei Verengung der Arterien des Beines Gefahr der Minderdurchblutung mit Nekrose (Raucherbein). Bei Kindern schon bei Aufnahme kleiner Mengen akute Vergiftung möglich.

**N**

# NLP (Neurolinguistisches Programmieren)

Psychotherapeutisches Verfahren, um Denk- und Handlungsprozesse positiv zu beeinflussen unter Zuhilfenahme der Wechselwirkung zwischen Sprache und psychischen Prozessen.
Ziel der Methode ist, negative Einstellungen oder Gefühle mittels bestimmter Techniken in positive umzuwandeln.

NLP

# Nosode

Medikament aus der homöopathischen Medizin, welches aus erkrankten Körpergeweben oder Krankheitserregern stammt, nach homöopathischen Verfahren potenziert wird und dann im homöopathischen Behandlungsprozess eingesetzt werden kann.

# Nuklearmedizin

Fachgebiet der Medizin, welches die diagnostischen und therapeutischen Möglichkeiten radioaktiver Substanzen benutzt (z. B. Szintigrafie, Radiojodtherapie).

# NYHA-Klassifikation

Von der New-York-Heart-Association vorgeschlagene und benutzte Einteilung des Schweregrades einer Herzinsuffizienz oder einer Mangeldurchblutung der Herzkranzgefäße.

# Nystagmus

Nicht beeinflussbare rhythmische Bewegung der Augen, meist zur Seite, häufig bei Störungen des Gleichgewichtsorganes, bei Erkrankungen des Kleinhirns und anderer Nervenerkrankungen.

# Obstipation

Verstopfung, Darmträgheit. Verlängertes Verweilen von Stuhl im Dickdarm mit seltener Entleerung eines verhärteten Stuhls; Ursache oft funktionelle Störungen (Darmwanderschlaffungen oder Darmmuskulaturverkrampfungen), gelegentlich entzündliche Prozesse, Fehlernährung, Medikamentennebenwirkung und Hormonmangel; notwendig ist meist eine Änderung der Ernährungsgewohnheiten mit ballastreicher Kost sowie körperliche Bewegung.

# Ohrgeräusche
→ Tinnitus

# Onychomykose
→ Nagelpilz

# Orchidektomie

Entfernung des Hodens bei bösartigen Erkrankungen oder verletzungsbedingter Schädigung oder zur Ausschaltung der Hormonproduktion bei hormonempfindlichen Erkrankungen anderer Organe (z. B. Prostatakrebs).

# Orchidopexie

Operative Fixierung des Hodens im Hodensack, z. B. bei angeborenem Hodenhochstand. Sollte bei Jungen zum Ende des zweiten Lebensjahres erfolgen, da bei längerem Verbleiben des Hodens in der Bauchhöhle oder im Leistenkanal eine Beeinträchtigung der späteren Spermienproduktion zu befürchten ist.

Nosode

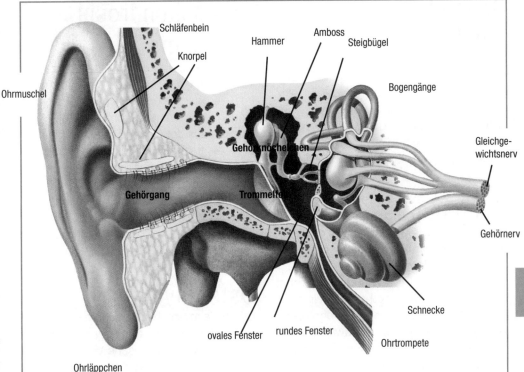

Schläfenbein

Hammer

Amboss

Steigbügel

Knorpel

Bogengänge

Ohrmuschel

Gleichge-
wichtsnerv

Gehörknöchelchen

Gehörgang

Trommelfell

Gehörnerv

Schnecke

ovales Fenster   rundes Fenster

Ohrtrompete

Ohrläppchen

## Das Ohr

Die Ohren dienen nicht nur der Wahrnehmung von Tönen und Geräuschen, sondern stellen auch ein wichtiges Gleichgewichtsorgan dar.

Das **äußere Ohr** wird von der knorpeligen Ohrmuschel und einem ca. 3 cm langen äußeren Gehörgang gebildet, der vom Trommelfell begrenzt ist.

Das **Mittelohr** besteht im Wesentlichen aus dem Trommelfell, der Paukenhöhle, den Gehörknöchelchen und der Eustachischen Röhre. Das Trommelfell, eine Membran von etwa 1 cm Durchmesser, wandelt Schallschwingungen aus der Luft in Bewegungsenergie um und leitet diese an die Gehörknöchelchen – Hammer, Amboss und Steigbügel – weiter. Die Eustachische Röhre ist eine Verbindung von der Paukenhöhle zum Nasen-Rachen-Raum und dient dem Druckausgleich.

Das **Innenohr** enthält das eigentliche, schneckenförmige Hörorgan, die Cochlea, die mechanische Bewegungen aus dem Mittelohr in elektrische Impulse umsetzt; über den Hörnerv werden die Impulse zur Hirnrinde weitergeleitet, wo daraus „Verstehen" wird. Auch das Gleichgewichtsorgan – bestehend aus zwei Bläschen und drei Bogengängen – hat hier seinen Sitz.

O

Ohr

# Osgood-Schlatter-Syndrom

Ein- oder beidseitiges Absterben von Teilen des Schienbeinkopfes meist bei Jungen im Jugendalter; mit Druck- und Bewegungsschmerzen im Knie. Durch klinische Untersuchung und Röntgendarstellung nachweisbar; meist harmlose Erkrankung mit spontanem Heilungsverlauf.

# Ösophagitis

Entzündung der Speiseröhre, meist ausgelöst durch vom Magen in den unteren Teil der Speiseröhre zurückfließendes Magensekret mit Magensäure. Begünstigt durch übermäßigen Alkohol- und Nikotinkonsum sowie fettreiche Ernährung und Übergewicht. Typische Beschwerden sind Sodbrennen oder saures Aufstoßen nach dem Essen. Bei längerem Bestehen kann es zu Komplikationen wie Geschwürsbildung mit Gefahr der Blutung, narbigen Verengungen oder Tumorentstehung kommen. Behandlung meist medikamentös, manchmal auch operativ.

# Ösophagusvarizen

Krankhafte Erweiterung der Speiseröhrenvenen, die durch Stauung des Blutes innerhalb des Venensystems, vor allen Dingen bei Leberzirrhose, entstehen. Durch die starke Dehnung sind die Gefäße sehr dünnwandig, Gefahr der Blutung mit lebensbedrohlichem Blutverlust.

# Osteochondrosis dissecans

*(Gelenkmaus)*

Absterben von Knochengewebe meist im Knie oder Ellbogengelenk mit Herauslösung eines kleinen Knorpelknochenstückes aus der Gelenkfläche, welches dann als freier Gelenkkörper im Gelenk zu Einklemmungserscheinungen und Schmerzen führen kann. Erkrankung des Jugend- und frühen Erwachsenenalters. Nach Diagnosestellung ist eine Entfernung des freien Gelenkkörpers notwendig.

# Osteomyelitis

Durch Keimverschleppung, meist über Blut- oder Lymphweg, gelegentlich auch durch direkte traumatische Verschleppung entstandene akute oder chronische eitrige Entzündung des Knochenmarks einschließlich des Knochengewebes mit schwerer Beeinträchtigung des Allgemeinbefindens, Fieber, Schmerz und Schwellung im betroffenen Bereich; medikamentös und/oder operativ behandelbar.

# Osteoporose

Knochenschwund mit Herabsetzung der mechanischen Belastbarkeit des Knochens; dadurch Neigung zu Knochenbrüchen und Skelettverformungen; tritt vor allem bei Frauen während der Wechseljahre oder als Alterserscheinung auf.

**O**

# Otitis media
→ Mittelohrentzündung

# Otosklerose
Erbliche, meist beide Innenohren befallende, fortschreitende Erkrankung mit Verknöcherung der Gehörknöchelchen und zunehmender Schwerhörigkeit; operative Therapie möglich.

# Ovarialtumor
Gut- oder bösartige, manchmal zystische, hormonaktive oder -inaktive Geschwülste der Eierstöcke, oft lange unbemerkt verlaufend; bei bösartigen Tumoren Gefahr der raschen Metastasierung, operative Entfernung notwendig.

# Ovarialzyste
Mit Flüssigkeit gefüllter gutartiger Tumor am Eierstock, oft mit raschem Wachstum, einhergehend mit Schmerzen; es besteht die Möglichkeit der Rückbildung, des Aufplatzens, gelegentlich die Notwendigkeit einer operativen Therapie. Wichtig ist die Abgrenzung zu bösartigen Tumoren.

# Ovulation
Durch Zusammenspiel von verschiedenen Hormonen ausgelöste Ausstoßung der reifen Eizelle aus dem Follikel, ungefähr in der Mitte des weiblichen Zyklus (zwischen dem 11. und 16. Tag vor Beginn der nächsten Regel, je nach Zyklusdauer); gelegentlich als so genannter Mittelschmerz spürbar, optimaler Zeitpunkt zur Befruchtung.

# Ovulationshemmer
*(Antibabypille)*
Hormonpräparate unterschiedlicher Zusammensetzung und Dosierung mit hemmender Wirkung auf das Heranreifen eines Eies und mit Unterdrückung der Ovulation.

# Panaritium
→ Nagelbettentzündung

# Panikattacke
Plötzlich einsetzender, massiver Angstzustand mit körperlichen Symptomen wie Zittern, Atemnot, Pulsbeschleunigung, Schwindel, Herzrasen; Ursache sind meist unbewusste Konflikte; Behandlung medikamentös oder mittels Psychotherapie.

# Parazentese
HNO-ärztlicher Eingriff mit Schnitteröffnung des Trommelfells, um bei einer Mittelohrentzündung mit Sekretstau das Sekret über den Gehörgang abfließen zu lassen; meist Eingriff vor allem im Kindesalter bei wiederkehrenden Mittelohrentzündungen mit Ergussbildung in der Paukenhöhle, oft verbunden mit der Einlage

**P**

Parazentese

eines Paukenröhrchens zum Offenhalten des Trommelfellschnittes (Paukendrainage).

# Parkinson'sche Krankheit
*(Schüttellähmung)*
Meist ab dem mittlerem Lebensalter langsam fortschreitende Erkrankung des Gehirns mit Störung der Bewegungsfähigkeit; Handlungen werden durch ein fortwährendes Zittern beeinträchtigt, zunehmende Versteifung der Muskulatur, kleinschrittiger Gang, Beugehaltung von Rumpf und Gliedern, Verarmung der Mimik, monotone Sprache bis zu psychischen Veränderungen mit depressiver Grundstimmung, Apathie und erschwerter Spontaneität und Entschlusskraft, verlangsamtes Denken; medikamentös behandelbar, jedoch nicht heilbar.

# Parodontose
Schwund des Zahnhalteapparates, besonders des Zahnfleisches auf Grund nichtentzündlicher Prozesse, oft zur Zahnlockerung und frühem Zahnverlust führend.

# Perikarditis
*(Herzbeutelentzündung)*
Entzündung des Herzbeutels aus unterschiedlichen Ursachen (nach Herzinfarkt, nach Virusinfekt oder bei Nierenerkrankungen), gelegentlich mit Flüssigkeitsbildung im Herzbeutel einhergehend; häufig chronischer Verlauf.

# Perniziöse Anämie
Durch einen Mangel an Vitamin B 12 bedingte Blutarmut, meist bedingt durch mangelhafte Aufnahme des Vitamin B 12, bei Magen- und Darmerkrankungen oder nach operativer Magenentfernung.

# Peroneuslähmung
Funktionsausfall der Fuß- und Zehenstreckenmuskulatur als Folge einer Erkrankung oder Schädigung des Nervus fibularis. Der Fuß kann nicht mehr aktiv gehoben werden. Meist spontane Besserung; falls die Lähmung bestehen bleibt, ist eine Versorgung mittel einer Peroneusschiene möglich und nötig.

# Perthes'sche Erkrankung
Meist gutartig verlaufende Wachstumsstörung des Oberschenkelkopfes, als Folge einer ursächlich unbekannten Durchblutungsstörung kommt es zu Zerfall und nachfolgendem Wiederaufbau des Hüftkopfes bei Kindern, meist Jungen zwischen dem dritten und neunten Lebensjahr, Frühsymptome sind rasches Ermüden des betroffenen Beines,

P

Parkinson'sche Krankheit

308

Schmerzen besonders bei Belastung, leichtes Hinken, Bewegungseinschränkung; Diagnose durch Untersuchung und Röntgenbild, Behandlung durch konservative (Ruhigstellung des Gelenkes) oder operative Therapie.

## Pfeiffer'sches Drüsenfieber
*(Infektiöse Mononucleose)*
Viruserkrankung mit Tonsillitis, Kopf- und Gliederschmerzen sowie Lymphknotenschwellungen, gelegentlich mit Vergrößerung der Milz und Leber.

## Phantomschmerz
Schmerz oder auch andere Empfindungen in Körperteilen, die amputiert wurden.

## Phlebografie
Radiologische Darstellung von Venen, meistens des Beines, nach Einspritzen eines Kontrastmittels.

## Placebo
*(Scheinmedikament)*
Äußerlich, einem wirksamen Medikament gleichendes und vom Original nicht zu unterscheidendes Präparat. Wird in der pharmakologischen Forschung angewendet, um zu untersuchen, inwieweit der Wirkstoff einerseits und der psychische

Einfluss der Präparateeinnahme zur erfolgreichen Behandlung einer Erkrankung beitragen.

## Plattfuß
Angeborene oder auch erworbene Fußfehlstellung mit Einsinken des Längsgewölbes des Fußes aus unterschiedlichen Ursachen.

## Platzangst
*(Agoraphobie)*
Zwanghafte Angst, größere Plätze oder freie Flächen zu betreten oder zu überqueren. In schweren Fällen besteht sogar die Angst ins Freie zu gehen. Zeichen einer seelischen Störung.

## Platzbauch
Nahtschwäche nach einer Bauchoperation auf Grund unterschiedlicher Ursachen mit Wiedereröffnung der Bauchhöhle; schwerwiegende, meist langwierige Komplikation einer Bauchoperation.

## Pleuraerguss
Flüssigkeitsansammlung zwischen Rippen- und Lungenfell im Brustkorb, nach Verletzungen in Form einer Blutung, nach Infektionen als Eiteransammlung, bei Herzschwäche, Nierenerkrankungen sowie bösartigen Erkrankungen als bernsteinfarbene Flüssigkeit.

P

Pleuraerguss

# Pneumothorax

Eindringen von Luft zwischen Brust- und Lungenfell des Brustkorbes, wodurch die Lunge in sich zusammenfällt. Kann nach Verletzungen, aber auch spontan auftreten mit Atemnot und einseitigem Brustschmerz, gelegentlich zu lebensbedrohlichen Komplikationen führend. Man unterscheidet zwischen spontaner (Ursache ist unbekannt), traumatischer (Verletzung von außen) und pathologischer (Ursache ist ein Prozess in den Lungen) Pneumothorax.

# Polymyalgia rheumatica

Erkrankung der Nacken-, Schulter- und Oberarmmuskulatur, manchmal auch der Becken-, Gürtel- und Oberschenkelmuskulatur im Alter, mit starken Schmerzen und Lähmungsgefühl in der befallenen Muskulatur, gelegentlich mit Fieber und Entzündungszeichen im Blut; unbekannte Ursache, evtl. Autoimmunerkrankung.

# Polyneuropathie

Erkrankung und Funktionsstörung von Nerven, besonders in den Beinen, als Folge von bestimmten Erkrankungen (z. B. Diabetes mellitus), Alkoholmissbrauch, Medikamentennebenwirkungen und Infektionen sowie oft aus ungeklärter Ursache mit meist symmetrischen Missempfindungen, Schmerzen und Gefühlsstörungen.

# Polyp

Gutartige Schleimhautwucherungen, meist im Darm, aber auch in der Gebärmutter und im Nasenrachenraum. Bei Polypen im Dickdarm besteht die Gefahr der bösartigen Entartung, deshalb ist nach der Diagnosestellung eine Abtragung oder operative Entfernung notwendig.

Polypen im Nasen-Rachen-Raum (adenoide Vegetationen) treten im Kindesalter häufig in Folge wiederkehrender Atemwegsinfektionen auf, dadurch Behinderung der Nasenatmung und Begünstigung von Mittelohrentzündungen möglich. Operative Behandlung mit Adenotomie.

# Polytrauma

Verletzung mehrerer Organe und Körperregionen (Mehrfachverletzungen), meist in Folge eines schweren Unfalles (beispielsweise Schädel-Hirn-Verletzung, Milzriss, Beckenbruch). Lebensbedrohliche Situation, die durch unterschiedliche Sofortmaßnahmen sowie notfallmedizinische Behandlung, intensivmedizinische Überwachung und operative Eingriffe behandelt werden muss.

# Präkanzerose

Krankhafte Veränderungen an Organen und Gewebeteilen, die zu bösartiger Entwicklung, z. B. Krebsbildung neigen und deshalb engmaschig beobachtet oder operativ entfernt werden müssen.

# Prämenstruelles Syndrom

Meist in der zweiten Hälfte des weiblichen Zyklus auftretende Beschwerden, vor Beginn der Regelblutung mit psychischen und physischen Symptomen wie Unterbauchschmerzen, Übelkeit, Schwindel, Krämpfen, Ohnmachtsneigung, Depressionen und Stimmungsschwankungen.

# Prodromalstadium

*(Vorläuferstadium)*
Anfangsstadium von Infektionskrankheiten mit mehr oder minder charakteristischen Krankheitserscheinungen vor Ausbildung der typischen Krankheitszeichen.

# Prognose

Auf medizinischer Erfahrung und Wissen beruhende Aussage über den wahrscheinlichen Krankheitsverlauf und dessen Behandlungsaussichten.

# Proktitis

Entzündung des Mastdarms aus unterschiedlichen Gründen.

# Prostatitis

*(Prostataentzündung)*
Infektionskrankheit der Vorsteherdrüse durch Bakterien oder Parasiten mit Harndrang, Schmerzen im Dammbereich, gelegentlich mit Fieber; Behandlung mit Antibiotika meist nötig.

# Prostatahyperplasie

*(Gutartige Vergrößerung der Prostata)*
Vermehrung und Wachstum von Zellen des Prostatagewebes ab dem 40. Lebensjahr; wohl auf Grund hormoneller Veränderungen mit Abschwächung des Harnstrahls, Verzögerung der Blasenentleerung, unvollständige Blasenentleerung mit Restharnbildung bis zu Harnverhalt; Behandlung mit Medikamenten, Spätstadium operativ.

# Prostatakarzinom

Bösartige Geschwulst der Prostata im höheren Lebensalter des Mannes, lange Zeit ohne Symptome in der Prostata wachsend, in einem späteren Stadium mit blutigem Urin, Schmerzen in der Dammgegend und Blasenentleerungsstörungen; Gefahr der Absiedelung von Töchtergeschwülsten in andere Organe (meist Knochen); durch Vorsorgeuntersuchung frühzeitig erkennbar, durch Blutuntersuchungen, Probeentnahmen und Ultraschalluntersuchung Sicherung der Diagnose und Möglichkeit der Therapie mit Medikamenten oder Operation.

# Pseudokrupp

Infektionskrankheit durch Viren mit Entzündung und Schwellung der Schleim-

**A**

Pseudokrupp

haut im Kehlkopfbereich und der Luftröhre mit rauem, bellendem Husten und starken Atembeschwerden bis hin zu Atemnot und Schnappatmung. Oft mit einfachen Maßnahmen wie kühler und feuchter Luft und Beruhigung beherrschbar, bei zunehmender Atemnot jedoch bedrohliche Erkrankung, die sofortige ärztliche Maßnahmen notwendig macht. Weitere Ursachen für diese Krankheit können auch Stress und Umweltbelastungen sein.

# Psychotherapie

Sammelbegriff für unterschiedliche therapeutische Verfahren zur Behandlung von psychischen und psychosomatischen Erkrankungen.
Auch bei körperlichen Erkrankungen oder funktionellen Störungen, bei denen keine organische Ursache feststellbar ist und die durch unbewusste seelische Konflikte ausgelöst, erhalten und verschlimmert werden, beispielsweise Schlafstörungen, Herz-Kreislaufbeschwerden, Muskelverspannungen, Magenschmerzen, Reizdarm, Wirbelsäulenbeschwerden, Bluthochdruck und andere.

# Querschnittslähmung

Durch Verletzungen oder Erkrankungen teilweise oder vollständige Schädigung des Rückenmarks mit Lähmungen und Gefühlsstörungen in den Beinen und im Oberkörper, je nach Sitz der entsprechenden Schädigung.

# Rachenentzündung
*(Pharyngitis)*
Akute und chronische Entzündung des Rachens (Pharynx, Schlund) mit Rötung und Schwellung sowie Schluckbeschwerden, hervorgerufen durch Viren oder Bakterien.

# Rachitis
*(Englische Krankheit)*
Durch Vitamin D-Mangel hervorgerufene Veränderungen am wachsenden Skelett mit Weichbleiben des knöchernen Schädels, spätem Fontanellenschluss, Kopfverformung, kugeligen Auftreibungen der Rippen, der Knochenknorpelgrenze an den langen Röhrenknochen der Arme und Beine, glockenförmige Deformierung des Brustkorbes sowie O-Bein-Deformierung der Beine. Durch häufigen Aufenthalt im Freien und durch die so genannte Rachitis-Prophylaxe, die heute bei Säuglingen und Kleinkindern in den ersten beiden Lebensjahren routinemäßig durchgeführt wird (Gabe von Vitamin D), ist die Krankheit vermeidbar; heutzutage eher seltene Erkrankung.

# Radialislähmung

Lähmung der vom Nervus radialis versorgten Muskulatur mit Fallhandstellung, Lähmung des Daumens; Ursache ist meist eine Druckschädigung des Nervs in seinem Verlauf; meist gut rückbildungsfähige Lähmung.

Q

Psychotherapie

# Radiojodtherapie

Nebenwirkungsarme Behandlung von Adenomen der Schilddrüse und nach chirurgischer Behandlung eines Schilddrüsenkarzinoms, bei dem mittels injiziertem radioaktiven Jods krankhafte Schilddrüsenbezirke funktionsuntüchtig gemacht werden.

# Reanimation

*(Wiederbelebung)*

Alle Erste-Hilfe-Maßnahmen von Laien und erweiterte ärztliche, klinische Maßnahmen durch Notärzte zur Wiederbelebung bei Herz-, Kreislauf- und/oder Atemstillstand. Durch jeden geübten Laien ist die Mund-zu-Nase- oder Mund-zu-Mund-Beatmung sowie die Herzdruckmassage durchführbar. Die erweiterten Maßnahmen durch den Notarzt umfassen Intubation, Gabe von Medikamenten und Defibrillation.

# Refluxösophagitis

→ Ösophagitis

# Rektoskopie

*(Rektosigmoideoskopie, Enddarmspiegelung)*

Verfahren zur Untersuchung des Enddarmes mittels eines Rektoskopes, welches in den After eingeführt wird. Durch Einblasen von Luft und Beleuchtung kann die Darmwand auf krankhafte Veränderungen hin untersucht werden.

# Rektumkarzinom

Krebsgeschwulst im Enddarm. Häufigste Lokalisation des Darmkrebses und mittels Austastung mit dem Finger und Rektoskopie leicht zu diagnostizieren. Auffällig durch Blutbeimengungen im Stuhlgang, Blähungen, Verstopfung oder dünner Stuhlgang sowie gelegentlich die Unfähigkeit, den Stuhlgang zu halten (Inkontinenz); operative Therapie notwendig, bei sehr afternahsitzenden Tumoren ist die Anlage eines Anus praeters notwendig, bei höhersitzenden Rektumkarzinomen ist dieser künstliche Ausgang nicht nötig.

# Restharn

Die nach dem normalen Ablassen des Urins in der Harnblase verbleibende Menge an Urin. Bei gesunden Menschen ist diese Menge sehr gering, eine Erhöhung des Restharns ist meist Zeichen einer Abflussstörung, vor allen Dingen bei Prostatavergrößerung oder Wirbelsäulenschädigung; Bestimmung des Restharns mittels Katheter oder Ultraschalluntersuchung.

# Restless-Legs-Syndrom

Vor allen Dingen nächtliche Missempfindungen und Unruhegefühl in den Beinen; oft Begleiterscheinung der Polyneuropathie oder einer Anämie, oft auch ohne erkennbare Ursache.

R

Restless-Legs-Syndrom

# Retinopathie

*(Netzhauterkrankung)*
Schädigung der Netzhaut auf Grund unterschiedlichster Erkrankungen, als Folgeschäden oder auch auf Krankheiten hinweisend; durch Augenhintergrundspiegelung erkennbar; in vielen Fällen durch Laserbehandlung therapierbar.

# Retrograde Amnesie

Erinnerungsstörung, die sich auf eine mehr oder minder lange Zeit vor einem Ereignis bezieht; die retrograde Amnesie ist ein typisches Krankheitszeichen der Gehirnerschütterung.

# Rheuma

Umgangssprachlicher Sammelbegriff für schmerzhafte, deformierende und funktionsbeeinträchtigende Erkrankungen des Bindegewebes, der Muskulatur, der Gelenke und der Wirbelsäule mit meist chronischem, oft fortschreitendem Verlauf; zur Zeit im wesentlichen noch unbekannte Ursache sowie nur begrenzter Behandlungsmöglichkeit.

# Rippenfellentzündung

*(Pleuritis)*
Umschriebene oder diffuse Entzündung des Rippenfells aus unterschiedlichsten Gründen, meist mit relativ starken, einseitigen atemabhängigen Brustschmerzen einhergehend.

# Rosacea

Entzündliche chronische Hauterkrankung im Gesicht mit fleckigen Rötungen, kleinen Blutgefäßerweiterungen, rötlichen Hautknoten und Eiterpusteln, oft mit knollenförmiger Vergrößerung der Nase. Behandlung durch Antibiotika.

# Rotatorenmanschette

Die aus Muskeln der Schulter und des Oberarms bestehende, dynamische Muskelmanschette um das Schultergelenk.

# Röteln

Harmlose Infektionskrankheit, die durch das Rötelnvirus verursacht wird und vor allem bei Kindern und Jugendlichen nach Tröpfcheninfektion auftritt; nach einer Inkubationszeit von zwei bis drei Wochen tritt ein rötlicher, kleinfleckiger Ausschlag im Gesicht auf, der sich auf den ganzen Körper ausbreiten kann, begleitet von Schwellungen der Lymphknoten besonders im Nacken und hinter den Ohren. Hinterlässt lebenslange Immunität, eine Impfung ist möglich. Gefürchtet ist das Auftreten der Röteln in den ersten drei Monaten einer Schwangerschaft wegen der Gefahr der Rötelnembryopathie, bei der die Infektion der Mutter auf das ungeborene Kind übergeht und schwere Missbildungen (z. B. Herzfehler, Katarakt, Blindheit, Taubheit, geistige Beeinträchtigung) hervorrufen kann. Wegen des Risikos der Rötelnembryopathie sollten alle

Mädchen spätestens in der Pubertät einen sicheren Rötelnschutz entweder durch Impfung oder Immunisierung nach Erkrankung aufweisen können. Da viele Virusinfektionen im Kindesalter mit einem Röteln-ähnlichen Ausschlag einhergehen, zum anderen die Röteln auch unbemerkt ablaufen können, sollte bei nichtgeimpften Mädchen in der Pubertät auf jeden Fall eine Blutuntersuchung zum Nachweis von Rötelnantikörpern durchgeführt werden, bei fehlender Immunität sollte baldmöglichst die Impfung nachgeholt werden.

## Salmonellose

Eine durch Salmonellen hervorgerufene Infektion des Magen-Darm-Traktes. Durch unterschiedliche Salmonellenarten können schwere Durchfallerkrankungen ausgelöst werden (z. B. Salmonellenenteritis oder Typhus); meist starke Beeinträchtigung des Allgemeinzustandes mit Durchfällen, Erbrechen, Fieber und Schüttelfrost. Abklärung durch Stuhluntersuchung; Problem sind die so genannten Dauerausscheider, bei denen Salmonellenbakterien im Darm verbleiben und ein Reservoir für Ansteckungen und Weiterverbreitung der Krankheit sind. Für Salmonellosen besteht in der BR Deutschland Meldepflicht an die öffentlichen Gesundheitsbehörden.

## Sarkoidose

Erkrankung mit Bildung von Bindegewebsknoten, meist in der Lunge, aber auch in anderen Organen; unklare Ursache, oft spontane Ausheilung oder nichtfortschreitende Krankheitssymptome, bei fortgeschrittenen Fällen Cortisonbehandlung.

## Säure-Basen-Haushalt

Durch Lungen und Nieren aufrechterhaltenes, konstantes Verhältnis von Säuren und Basen im Körper. Störungen des Verhältnisses bewirken krankhafte Veränderungen, Säureüberschuss bezeichnet man als Azidose, Basenüberschuss als Alkalose. Der pH-Wert des Blutes ist normalerweise im leicht basischen Bereich mit 7,4. Bereits geringe Abweichungen führen zu erheblichen Beeinträchtigungen.

## Schädelbasisfraktur

Knochenbruch im Bereich der Schädelbasis; ein sicheres Hinweiszeichen ist der Austritt von Blut und Nervenwasser aus dem Ohr; oft Blutergüsse um ein oder beide Augen.

## Schädelbruch

Knochenbruch im Bereich des Kopfskeletts; als Schädeldachbruch oder als Schädelbasisbruch, bei einem Schädelbruch ohne Komplikationen meist unproblematischer Verlauf; bei Mitbeteiligung des Gehirns und der Gehirnhäute in Form

**S**

Schädelbruch

von Blutungen, Gehirnquetschungen und Gehirnflüssigkeitsverlust schwerwiegende Komplikationen möglich.

# Schädelhirntrauma

Bezeichnung für Verletzungen des Kopfes, von denen der knöcherne Schädel, die Kopfhaut und das Gehirn betroffen sind. Gefährliche Verletzung mit der Notwendigkeit einer raschen Diagnostik, z. B. durch Computertomografie und evtl. operative Therapien.

# Scharlach

Infektionskrankheit durch ß-hämolysierende Streptokokken der Gruppe A, meist bei Kindern zwischen dem zweiten und zehnten Lebensjahr, die sich durch Halsschmerzen, Fieber, Bauchschmerzen, Kopfschmerzen, Mandelentzündung und manchmal einem typischen Hautausschlag (stecknadelkopfgroßen, feinfleckigen Hautveränderungen, die in der Leistengegend beginnen, sich über den ganzen Körper ausbreiten und unter Schuppung abheilen) äußert. Typisch für Scharlach sind auch ein blasses Munddreieck sowie eine himbeerartige Veränderung der Zungenoberfläche. Die Diagnose erfolgt auf Grund typischer Symptomatik sowie durch Nachweis von Streptokokkenbakterien in Abstrichen. Komplikationen sind Nierengewebeerkrankungen sowie rheumatisches Fieber mit der Gefahr der Herzinnenhautbeteili-

gung und Entstehung von Herzklappenfehlern (Endokarditis); Behandlung mit Antibiotika. In den letzten Jahren zunehmend leichterer Verlauf mit nur unvollständiger Symptomatik mit der Gefahr der nichtadäquaten Behandlung.

# Schenkelhalsfraktur
*(Schenkelhalsbruch)*

Bruch des Oberschenkelknochens im Bereich des Schenkelhalses nahe dem Hüftgelenk, meist durch Sturz und vor allem bei Frauen höheren Alters vorkommend; das betroffene Bein schmerzt in der Leiste, es erscheint verkürzt und ist nach außen gedreht. In den meisten Fällen ist eine Operation evtl. mit Implantation einer Hüftendoprothese notwendig.

# Scheuermann'sche Erkrankung
*(Adoleszentenkyphose)*

Wirbelsäulenerkrankung im Jugendalter unklarer Ursache, Aufbaustörung der Brust- und Lendenwirbelsäule durch Wachstumsstörung an der Wirbelkörper-/Bandscheibengrenze, die zu einem fixiertem Rundrücken im Bereich der Brustwirbelsäule führt und einhergeht mit Schmerzen, Haltungsschaden und Einschränkung der Wirbelsäulenbeweglichkeit; Stillstand der Krankheit nach dem 18. Lebensjahr, durch orthopädische Untersuchung und Röntgen nachweisbar,

S

Schädelhirntrauma

# Das Skelett

Der passive Bewegungsapparat des Menschen, das Knochengerüst, dient dem aktiven Bewegungsapparat (der Muskulatur) als ebenso stabile wie bewegliche Grundlage.

Das menschliche Skelett ist aus etwa 212 Knochen zusammengesetzt. Gängig ist eine Unterteilung in zwei große Teilbereiche: Das **Achsenskelett** und das **Gliedmaßenskelett**. Das Achsenskelett umfasst die 29 Schädelknochen, die Wirbelsäule mit 33 Knochen und den Brustkorb mit zwölf Rippenpaaren und dem Brustbein.

Dem Gliedmaßenskelett gehören der Schultergürtel und der Beckengürtel an; vom Schultergürtel gehen die oberen Extremitäten (Arme, Hände) mit je 32 Knochen aus, vom Beckengürtel die unteren Extremitäten (Beine, Füße) mit je 31 Knochen.

Das männliche und weibliche Skelett unterscheiden sich nur wenig voneinander: Die Knochen des Mannes sind in der Regel etwas größer und schwerer, während das Becken bei der Frau zur Erleichterung des Geburtsvorgangs etwas breiter und flacher angelegt ist.

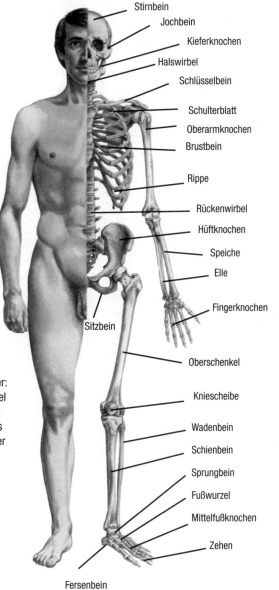

Stirnbein
Jochbein
Kieferknochen
Halswirbel
Schlüsselbein
Schulterblatt
Oberarmknochen
Brustbein
Rippe
Rückenwirbel
Hüftknochen
Speiche
Elle
Fingerknochen
Sitzbein
Oberschenkel
Kniescheibe
Wadenbein
Schienbein
Sprungbein
Fußwurzel
Mittelfußknochen
Zehen
Fersenbein

S

Skelett

Therapie: Krankengymnastik und Korsettanpassung, manchmal operative Therapie.

# Schilddrüsenentzündung
*(Thyreoiditis)*
Entzündung des Schilddrüsengewebes aufgrund eines Autoimmunprozesses oder durch Bakterien; als Folgezustand oft Schilddrüsenunterfunktion.

# Schilddrüsenüberfunktion
*(Hyperthyreose)*
Vermehrte Abgabe von Schilddrüsenhormon ins Blut, z. B. bei der Basedow'-schen Erkrankung sowie bei gutartigen Geschwülsten der Schilddrüse (Adenome) oder durch Überdosierung von Schilddrüsenhormon enthaltenden Medikamenten. Symptome sind Zittern, Unruhe, Schlafstörungen, Haarausfall, Gewichtsabnahme und schneller Herzschlag; Behandlung durch Medikamente, Radiojodtherapie oder Operation möglich.

# Schilddrüsenunterfunktion
*(Hypothyreose)*
Verniedrigung der Schilddrüsenhormone durch verschiedene Erkrankungen.

# Schizophrenie
Geisteskrankheit mit Spaltung des Denkvermögens, der Gefühle und des Erlebens; akut oder chronisch verlaufend, einhergehend mit Halluzinationen, Wahnideen, Denkstörungen, z. B. Hören von Stimmen als Rede und Gegenrede, Zerfahrenheit des Denkens, Unlogik, Begriffsverschiebungen, teils mit Unruhe und erhöhter Aktivität einhergehend, teils bis zur völligen Starre führende Erkrankung; unklare Entstehungsgeschichte, oft familiäre Häufung mit Auftreten zwischen dem 20. und 40. Lebensjahr; durch Medikamente meist sehr gut beeinflussbar.

# Schlafapnoesyndrom
Auftreten von längerandauernden Atempausen während des Schlafes, die meist vom Partner wahrgenommen werden, in Form von Schnarchpausen. Oft verstärkte Tagesmüdigkeit sowie Konzentrations- und Gedächtnisstörungen. Als weitere Komplikationen werden Zusammenhänge mit Bluthochdruck, Herzinfarkt und Schlaganfall diskutiert. Abklärung im Schlaflabor, mit Medikamenten, nächtlicher Atemmaske sowie Änderung der Lebensgewohnheiten behandelbar.

# Schleimbeutel
*(Bursa)*
Zwischen Muskeln, Sehnen, Gelenken und Knochen liegendes, mit Schleim gefülltes, beutelförmiges Gewebe; dient der

**S**

Schilddrüsenentzündung

Polsterung von Druckstellen und verhindert Reibung. Verletzungen, Dauerbelastungen oder entzündliche Krankheiten führen zu einer Schleimbeutelentzündung.

# Schleudertrauma

Durch eine Schleuderbewegung, meist Verkehrsunfälle, hervorgerufene Schädigung der Halswirbelsäule und der oberen Brustwirbelsäule mit Dehnung von Bändern, Gelenken und Gelenkkapseln sowie Verschiebung von Wirbeln mit Nervenreizung. Schmerzen und Bewegungseinschränkung sind die typischen Symptome.

# Schnappende Hüfte

Anlagebedingte, ungleichmäßige Spannung der Sehnenplatte über dem Rollhügel, wobei es beim Beugen oder Strecken der Hüfte zu einer schnappenden ruckartigen Bewegung kommt.; oft schmerzhaft und störend, keine Therapie notwendig.

# Schock

Akute, schwerwiegende Verminderung der Durchblutung und Ernährung lebenswichtiger Organe mit nachfolgender Organschädigung unterschiedlicher Ursachen z. B. durch starken Blutverlust, akute Herzschwäche bei Herzinfarkt, durch schwerwiegende innere Erkrankungen, Folge von Blutvergiftung und allergischer Reaktion.

# Schulterluxation
*(Schultergelenksverrenkung)*
Verrenkung des Schultergelenks mit Auskugelung des Oberarmkopfes aus der Gelenkpfanne, meist als Unfallfolge, gelegentlich aber auch ohne Gewalteinwirkung bei Lockerung des Bandapparates; durch Einrenken, vorübergehende Ruhigstellung behandelbar; häufiges Ausrenken der Schulter kann eine operative Behandlung nötig machen.

# Schultersteife
*(Frozen shoulder)*
Meist akut auftretende, sehr schmerzhafte Bewegungseinschränkung des Schultergelenks aus unklarer Ursache; mittels Krankengymnastik und Medikamenten sowie Injektionsbehandlung therapierbar.

# Schuppenflechte
*(Psoriasis vulgaris)*
Hauterkrankung mit starker Verhornung und Schuppenbildung besonders an Ellenbogen, Knien und Kopfhaut, auch am ganzen Körper vorkommend, familiär gehäuft durch erbliche Determinierung; schubweise verlaufend. Typisch sind gerötete, nicht juckende, scharf begrenzte, silbrig belegte Hauterscheinungen. Ursache nicht eindeutig geklärt, gehört möglicherweise zum allergischen Formenkreis, kann auch durch Stress, seelische Belastung, Infektion ausgelöst oder verstärkt werden. Gelegentlich mit Gelenkentzün-

**S**

Schuppenflechte

dungen einhergehend. Behandlung äußerlich mit verschiedenen Salbenzubereitungen, günstig wirkt auch Salzwasser (Totes Meer) oder UV-Bestrahlung. Nur bei schwerem Verlauf medikamentöse Behandlung mit Immunsuppressiva.

# Schweißdrüsen-abszess

Eitrige, abszedierende Entzündung meist der Schweißdrüsen in der Achsel, meist kleine operative Behandlung notwendig.

# Schwerhörigkeit

Herabgesetztes Hörvermögen auf einem oder beiden Ohren; beruht entweder auf Erkrankungen des Mittelohres als Schallleitungsschwerhörigkeit oder auf Erkrankungen des schallempfindlichen Apparates (Innenohr-Hörnerv-Zentralnervensystem) als Innenohrschwerhörigkeit. Bei der Schallleitungsschwerhörigkeit werden tiefere Töne höher gehört oder fallen zum Teil ganz aus, bei der Schallempfindungsstörung werden hohe Töne schlecht oder nicht gehört und sind gesprochene Wörter erschwert auseinander zu halten.

# Seborrhoisches Ekzem

Hauterkrankung als Folge übermäßiger Absonderung von Talg vor allen Dingen im Gesicht, im Nacken, an Brust und Rücken sowie am Kopf.

# Sehnenscheiden-entzündung
*(Tendovaginitis)*

Schmerzhafte Entzündung der Umhüllung von Sehnen aus unterschiedlicher Ursache, meist an Unterarmen oder Achillessehne auftretend; mit Ruhigstellung, Salbenbehandlung sowie Medikamenten behandelbar.

# Sjögren-Syndrom

Im Alter auftretende Erkrankung mit Mund- und Augentrockenheit; Ursache ist ein chronische Entzündung der Tränen- und Speicheldrüsen im Rahmen einer rheumatischen Erkrankung oder entzündlichen Bindegewebserkrankung.

# Sklerodermie

Verdickung und Verhärtung der Haut mit gleichzeitigen Durchblutungsstörungen; die Ursache dieser Krankheit ist unbekannt. Man unterscheidet die Sclerodermia circumscripta und die progressive Sklerodermie. Die Sclerodermia circumscripta tritt zumeist am Rumpf auf und bleibt auf bestimmte Gebiete beschränkt, bei der progressiven Sklerodermie beginnt die Krankheit z. B. an Armen und Beinen und befällt letztlich den gesamten Körper

**S**

Schweißdrüsenabszess

und die inneren Organe, das Gesicht ist verzerrt auf Grund der Verhärtungen der Haut, die Finger sind gekrümmt; oft Pigmentverschiebungen und elfenbeinartige Verhärtung und Anspannung über Knochenvorsprüngen; betrifft vor allem Frauen.

# Sonnenbrand

Schädigung der Haut durch Sonnenlichtüberdosis; je nach Schweregrad von schmerzhafter Rötung und Schwellung der Haut bis zu schweren Graden der Verbrennungen mit Blasenbildung; Abheilung unter Pigmentierung und Schuppenbildung der Haut.

# Sonnenstich

Nach zu langer oder starker Sonneneinstrahlung auf den unbedeckten Kopf mit Abgeschlagenheit, Kopfschmerzen, Schwindel, Übelkeit, Brechreiz, Pulsbeschleunigung bis zu erhöhter Körpertemperatur und Bewusstlosigkeit. Behandlung mit kalten Umschlägen, Eisbeuteln und Flüssigkeitszufuhr.

# Soor

*(Candidamykose)*
Ansteckende Pilzerkrankung, die durch Hefepilze verursacht wird; kann im Mund- und Rachenbereich, auf der Haut, in der Scheide und im Darm auftreten und sich auf andere Organe und Gewebe ausbreiten; tritt oft nach Gabe von Antibiotika auf, bei Schwächung der Immunabwehr; therapeutisch mittels Antimykotika als Salben oder Tabletten meist gut behandelbar.

# Speiseröhrenentzündung

*(Ösophagitis)*
Entzündliche Veränderung der Speiseröhre, die durch verschiedene Ursachen ausgelöst werden kann, wie Genuss zu heißer Speisen und Getränke, Verätzungen und Rückfluss von saurem Magensaft in die Speiseröhre.

# Speiseröhrenkrebs

Bösartige Wucherung der Speiseröhre mit schnellem Wachstum, Neigung zur Bildung von Tochtergeschwulsten (Metastasen) und Übergreifen auf Nachbarorgane der Speiseröhre; meist nur durch zunehmende Schluckbeschwerden erkennbar; Behandlung durch Operation.

# Spirometrie

Messung der Lungenbelüftung mittels eines Spirometers bei einer Lungenfunktionsprüfung, wobei verschiedene Teilfunktionen der Lunge und des Bronchialsystems ermittelt werden, deren Abweichung auf Lungen- und Bronchialerkrankungen hinweist. Gemessen werden das Atemzugvolumen, die Vitalkapazität (das

**S**

Spirometrie

bei maximaler Einatmung und Ausatmung größtmögliche Volumen) und die 1-Sekunden-Kapazität (die maximale Luftmenge, die in einer Sekunde ausgeatmet werden kann).

# Spitzfuß

Fußfehlform mit Versteifung oder Teilversteifung des Sprunggelenks in Streckstellung.

# Spondylolyse

Spaltbildung im Bereich der Wirbelbögen, insbesondere der Lendenwirbelsäule, meist angeboren, selten erworben; oft unbemerkt bleibende Fehlbildung, Diagnosestellung eher zufällig mittels Röntgen bei Abklärung von unklaren Rückenschmerzen.

# Spreizfuß

Fußfehlform durch Einsinken des Quergewölbes und sichtbarer Verbreiterung des Vorfußes; keine Therapie notwendig, bei Schmerzen evtl. Einlagenbehandlung.

# Stimmbandlähmung

*(Rekurrensparese)*
Ein- oder beidseitige, teilweise oder völlige Lähmung der Stimmbänder auf Grund einer Nervenschädigung, meist in Folge von Operationen an der Schilddrüse. Symptome sind Heiserkeit, Stimmveränderung und hörbares Einatmen der Luft;

oft gut rückbildungsfähig ohne weitere Behandlung.

# Stomatitis

Entzündung der Mundschleimhaut in Folge schlechter Mundhygiene, Abwehrschwäche, Infektion, Allergien oder sonstigen Schädigungen, oft als Stomatitis aphtosa durch Herpesviren hervorgerufen.

# Stoßwellenlithotripsie

Methode zur Zerkleinerung von Nieren- und Gallensteinen ohne Operation. Dabei werden in einem Wasserbad Stoßwellen erzeugt, die durch die intakte Körperoberfläche in dem Zielorgan (Niere, Galle) zur Zertrümmerung von Steinen führen, die dann auf natürlichem Wege abgehen können.

# Sudeck'sche Erkrankung

In Stadien ablaufende Weichteil- und Knochenerkrankung in Hand- und Fußbereich als Folge von Ruhigstellung nach Verletzungen z. B. Knochenbrüchen, Distorsionen; oft mit Versteifung von Gelenken und Anschwellung von Haut und Bindegewebe, einhergehend mit Schmerzen und wechselhafter Verfärbung der Haut, gelegentlich Temperaturerhöhung im betroffenen Körperabschnitt und vermehrte Schweißbildung; im Röntgenbild grob-

**S**

Spitzfuß

fleckige Verschattung der betroffenen Skelettabteile, im weiteren Verlauf kühle Haut, glänzend, mit bläulich-roter Verfärbung, Nagelwuchsstörungen, Verminderung des Unterhautgewebes sowie Muskelschwund und zunehmende Einsteifung. Die Behandlung erfolgt mit Medikamenten, Krankengymnastik sowie Lymphdrainagen und Mobilisierung.

# Synkope
Kurzzeitige Bewusstlosigkeit aus verschiedenen, dringend abklärungsbedürftigen Gründen.

# Syphilis
In mehreren Stufen verlaufende, ohne Behandlung Jahre bis Jahrzehnte dauernde Infektionskrankheit, die durch Bakterien meist beim Geschlechtsverkehr übertragen wird. Zu Beginn der Syphilis bildet sich an den Geschlechtsorganen, den Lippen oder am After ein hartes schmerzloses Geschwür, das weiß glänzt und von einem roten Rand begrenzt ist, der so genannte hochinfektiöse Primäraffekt, dieser vernarbt nach einigen Wochen. In der zweiten Phase der Syphilis verändert sich die Haut des Körpers durch Flecken und Knötchenbildung, gelegentlich mit Haarausfall und Befall innerer Organe wie Auge, Leber, Herz. Gegen Ende dieser Phase tritt eine Ruhezeit ein, in der die Syphiliserreger zwar im Körper vorhanden sind, aber nicht durch Krankheitserschei-

nungen auffällig werden. Es kann Jahre dauern, bis die Krankheit erneut ausbricht. Dann bilden sich knotenartige Geschwüre an Organen und Körperteilen, die bis zu hühnereigroß werden können; die rot-braunen Knoten können die Schädelknochen und das Nervensystem zerstören. Im letzten Krankheitsstadium erkranken die Herzkranzgefäße, der Patient leidet unter Rückenmarksschwund, die graue Hirnsubstanz entzündet sich, der Kranke verfällt körperlich wie geistig. Behandlung nach Erkennen der Krankheit durch Antibiotikagabe.

# Szintigrafie
Nuklearmedizinische Untersuchungsmethode, bei der kurzlebige radioaktive Substanzen meist in eine Körpervene injiziert werden, sich im Körper verteilen und in bestimmten Organen anreichern, mittels einer Gammakamera registriert werden. Wichtige Untersuchungsmethode bei bestimmten Erkrankungen.

# Tachyarrhythmie
Herzrhythmusstörung, meist im Alter mit schnellem unregelmäßigem Puls.

# Tape (Stützverband)
Verband zur Stabilisierung von Gelenken und Entlastung von Band-, Sehnen- und Muskelstrukturen, als Prophylaxe sowie als Behandlung nach Sportverletzungen.

# Tendomyositis

Reflektorische Sehnen- und Muskelentzündung, meist durch Überlastungsschä-
den hervorgerufen.

# TENS

*(Transkutane elektrische Nerven-
stimulation)*
Methode zur Schmerzbehandlung durch
elektrischen Strom.

# Thrombose

Völliger oder teilweiser Verschluss eines
Blutgefäßes durch die Bildung eines Blut-
gerinnsels (Thrombus); die Thrombose
kann durch eine Veränderung der Innen-
wände der Blutgefäße entstehen, etwa
bei einer Entzündung, bei Krampfadern,
bei Venenentzündung, durch Ablagerung.
In der Folge kommt es zu einer Verlangsamung des Blutstromes. Gefördert werden Gefäßveränderungen z. B. durch
Rauchen, durch langes Liegen, Kreislaufschwäche und mangelnde Bewegung,
durch eine Erkrankung der Blutplättchen,
durch Störungen der Blutgerinnung,
durch erhöhtes Cholesterin.

# TIA

*(Transitorisch ischämische Attacke)*
Kurzzeitige, durch mangelhafte Durchblutung in Gehirnteilen bedingte Lähmung an
Beinen, Armen und im Gesicht, die sich
rasch zurückbildet, jedoch Hinweis auf
eine schwerwiegende Durchblutungsstörung sein kann und einer dringenden Abklärung bedarf.

# Tic

Unwillkürliche Muskelzuckungen, regelmäßig oder unregelmäßig sich wiederho-
lend, die jedoch bewusst werden, oft
während des Schlafes verschwinden,
meist an Lippen (Lippenbeißen) und Au-
genlidern (Blinzeln) auftretend, jedoch
auch größere Muskelgruppen wie Gesichtsmuskulatur, Schulter, Nacken und
Extremitäten erfassend; Tics können kurzzeitig unterdrückt werden, sie sind oft Ursache psychischer Anspannung bei erhöhter nervlicher Reizbarkeit oder
Überreizung, selten auch einer Schädigung des zentralen Nervensystems.

# Tinnitus

Ohrensausen, Ohrgeräusche, die nicht
durch äußere Geräusche hervorgerufen
werden; dauernd oder anfallsartig mit
unterschiedlicher Intensität, meist als
störendes Pfeifen oder Brummen aus
unterschiedlicher Ursache.

# Tonsillitis

Entzündung der Mandeln, ausgelöst
durch Viren und Bakterien, mit Halsschmerzen, eventuell Fieber, Rötung,
Schwellung und eitrigen Belägen der
Mandeln.

# Toxoplasmose

Infektionskrankheit durch Toxoplasmen über infizierten Katzenkot oder Fleischverzehr von infizierten Tieren. Problematisch ist eine Infektion in der Schwangerschaft, die zu erheblichen Schäden des Embryos führen kann; problematische Begleiterkrankung auch bei Aidspatienten.

# Trichomonaden

Mikroorganismen (Geiseltierchen), die im menschlichen Harn- und Geschlechtstrakt Entzündungen hervorrufen können. Sexuell übertragbar.

# Trichterbrust

*(Pectus excavatum)*

Die vordere Brustkorbwand ist trichterförmig im Bereich des Brustbeins eingezogen, meist symmetrisch mit unterschiedlicher Tiefe; die Deformierung wird meistens im 1. Lebensjahr auffällig, bei extremer Ausprägung kann es zu Lungen- und Herz-Kreislaufbeeinträchtigungen kommen; meist schlaffe Körperhaltung mit nach vorn hängenden Schultern und vorgewölbten Bauchdecken; überwiegend jedoch ein kosmetisches Problem; eine operative Therapie ist möglich.

# Trigeminusneuralgie

Meist einseitige, kurzdauernde sehr heftige Schmerzattacken im Gesichtsbereich einer oder mehrerer Gesichtsnerven (Trigeminusäste), oft kombiniert mit Muskelzuckungen, Tränenfluss und feucht werdendem Bereich des Gesichtes; ausgelöst durch Niesen, Gähnen, Kauen, Temperaturwechsel, oft auch spontan.

# Tripper

(Gonorrhoe)

Häufigste sexuell übertragbare Erkrankung, die durch Bakterien (Gonokokken) hervorgerufen wird. Drei bis fünf Tage nach der Ansteckung kommt es beim Mann zu einem dickflüssig rahmigen eitrigen Ausfluss der Harnröhre, der mit brennenden Missempfindungen, besonders nach dem Wasserlassen, einhergeht; oft nach längerem Bestehen oberflächliche Schleimhautschäden. Bei Frauen ist die Beschwerdesymptomatik meist geringer. Der rahmig-eitrige Ausfluss wird durch Regelblutungen und andere Umstände leicht verkannt, dadurch oft langwieriger Verlauf mit Entzündungen der Eileiter und der Gebärmutter; Behandlung durch Antibiotika.

# Tropenkrankheit

Infektionskrankheiten durch Bakterien oder Parasiten, deren eigentlicher Lebensraum subtropische oder tropische Gebiete der Erde sind, z. B. Malaria, Gelbfieber, Schlafkrankheit. Infektion bei Urlaubs- oder Arbeitseinsätzen im Ausland, gelegentlich Ausbruch erst nach Rückkehr ins Heimatland.

Tropenkrankheit

# Tubenkatarrh

(auch Tubenverlegung), Verlegung des Verbindungsganges zwischen Rachen und Ohr aufgrund von akuten oder chronischen Entzündungen oder Allergien; oft Druckgefühl im Ohr mit Rauschen, Schmerz und Hörverschlechterung.

# Tuberkulose

*(Tbc, Schwindsucht)*

Erkrankung, die durch Ansteckung mit Tuberkulosebakterien ausgelöst wird, diese erfolgt in der Regel durch Tröpfcheninfektion von erkrankten Mitmenschen. Als Folge der Ansteckung bilden sich im Körpergewebe Knötchen aus krankhaft veränderten Körperzellen (Tuberkel) aus. Je nach Befall des Gewebes spricht man von Lungen-, Darm-, Nieren-, Knochen-, Gehirn- und Lymphknotentuberkulose, wobei die Infektion der Lunge am weitaus häufigsten vorkommt; sie kann mit Hilfe eines Röntgenbildes festgestellt werden, daneben dient der Tuberkulintest zur Diagnose. Mit ihm kann jedoch nur festgestellt werden, ob eine Ansteckung stattgefunden hat, nicht aber ob die Krankheit manifest ist; die Diagnose der Tuberkulose wird durch zunächst unspezifische Krankheitszeichen erschwert, wie z. B. Unwohlsein, Gewichtsverlust und erhöhte Temperatur. Eine Gesundung, aber auch eine schubweise Verschlechterung des Zustandes ist zu jedem Zeitpunkt der Erkrankung möglich. Die Tuberkulose wird mit speziellen Antibiotika behandelt, die die Fähigkeit besitzen, die Tuberkulosebakterien in ihrem Wachstum zu hemmen und dann abzutöten. Die Behandlung ist meist langwierig.

# Tumormarker

Substanzen, die von einem Tumor produziert oder von ihm induziert werden und deren Konzentration im Blut messbar ist. Diagnostische Hilfe bei der Tumorsuche und als Kontrolluntersuchung nach Tumorbehandlung.

# Typhus

Infektionskrankheit, die durch Aufnahme von Bakterien (Salmonella typhi), die in Ausscheidungen Erkrankter enthalten sind, ausgelöst wird. Die Übertragung geschieht durch direkten Kontakt und über verseuchte Nahrung und Trinkwasser; etwa sieben bis 28 Tage nach Ansteckung treppenförmiger hoher Fieberanstieg mit Kopfschmerzen, Durstgefühl, anfangs Verstopfung, später erbsenbreiartige Durchfälle, erhebliche körperliche Schwäche bis zu Bewusstseinstrübung, Delir und Milzschwellung mit sehr langsamer Erholung. Prophylaxe durch Impfung vor Reisen in Risikogebiete möglich.

# Überbein

*(Ganglion)*

Mit einer geleeartigen Flüssigkeit gefüllte, meist akut auftretende Zyste, die hauptsächlich an Hand- und Fußrücken auftritt, meist durch Fehl- oder Überbelastung; bei fortschreitender Vergrößerung oft Schmerzhaftigkeit, Behandlung durch Punktion oder Operation.

# Ulcus cruris

*(offenes Bein, Unterschenkelgeschwür)*
Vorwiegend bei älteren Patienten durch arterielle oder venöse Durchblutungsstörungen verursachte, schwer heilende, oft schmerzhafte Wunde im Bereich der Unterschenkel; mittig mit absterbendem Gewebe, meist schmierig belegt und kraterförmig mit oft verhärtetem Rand, meist langwierige Behandlung; insbesondere Bekämpfung der Ursachen wichtig.

# Ulcus ventriculi

➜ Magengeschwür

# Ulnarislähmung

Lähmung und Gefühlsstörungen im Bereich des Nervus ulnaris an Hand und Unterarm durch Nervenschädigung, Ausbildung einer so genannten Krallenhand.

# Ultraschalluntersuchung

*(Sonografie)*
Bei dieser Untersuchungsmethode werden die Ultraschallwellen von einem Schallkopf in den Körper gesandt und dort von unterschiedlichen Strukturen unterschiedlich reflektiert und dann auf einem Bildschirm sichtbar gemacht. Harmloses und sehr effektives Untersuchungsverfahren zur Gewinnung anatomischer und physiologischer Informationen aus dem Körperinneren.

# Unterkühlung

*(Hypothermie)*
Absenken der Körpertemperatur unter den Normalwert von etwa 36,5 Grad Celsius durch äußere Faktoren mit zunächst erhöhter Körperabwehr durch Hautgefäßverengung, Steigerung des Sauerstoffverbrauch und der Herzfrequenz sowie des Blutdrucks und der Wärmeproduktion (Zittern), fortschreitende Schmerzunempfindlichkeit, Puls- und Atemwegsverlangsamung, Muskelstarre und Reflexabschwächung sowie Absenken des Energiestoffwechsels bis zur Bewusstlosigkeit.

# Varikocele

Erweiterung und krampfaderähnliche Schlängelung der Vene des Hodens mit Verdickung des Samenstranges meist linksseitig; schmerzfrei, eventuell Ursache für Unfruchtbarkeit.

# Venenverschluss

➜ Thrombose

**V**

Venenverschluss

327

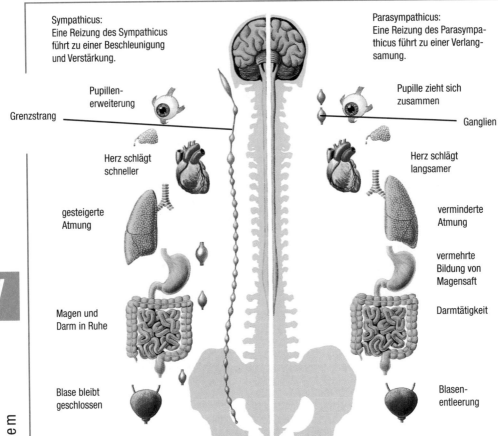

Sympathicus:
Eine Reizung des Sympathicus
führt zu einer Beschleunigung
und Verstärkung.

Parasympathicus:
Eine Reizung des Parasympathicus führt zu einer Verlangsamung.

Pupillenerweiterung

Pupille zieht sich zusammen

Grenzstrang

Ganglien

Herz schlägt
schneller

Herz schlägt
langsamer

gesteigerte
Atmung

verminderte
Atmung

vermehrte
Bildung von
Magensaft

Magen und
Darm in Ruhe

Darmtätigkeit

Blase bleibt
geschlossen

Blasenentleerung

## Das Vegetative Nervensystem

Unter dem Nervensystem sind alle Bereiche des Körpers zu verstehen, die Informationen der Umwelt wahrnehmen, weiterleiten und auswerten. Innerhalb dieses weitverzweigten Nervengewebes können drei Systeme unterschieden werden: das **Zentralnervensystem** setzt sich aus dem Gehirn und dem Rückenmark zusammen. Das **periphere Nervensystem** umfasst alle Nervenstränge und die von ihnen umgebenen Endorgane, die Rückenmarkswurzeln und die zwölf paarweise angelegten Hirnnerven. Das **vegetative (autonome) Nervensystem** kann nicht durch das Bewusstsein kontrolliert werden, steuert die Arbeit der inneren Organe und reguliert die meisten lebenswichtigen Basisfunktionen. Es besteht aus je einer Ganglienkette beiderseits der Wirbelsäule und besonderen Nerven, die vom Rückenmark zu den Organen verlaufen. Die bedeutendsten Bestandteile des vegetativen Nervensystems sind **Sympathikus** und **Parasympathikus**, die entgegengesetzt zueinander reagieren.

V

Vegetatives Nervensystem

# Venöse Insuffizienz

→ Krampfader

# Vergiftung

*(Intoxikation)*

Schädliche Einwirkung durch pflanzliche, tierische, bakterielle, chemische und sonstige Stoffe, die durch Einatmen, Verschlucken oder über die Haut in den Körper gelangen. Der Grad der Vergiftung hängt von der Art und Menge des Giftes sowie der Einwirkdauer ab. Typische Anzeichen sind Übelkeit, Erbrechen, Durchfälle, Krämpfe, Atemnot, Kreislaufzusammenbruch, Bewusstlosigkeit.

# Verrenkung

*(Luxation)*

Verschiebung zweier gelenkbildender Knochenenden aus ihrer funktionsgerechten Stellung, entweder unvollkommen (Subluxation) mit Kapselüberdehnung und Bänderzerrung oder vollkommen mit Kapsel-, Bänder-, gelegentlich Muskel- und Gefäßeinrissen, mit Gelenkschwellung einhergehend, aufgehobene Beweglichkeit und Schmerzen. Behandlung durch Einrenkung, selten Operation und anschließende Ruhigstellung.

# Verstauchung

*(Distorsion)*

Durch Ver- oder Überdrehen sowie Überstrecken eines Gelenkes verursachte Verletzung der Gelenkkapsel; einhergehend mit Schmerzen, Schwellung des betroffenen Gelenkes und Bluterguss; Behandlung durch Kühlung, kurzfristige Ruhigstellung und frühfunktionelle Bewegungsbehandlung.

# Virilisierung

Vermännlichung; durch Einwirkung männlicher Sexualhormone bedingte Veränderung an weiblichen Individuen mit Auftreten von vermehrter Behaarung einschließlich Bartwuchs, tiefer werdender Stimme, Vergrößerung der Klitoris, Ausbleiben der Monatsblutung, Rückgang der Brustdrüsen und Libidoverlust.

# Virusinfektion

Erkrankung des Organismus, deren Ursache auf einen Befall von Körperzellen durch Viren (infektiöse Partikel) zurückzuführen ist; ein Virus ist ohne Wirtszelle weder fähig zu wachsen noch sich durch Teilung zu vermehren. Es lebt ausschließlich auf Kosten der befallenen Körperzellen. In den Organismus eingedrungene Viren können Krankheiten verschiedenster Art hervorrufen. Häufige Viruserkrankungen sind die meisten Erkältungskrankheiten, Kinderkrankheiten wie Masern, Windpocken, Röteln, sowie Herpesinfektionen oder Grippe, zudem Gelbsucht, Gürtelrose, bestimmte Durchfallserkrankungen, AIDS (Acquired Immune Deficiency Syndrome).

**V**

Virusinfektion

329

# Vitiligo

*(Weißfleckenkrankheit)*
Häufig schon in der Jugend beginnender schleichend einsetzender, meist symmetrischer Pigmentmangel, besonders an Gesicht, Hals, Händen und im Geschlechtsbereich; scharf begrenzte weiße Flecken von unregelmäßiger Größe und Form, auch zusammenfließend; keine gefährliche Erkrankung, stets ein rein kosmetisches Problem.

# Vorhautverengung

*(Phimose)*
Verengung der Penisvorhaut, so dass diese nicht über die Eichel zurückgestreift werden kann, physiologisch bei ca. zwei bis drei Prozent der Neugeborenen durch Verklebungen; erworben durch Verletzungen und Entzündungen im Erwachsenenalter. Dann oft Schwierigkeiten bei der Erektion oder Miktion. Behandlung durch Operation; bei Kindern häufig spontane Normalisierung bis zum 6. Lebensjahr.

# Wadenkrämpfe

Verkrampfung der Wadenmuskulatur, besonders nach Überlastung bei Durchblutungsstörungen, Unterkühlung, Krampfadern und verkürzter Muskulatur; plötzlich, meist nachts auftretend, oft nur einseitig; rasche Hilfe durch Massieren und Dehnung gegen die Verkrampfungsrichtung, Einnahme von Medikamenten (Magnesiumpräparat) und Dehnungsübungen.

# Wanderniere

*(Nephroptose)*
Abnorme Beweglichkeit einer oder beider Nieren, die zu einer manchmal schmerzhaften Absenkung, einhergehend mit Harnstau, führt; die Lageveränderung kann operativ behoben werden.

# Wanderröte

*(Erythema chronicum migrans)*
Infektionskrankheit, durch Bakterien (Borrelien) hervorgerufen, die durch einen Zeckenstich übertragen werden. Oft Tage bis Wochen nach dem Zeckenstich auftretende ringförmige, sich vergrößernde Rötung der Haut mit Juckreiz; dringende antibiotische Behandlung notwendig, da bei Nichtbehandlung die Gefahr der weiteren Ausbreitung der Borrelienerkrankung besteht (Borrelien-(=Lyme)arthritis, Borrelien-(=Lyme)encephalitis).

# Warzen

*(Verrucae)*
Umschriebene, durch verschiedene Viren hervorgerufene Hautwucherung, die stecknadelkopf- bis erbsengroß ist und meist von der Hautoberfläche erhaben; zerklüftete Oberfläche, einzeln oder gehäuft an einer Stelle vorkommend, bevorzugt an Händen und Füßen. Die Behandlung erfolgt durch Kältetherapie, örtlich anzuwendende Medikamente; oft auch spontanes Verschwinden von Warzen ohne Behandlung.

**W**

Vitiligo

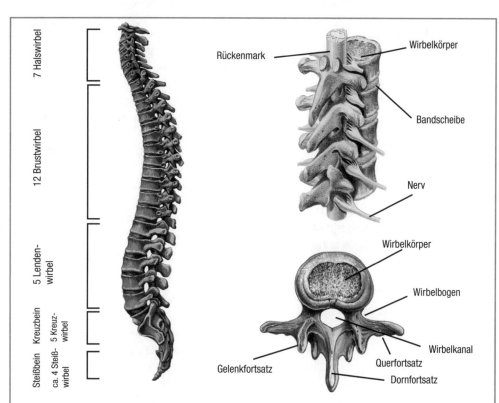

7 Halswirbel

12 Brustwirbel

5 Lenden-wirbel

Kreuzbein 5 Kreuz-wirbel

Steißbein ca. 4 Steiß-wirbel

Rückenmark

Wirbelkörper

Bandscheibe

Nerv

Wirbelkörper

Wirbelbogen

Wirbelkanal

Gelenkfortsatz

Querfortsatz

Dornfortsatz

W

## Die Wirbelsäule

Die Wirbelsäule und die an ihr ansetzenden Muskeln befähigen den Menschen zum aufrechten Stand. Aufgebaut ist sie aus übereinander liegenden Wirbeln, die als knöcherner Ring ein Loch umschließen, in dem so geschützt das Rückenmark vom Gehirn nach unten verläuft (Wirbelkanal).

Die Wirbelsäule besteht von oben nach unten aus drei Abschnitten, die von der Seite gesehen eine leichte Schlangenlinie bilden: Der **Halswirbelsäule** (sieben Wirbel), der **Brustwirbelsäule** (zwölf Wirbel) und der **Lendenwirbelsäule** (fünf Wirbel); letztere mündet in das Kreuzbein, das mit seinem unteren Anhang, dem Steißbein, fest verwachsen ist.

Die einzelnen **Wirbel** sind aus einem Wirbelkörper und einem Wirbelbogen zusammengesetzt; Knochenfortsätze dienen der Verbindung der Wirbel untereinander und dem Ansatz von Bändern und Muskeln. Die gallertartigen Bandscheiben zwischen den Wirbeln fungieren als eine Art Stoßdämpfer. Diese und ihr schichtartiger Aufbau befähigen die Wirbelsäule, Stöße und Erschütterungen (z. B. beim Gehen oder Springen) wirkungsvoll abzufangen.

Wirbelsäule

# Wasserkopf
→ Hydrocephalus

# Werlhof'sche Krankheit
*(idiopathische, essentielle thrombozytopenische Purpura)*
Eine chronische, manchmal in Schüben verlaufende Autoimmunkrankheit, die sich durch kleine spontane Blutungen in Haut und Schleimhäuten äußert; tritt meist vor dem 25. Lebensjahr auf, Ursache sind körpereigene Antikörper, die in der Milz die Blutplättchen (Thrombozyten) zerstören, dadurch starker Rückgang der Blutplättchen im Blut und vermehrte Blutungsneigung.

# Wetterfühligkeit
Beeinflussung des körperlichen, geistigen und seelischen Befindens durch das Wetter im Sinne eines verstärkten Reagierens auf Wetterwechsel oder extreme Wetterlage. Meist objektiv nur wenig fassbare Befindensstörung; im Wesentlichen wohl auf zeitweiser Beeinträchtigung des vegetativen Nervensystems beruhend.

# Windpocken
*(Varizellen)*
Sehr ansteckende Viruserkrankung, tritt vor allem im Kindesalter auf; von der Ansteckung bis zum Ausbruch vergehen gewöhnlich zwei bis drei Wochen, dann zeigen sich stecknadelkopf- bis linsengroße rote Flecken am gesamten Körper, Auftreten von Bläschen, die mit einer wässrigen Flüssigkeit gefüllt sind, dann verkrusten und austrocknen; begleitet meist nur von leichtem Fieber. Nach dem Ausheilen der Erkrankung besteht eine lebenslange Immunität. Eine Impfung ist möglich und sollte vor allem bei Erwachsenen ohne Windpockenimmunität durchgeführt werden, da die Erkrankung im Erwachsenenalter erheblich schwerer und langwieriger als im Kindesalter verläuft.

# Wundrose
*(Erysipel)*
Durch Bakterien (meist Streptokokken) hervorgerufene Erkrankung der Haut mit scharf abgegrenzter Rötung und zungenförmigen Ausläufern; meist mit akutem Fieberanstieg und Schüttelfrost sowie erheblichem Krankheitsgefühl. Eintrittspforten für die Bakterien sind Hautrisse oder andere vorbestehende Hauterkrankungen wie z. B. Ekzeme oder Pilzbefall. Es besteht eine Ausbreitungstendenz, Neigung zu Blasenbildung und Vergrößerung der Lymphknoten, teilweise bis zur Hautzerstörung; effektive Therapie durch Antibiotika möglich.

# Xerostomie
Mundtrockenheit aufgrund verschiedener Ursachen.

Wasserkopf

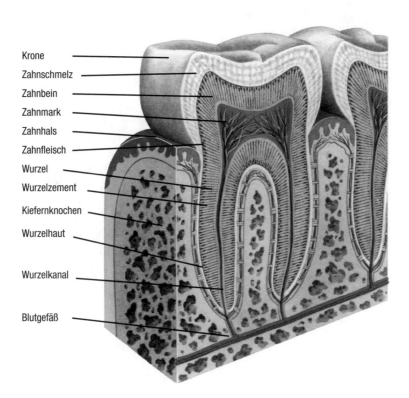

Krone
Zahnschmelz
Zahnbein
Zahnmark
Zahnhals
Zahnfleisch
Wurzel
Wurzelzement
Kiefernknochen
Wurzelhaut
Wurzelkanal
Blutgefäß

## Die Zähne

Die Form und Größe der Zähne ist ihrer Funktion als Kau- und Beißwerkzeuge angepasst. Im Alter von ca. sechs Jahren wird das aus 20 **Milchzähnen** bestehende Kindergebiss durch das bleibende Erwachsenengebiss ersetzt, welches im Normalfall aus 32 Zähnen – acht Schneidezähnen, vier Eck-, acht Backen- und zwölf Mahlzähnen – besteht. Zwischen dem 17. und 25. Lebensjahr (oder auch noch im höheren Alter) brechen eventuell die vier dritten Molarzähne **(Weisheitszähne)** durch. Ein Zahn gliedert sich in die aus dem Zahnfleisch herausragende, mit dem festen **Zahnschmelz** überzogene **Zahnkrone**, den im Zahnfleisch verborgenen Zahnhals und die im Zahnfach des Kieferknochens sitzende **Zahnwurzel**. An die Spitze der Zahnwurzel schließt der **Wurzelkanal** an, in welchem Nerven und Gefäße zur **Pulpahöhle** verlaufen. Dort verbinden sie sich zusammen mit den Zahnbeinzellen und Bindegewebe zur **Zahnpulpa** (Zahnmark). Eine dünne Schicht Knochensubstanz, der **Zahnzement**, bedeckt von außen die Wurzel und ist selbst von der Wurzelhaut überzogen.

Z

Zähne

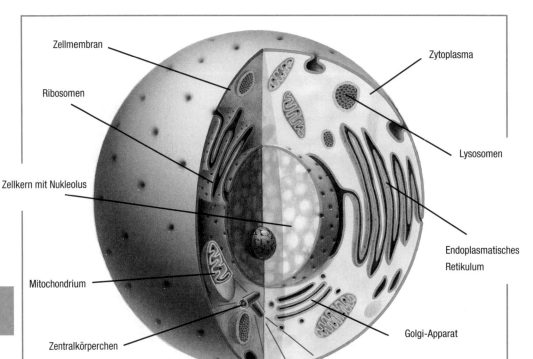

Zellmembran

Zytoplasma

Ribosomen

Lysosomen

Zellkern mit Nukleolus

Endoplasmatisches Retikulum

Mitochondrium

Zentralkörperchen

Golgi-Apparat

## Die Zelle

Die Zellen sind die kleinsten Einheiten im Körper, die alle wesentlichen Lebensmerkmale (Stoffwechsel, Vermehrung, Differenzierung, Regeneration, Erregungspotential) besitzen.

Die Komponenten einer Zelle sind: Zellwand, Zellinhalt, Zellkern und die Organellen.

Die **Zellwand** (Membran) besteht aus einer dünnen Schicht aus Fett- und Eiweißmolekülen, die für manche Stoffe leicht, für andere dagegen kaum zu durchdringen ist.

Der kugelförmige **Kern** (Nukleus) ist Träger der Erbinformationen und nimmt in der Zelle die leitende Rolle ein; ohne ihn wäre sie nicht in der Lage, ihre Funktionen auszuüben. Der Kern enthält hohe Konzentrationen von Nukleinsäuren (Desoxyribonukleinsäure, DNS), in denen Informationen für alle Lebensfunktionen gespeichert sind.

Der **Zellinhalt** (Zytoplasma) enthält ebenfalls Nukleinsäure (Ribonukleinsäure, RNS); im Verbund steuern die Nukleinsäuren die Zellfunktion, insbesondere die Eiweißproduktion.

Die **Organellen** übernehmen wichtige Aufgaben in der Zelle selbst; die Mitochondrien z. B. liefern die Energie für den Zellhaushalt, der Golgiapparat produziert u. a. Baustoffe für die Zellmembran.

# Zöliakie

Unverträglichkeit von Gluten (Eiweiß-anteil von bestimmten Getreidesorten wie Weizen, Dinkel, Roggen, Gerste); erste Krankheitszeichen können bereits im ersten Lebensjahr auftreten: Durchfälle, fetthaltige Stühle, Gedeihstörung, Appetit-verlust und aufgetriebener Bauch; durch lebenslange glutenfreie Ernährung normales Leben möglich.

# Zuckerkrankheit

→ Diabetes Mellitus

# Zungenbrennen

*(Glossodynie)*

Brennende Missempfindung der Zunge, des Mundraumes und des Rachens; oft mit Mundtrockenheit und Schluck- sowie Geschmacksstörungen; Ursachen sind vielfältig, z. B. Vitaminmangel, altersbe-dingter Schleimhautabbau, Eisenmangel, psychische Erkrankungen.

# Zwerchfellbruch

*(Hiatushernie)*

Erweiterung der natürlichen Durchtritts-öffnung der Speiseröhre durch das Zwerchfell in den Bauchraum mit Verla-gerung von Anteilen des Magens in den Brustkorb; geht mit Sodbrennen, Speise-röhrenentzündung, Schluckstörungen und Druckgefühl hinter dem Brustbein sowie Regurgitieren von Mageninhalt einher.

# Zwerchfelllücke

→ Zwerchfellbruch

# Zwölffingerdarm

*(Duodenum)*

Der etwa 30 cm lange („zwölf Finger breit") hufeisenförmig verlaufende, auf den Magen folgende Anfangsteil des Dünn-darms; in den Zwölffingerdarm mündet der gemeinsame Ausführungsgang der Bauchspeicheldrüse und der Gallenblase; häufige Erkrankung ist die akute oder chronische Entzündung der Schleimhaut (Duodenitis) sowie das Zwölffingerdarm-geschwür (Ulcus duodeni), welches sich oft mit Schmerzen im mittleren und rech-ten Oberbauch, auch in den Rücken aus-strahlend zeigt, häufig wiederholt auftre-ten kann und mit säurebindenden und säurehemmenden Mitteln gut behandel-bar ist. Die typische Komplikation ist eine Blutung aus dem Zwölffingerdarmge-schwür.

# Zyste

Durch eine Gewebekapsel abgeschlosse-ner Gewebshohlraum mit flüssigem Inhalt; kann an verschiedenen Stellen des Kör-pers und an unterschiedlichen Organen auftreten; meist harmlos; gelegentlich je-doch durch Druck z. B. im Gehirn organ-schädigend mit entsprechenden Be-schwerden und Ausfallerscheinungen. Bei gehäuftem Auftreten von Zysten wie der Zystenniere kann die Funktionsfähigkeit

Z

Zyste

des Organs beeinträchtigt werden; selten sind Parasiten die Ursache. Die Abklärung der Zysten geschieht durch Ultraschall und Punktion; gelegentlich ist eine operative Entfernung nötig.

# Zytostatika

Medikamente, die im Rahmen von chemotherapeutischen Maßnahmen zur Behandlung von Krebserkrankungen eingesetzt werden.

Z

Zytostatika

# Wichtige Telefonnummern und Adressen

# DEUTSCHLAND

## AIDS

Deutsche Aids-Hilfe e.V.
Dieffenbachstraße 33
10967 Berlin
Telefon: 0 30/69 00 87-0
Fax: 0 30/69 00 87-42
E-Mail: dah@aidshilfe.de
Internet: www.aidshilfe.de

Aids-Beratung im DGSS-Institut
Gerresheimer Straße 20
40211 Düsseldorf
Telefon: 02 11/35 45 91
Fax: 02 11/36 07 77
E-Mail: AIDS-Beratung@Sexologie.org
Internet: www.online-
club.de/~rp10524/aids/aids.htm

## ALKOHOL

Anonyme Alkoholiker Interessengemein-
schaft e.V.
Gemeinsames Dienstbüro
Postfach 460227
80910 München
Telefon: 0 89/3 16 95 00
E-Mail: kontakt@anonyme-alkoholiker.de
Internet: www. anonyme-alkoholiker.de

Blaues Kreuz in Deutschland e.V.
Bundesverband
Märkische Straße 46
44141 Dortmund
Telefon: 02 31/5 86 41 32
Fax: 02 31/5 86 41 32

E-Mail: bke@blaues-kreuz.org
Internet: www.blaues-kreuz.org

AL-ANON Familiengruppen
Al-Anon/Alateen
Zentrales Dienstbüro
Emilienstraße 4
45128 Essen
Telefon: 02 01/77 30 07
Fax: 02 01/77 30 08
E-Mail: al-anon.zdb@t-online.de
Internet: www.al-anon.de

## ALLERGIEN

Deutscher Allergie- und Asthmabund e.V.
Hindenburgstraße 110
41061 Mönchengladbach
Telefon: 0 21 61/81 49 40
Fax: 0 21 61/8 14 94 30
E-Mail: info@daab.de
Internet: www.daab.de

Allergie- und umweltkrankes Kind e.V.
Westerholter Straße 142
45892 Gelsenkirchen
Telefon: 02 09/3 05 30
Fax: 02 09/3 80 90 37
E-Mail: AUKGE@aol.com
Internet: www.members.aol.com/AUKGE

Allergiker Selbsthilfe e.V.
Schwerpunkt: Kinder, Jugendliche und Erwachsene mit Asthma, Neurodermitis, Allergien und Zöliakie

Bahnstraße 3
65779 Kelkheim/Taunus
Telefon: 0 61 95/91 06 74
Fax: 0 61 95/91 06 74
E-Mail: allergiker-selbsthilfe@t-online.de

## ALLGEMEIN

Bundesvereinigung für Gesundheit e.V.
Heilsbachstraße 30
53123 Bonn
Telefon: 02 28/9 87 27-0
Fax: 02 28/6 42 00 24
E-Mail: bfge.rg@bfge-2.de
Internet: www.bvgesundheit.de

Bundeszentr. für gesundheitliche Aufklärung
Ostmerheimer Straße 220
51109 Köln
Telefon: 02 21/89 92-0
Fax: 02 21/89 92-3 00
E-Mail: poststelle@bzga.de
Internet: www.bzga.de

Nationale Kontakt- und Informationsstelle
Anregung und Unterstützung von Selbst-
hilfegruppen (NAKOS)
Albrecht-Achilles-Straße 65
10709 Berlin
Telefon: 0 30/8 91 40 19
Fax: 0 30/8 93 40 14
E-Mail: nakos@gmx.de
Internet: www.nakos.de

## ALTER

Kuratorium Deutsche Altershilfe
Wilhelmine-Lübke-Stiftung e.V.
An der Paulskirche 3

50677 Köln
Telefon: 02 21/9 31 84 70
Fax: 02 21/9 31 84 76
E-Mail: info@kde.de
Internet: www.kde.de

Bundesarbeitsgemeinschaft der Senioren-
Organisationen (BAGSO) e.V.
Eifelstraße 9
53119 Bonn
Telefon: 02 28/2 49 99 3-0
Fax: 02 28/24 99 93-20
E-Mail: kontakt@bagso.de
Internet: www.bagso.de

## ALTERNATIVE MEDIZIN

BDH Bund Deutscher Heilpraktiker
Telefon: 0 25 81/6 15 50
Fax: 0 25 81/6 15 08
E-Mail: info@bdh-online.de
Internet: www.bdh-online.de

Deutscher Zentralverein homöopathischer
Ärzte e.V.
Am Hofgarten 5
53113 Bonn
Telefon: 02 28/2 42 53 30
Fax: 02 28/2 42 53 31
E-Mail: dzvhae@aol.com
Internet: www.homoeopathy.de

Dachverband Geistiges Heilen e.V.
Steigerweg 55
69115 Heidelberg
Telefon: 0 62 21/16 96 06
Fax: 0 62 21/16 96 07
E-Mail: info@dgh-ev.de
Internet: www.dgh-ev.de

## ALZHEIMER

Deutsche Alzheimer Gesellschaft e.V.
Friedrichstraße 236
10969 Berlin
Telefon: 0 30/2 59 37 95 – 0
Alzheimer-Telefon: 0 18 03/17 10 17
Fax : 0 30/2 59 37 95 - 29
E-Mail: info@deutsche-alzheimer.de
Internet: www.deutsche-alzheimer.de

Alzheimer Angehörigen-Initiative e.V
Reinickendorfer Straße 61
13347 Berlin
Telefon: 0 30/47 37 89 95
Fax: 0 30/7 37 89 97
E-Mail: info@alzheimerforum.de
Internet: www.alzheimerforum.de

## ANGST

Agoraphobie e.V.
Taunusstraße 5
12161 Berlin
Telefon: 0 30/8 51 58 24
E-Mail: Angstzentrum.Berlin@t-online.de
Internet: www.angstzentrum-berlin.de/
agoraaktuell/willkommen.htm

Christoph-Dornier-Stiftung für Klinische
Psychologie
Salzstraße 52
48143 Münster
Telefon: 02 51/4 18 34-3
Fax: 02 51/4 18 34-50
E-Mail: info@christoph-dornier-stiftung.de
Internet: www.christoph-dornier-stiftung.de

## BEHINDERUNG

Bundesarbeitsgemeinschaft Hilfe für
Behinderte e.V.
Kirchfeldstraße 149
40215 Düsseldorf
Telefon: 02 11/3 10 06-0
Fax: 02 11/3 10 06-48
E-Mail: info@bagh.de
Internet: www.bagh.de

## BLUTHOCHDRUCK

Deutsche Hochdruckliga
Berliner Straße 46
69120 Heidelberg
Telefon: 0 62 21/41 17 74
Fax: 0 62 21/40 22 74
E-Mail: Hochdruckliga@t-online.de
Internet: www.paritaet.org/hochdruckliga

## DIABETES

Deutsche Diabetes-Stiftung
Tengstraße 22
80798 München
Telefon: 0 89/28 70 24 50
Fax: 0 89/28 70 24 77
E-Mail: info@diabetesstiftung.de
Internet: www.diabetesstiftung.de

Deutscher Diabetiker-Bund e.V.
Goethestraße 27
34119 Kassel
Telefon: 05 61/70 34 77-0
Fax: 05 61/70 34 77-1
E-Mail: info@diabetikerbund.de
Internet: www.diabetikerbund.de

## DROGEN

Bund für drogenfreie Erziehung BdE e.V.
Postfach 1422
21496 Geesthacht
Telefon: 0 41 51/89 18 10
Fax: 0 41 51/89 18 11
E-Mail: BdE@Neuland.com
Internet: www.neuland.com/bde/

Weizsäcker-Stiftung
Integrationshilfe für ehemals Drogen-
abhängige e.V.
Grünstraße 99
59063 Hamm
Telefon: 0 23 81/2 10 06
Fax: 0 23 81/2 10 08
E-Mail: info@weizsaecker-stiftung.de
Internet: www.weizsaecker-stiftung.de

## EPILEPSIE

Deutsche Epilepsievereinigung e.V.
Zillestraße 102
10585 Berlin
Telefon: 0 30/3 42 44 14
Fax: 0 30/3 42 44 66
E-Mail: info@epilepsie.sh
Internet: www.epilepsie.sh

## ERNÄHRUNG

Ernährungsberatungszentrum am Deut-
schen Institut für Ernährungsforschung
Arthur-Scheunert-Allee 114-116
14558 Bergholz-Rehbrücke
Telefon: 03 32 00/88-4 69
Fax: 03 32 00/88-4 36
E-Mail: webmaster@www.dife.de
Internet: www.dife.de

Deutsche Gesellschaft für Ernährung e.V.
Godesberger Allee 18
53175 Bonn
Telefon: 02 28/3 77 66 00
Fax: 02 28/3 77 68 00
Internet: www.dge.de

## ESSSTÖRUNG

ANAD e.V. - Beratungsstelle für Ess-
störungen
Seitzstraße 8
80538 München
Telefon: 0 89/24 23 99 60
Fax: 0 89/24 23 99 66
E-Mail: beratung@ANAD-pathways.de

Anonyme Esssüchtige in Genesung
Postfach 1908
49009 Osnabrück
Telefon: 05 41/5 06 49 90
E-Mail: fakontakt@yahoo.de
Internet: www.foodaddicts.org/de

## GEISTIGE BEHINDERUNG

Bundesvereinigung Lebenshilfe für Men-
schen mit geistiger Behinderung e.V.
Postfach 701163
35020 Marburg
Telefon: 0 64 21/4 91-0
Fax: 0 64 21/49 11 67
E-Mail: bvlh-presse@t-online.de
Internet: www.lebenshilfe.de

## HERZ- UND KREISLAUF-ERKRANKUNGEN

Deutsche Herzhilfe e.V.
Weißhausstraße 21
50939 Köln
Telefon: 02 21/41 08 12
Fax: 02 21/41 39 45
Internet: www.deutsche-herzhilfe.de

Deutsche Herzstiftung e.V.
Vogstraße 50
60322 Frankfurt
Telefon: 0 69/95 51 28-0
Fax: 0 69/95 51 28-3 13
E-Mail: 101737.664@compuserve.com
Internet: www.herzstiftung.de

## HÖRERKRANKUNGEN

Deutsche Gesellschaft zur Förderung der
Gehörlosen und Schwerhörigen e.V.
Paradeplatz 3
24765 Rendsburg
Telefon: 0 43 31/58 97 22
Fax: 0 43 31/58 97 45
E-Mail: info@deutsche-gesellschaft.de
Internet: www.deutsche-gesellschaft.de

## KINDER

Kindernetzwerk e.V.
Hanauer Straße 15
63739 Aschaffenburg
Telefon: 0 60 21/1 20 30
Internet: www.kindernetzwerk.de

Deutsche Akademie für Kinderheilkunde
und Jugendmedizin e.V.
Eichendorffstraße 13
10115 Berlin

Telefon: 0 30/4 00 05 88-0
Fax: 0 30/4 00 05 88-88
E-Mail: kontakt@dakj.de
Internet: www.dakj.de

## KÖRPERBEHINDERUNG

Bundesverband für Körper- und Mehrfach-
behinderte e.V.
Brehmstraße 5-7
40239 Düsseldorf
Telefon: 02 11/6 40 04-0
Fax: 02 11/61 39 72
E-Mail: bv_koerperbehinderte@t-online.de
Internet: www.bvkm.de

Bundesverband Selbsthilfe Körper-
behinderter e.V.
Postfach 20
74236 Krautheim
Telefon: 0 62 94/6 81 10
Fax: 0 62 94/9 53 83
E-Mail: BSK-Gruppen@bsk-ev.de
Internet: www.bsk-ev.de

## KREBS

Deutsche Krebshilfe e.V.
Thomas-Mann-Straße 40
Postfach 1467
53111 Bonn
Telefon: 02 28/7 29 90-0
Fax: 02 28/7 29 90-11
E-Mail: deutsche@krebshilfe.de
Internet: www.krebshilfe.de

Deutsche Krebsgesellschaft e.V.
Hanauer Landstraße 194
60314 Frankfurt am Main

Telefon: 0 69/63 00 96-0
Fax: 0 69/63 00 96-66
E-Mail: info@krebsgesellschaft.de
Internet: www.info.krebsgesellschaft.de

Krebsinformationsdienst (KID)
Deutsches Krebsforschungszentrum
Im Neuenheimer Feld 280
69120 Heidelberg
Telefon: 0 62 21/41 01 21
E-Mail: kid@dkfz-heidelberg.de
Internet: www.krebsinformation.de

## LEBERERKRANKUNGEN
Deutsche Leberhilfe e.V.
Postfach 242
49303 Melle
Telefon: 0 54 22/4 44 99
Fax: 0 54 22/65 68
E-Mail: info@leberhilfe.de
Internet: www.leberhilfe.de

## LESESTÖRUNGEN
Bundesverband Legasthenie e.V.
Königstraße 32
30175 Hannover
Telefon: 05 11/31 87 38
Fax: 05 11/31 87 39
E-Mail: info@legasthenie.net
Internet: www.legasthenie.net

## MEDIKAMENTEN-ABHÄNGIGKEIT
Hilfe für medikamentenabhängige Schmerz-
kranke e.V.
Ascherfeld 11

28757 Bremen
Telefon: 04 21/65 14 95
Fax: 04 21/65 14 30

## MIGRÄNE
Migräne Liga e.V.
Westerwaldstraße 1
65462 Ginsheim-Gustavsburg
Telefon: 0 61 44/22 11
E-Mail: karheiding@migraeneliga-deutsch-
land.de
Internet: www.migraene-liga.de

## MORBUS CROHN/ COLITIS ULCEROSA
Deutsche Morbus Crohn/Colitis ulcerosa
Vereinigung (DCCV) e.V.
Bundesverband für chronisch entzünd-
liche Erkrankungen des Verdauungs-
traktes
Paracelsusstraße 15
51375 Leverkusen
Telefon: 02 14/8 76 08-0
Fax: 02 14/8 76 08-88
E-Mail: info@dccv.org
Internet: www.dccv.de

## MULTIPLE SKLEROSE
Deutsche Multiple Sklerose Gesellschaft e.V.
Vahrenwalder Straße 205-207
30165 Hannover
Telefon: 05 11/9 68 34-0
Fax: 05 11/9 68 34-50
E-Mail: dmsg@dmsg.de
Internet: www.dmsg.de

## MUSKELERKRANKUNGEN

Deutsche Gesellschaft für Muskelkranke e.V.
Im Moos 4
79112 Freiburg
Telefon: 0 76 65/94 47-0
Fax: 0 76 65/94 47-20
E-Mail: DGM_BGS@t-online.de
Internet: www.dgm.org

## NEURODERMITIS

Deutscher Neurodermitiker Bund e.V
Spaldingstraße 210
20097 Hamburg
Telefon: 0 40/23 08 10
Hotline Telefon: 01 90/25 10 51
Fax: 0 40/23 10 08
E-Mail: info@dnb-ev.de
Internet: www.dnb-ev.de

Bundesverband Neurodermitiskranker in
Deutschland e.V.
Postfach 1165
56135 Boppard
Telefon: 0 67 42/8 71 30
Fax: 0 67 42/27 95
E-Mail: Bvneuro@aol.com

## OSTEOPOROSE

Kuratorium Knochengesundheit e.V.
Leipziger Straße 6
74889 Sinsheim
Telefon: 0 19 00/85 45 25
Fax: 0 72 61/6 46 59
E-Mail: info@osteoporose.org
Internet: www.osteoporose.org

Bundesselbsthilfeverband für Osteo-
porose e.V.
Kirchfeldstraße 149
40215 Düsseldorf
Telefon: 02 11 /31 91 65
Fax: 02 11/33 22 02
E-Mail: info@bfo-aktuell.
Internet: www.bfo-aktuell.de

## PARKINSON

Deutsche Parkinson Vereinigung e.V.
Moselstraße 31
41464 Neuss
Telefon: 0 21 31/4 10 16/17
Fax: 0 21 31/4 54 45
E-Mail: parkinsonv@aol.com
Internet: www.parkinson-vereinigung.de

Parkinson-Kranke-Club, Junge U40 (dPV)
Friedrich-Naumann-Straße 37
76187 Karlsruhe
Telefon: 07 21/7 14 39
Fax: 07 21/7 14 39
Internet: www.parkinson-
selbsthilfe.de/PS_dpv-U40.htm

## PATIENTENSCHUTZ

Patientenschutz-Organisation
Ockershäuser Allee 11
35037 Marburg
Telefon: 0 64 21/16 17 67

## PSYCHISCHE KRANKHEITEN

Dachverband psychosozialer Hilfsvereini-
gungen e.V.
Thomas-Mann-Straße 49a

53111 Bonn
Telefon: 02 28/63 26 46
Fax: 02 28/63 80 65
E-Mail: dachverband@psychiatrie.de
Internet: www.psychiatrie.de/dachverband/
default.htm

Bundesverband der Angehörigen psychisch
Kranker e.V. (BAPK)
Thomas-Mann-Straße 49a
53111 Bonn
Telefon: 02 28/63 26 46
Fax: 02 28/65 80 63
E-Mail: lsmoorma@muenster.de
Internet: www.psychiatrie.de/bapk/
default.htm

## PSYCHOSOMATISCHE KRANKHEITEN

Deutsches Zentrum für psychosomatische
Medizin
Friedrichstraße 33
35392 Gießen
Telefon: 06 41/9 94 56 01
Fax: 06 41/9 94 56 09

## RAUCHEN

Anonyme Raucher
Lenzenhubweg 28
76227 Karlsruhe
Telefon: 07 21/40 82 21

Nichtraucher-Initiative Deutschland e.V. (NID)
Carl-von-Linde-Straße 11
85716 Unterschleißheim
Telefon: 0 89/3 17 12 12
Internet: www.ni-d.de

## RHEUMA

Deutsche Rheuma-Liga e.V.
Maximilianstraße 14
53111 Bonn
Telefon: 02 28/76 60 60
Fax: 02 28/7 66 06 20
E-Mail: bv@rheuma-liga.de
Internet: www.rheuma-liga.de

Rheuma-Hilfswerk Deutschland e.V.
Badstraße 46
79410 Badenweiler
Telefon: 0 76 32/75 40
Fax: 0 76 32/75 41 09

## SCHILDDRÜSEN-ERKRANKUNGEN

Schilddrüsen-Liga Deutschland e.V.
Geschäftsstelle Ev. Krankenhaus Bad
Godesberg
Waldstraße 73
53177 Bonn
Telefon: 02 28/3 86 90 60
E-Mail: info@schilddruesenliga.de
Internet: www.schilddruesen-liga.de

## SCHLAGANFALL

Deutsche Schlaganfall-Stiftung
Carl-Bertelsmann-Straße 256
33335 Gütersloh
Telefon: 0 52 41/97 70 00
Fax: 0 52 41/70 20 71
E-Mail: info@schlaganfall-hilfe.de
Internet: www.schlaganfall-hilfe.de

## SCHMERZEN

Deutsche Schmerzliga e.V.
Roßmarkt 23
60311 Frankfurt
Telefon: 0 69/29 98 80-75
Fax: 0 69/29 98 80-33
E-Mail: webmaster@schmerzliga.de
Internet: www.schmerzliga.de

Bundesverband Deutsche Schmerzhilfe e.V.
Sietwende 20
21720 Grünendeich
Telefon: 0 41 42/81 04 34
Fax: 0 41 42/81 04 35
E-Mail: webmaster@d-s-h.de
Internet: www.schmerzhilfe.de

Vereinigung für chronische Schmerzpatienten VSP e.V.
Nachtigallweg 2
75365 Calw-Stammheim
Telefon: 0 70 51/71 72
Fax: 0 70 51/7 78 26
E-Mail: schmerzpatienten@t-online.de

## SEHBEHINDERUNG

Bund zur Förderung Sehbehinderter e.V.
Max-Planck-Straße 24
40880 Ratingen
Telefon: 0 21 02/44 47 37
Fax: 0 21 02/44 47 37
E-Mail: hloskill@web.de
Internet: www.medizin-forum.de/bfs

## SEXUALBERATUNG

Sexualberatung im DGSS-Institut
Gerresheimer Straße 20

40211 Düsseldorf
Telefon: 02 11/35 45 91
Fax: 02 11/36 07 77
E-Mail: Sexualberatung@Sexologie.org
Internet: www.online-club.de/~rp10524/index.htm

## STOTTERN

Bundesvereinigung Stotterer Selbsthilfe e.V.
Gereonswall 112
50670 Köln
Telefon: 02 21/1 39 11 06-08
Fax: 02 21/1 39 13 70
E-Mail: info@bvss.de
Internet: www.bvss.de

## SUCHT

Deutsche Hauptstelle gegen Suchtgefahr
Westring 2
59065 Hamm
Telefon: 0 23 81/90 15-0
Fax: 0 23 81/90 15 30
E-Mail: info@dhs.de
Internet: www.dhs.de

Deutsche Gesellschaft für Suchtmedizin
(vorm. DGDS) e.V.
Postfach 202431
20217 Hamburg
E-Mail: info@dgsuchtmedizin.de
Internet: www.dgds.de

NA - Narcotics Anonymous
Postfach 111010
64225 Darmstadt
Telefon: 0 61 51/71 31 31
E-Mail: info@narcotics-anonymous.de
Internet: www.narcotics-anonymous.de

## TINNITUS

Deutsche Tinnitus-Liga e.V. (DTL)
Am Lohsiepen 18
42369 Wuppertal
Telefon: 02 02/2 46 65 20
Fax: 02 02/4 67 09 32
E-Mail: dtl@tinnitus-liga.de
Internet: www.tinnitus-liga.de

## VERKEHRSUNFALLOPFER

Deutsche Interessengemeinschaft für Verkehrsunfallopfer e.V. Dignitas
c/o Angelika Oidtmann
Friedlandstraße 6
41747 Viersen
Telefon: 0 21 62/2 00 32
Fax: 0 21 62/35 23 12

# ÖSTERREICH

## AIDS

Aids Hilfe Wien
Mariahilfer Gürtel 4
1060 Wien
Telefon: 01/5 99 37
Fax: 01/5 99 37-16
E-Mail: wien@aids.at
Internet: www.aids.at

Aidshilfe Oberösterreich
Langgasse 12
4020 Linz
Telefon: 07 32/2 17-0
Fax: 07 32/21 70 20
E-Mail: office@aidshilfe-ooe.at
Internet: www.aidshilfe-ooe.at

## ALKOHOL

Anonyme Alkoholiker
Zentrale Kontaktstelle Wien
Barthgasse 5
1030 Wien
Telefon: 01/7 99 55 99

E-Mail: info@anonyme-alkoholiker.at
Internet: www.anonyme-alkoholiker.at

Al-Anon Familiengruppen
Dienstbüro
Postfach 117
6600 Reutte/Tirol
Telefon: 0 56 72/7 26 51
Fax: 0 56 72/7 26 51
E-Mail: info@anonyme-alkoholiker.at
Internet: www.anonyme-alkoholiker.at

## ALLERGIE

Asthma-, Neurodermitis- und Allergieverband
Obere Augartenstraße 26-28
1020 Wien
Telefon: 01/3 30 42 86

Allergie-Zentrum
Hütteldorfer Straße 46
1150 Wien
Telefon: 01/9 82 41 21

Fax: 01/9 82 41 21/4
E-Mail: office@allergiezentrum.at
Internet: www.allergiezentrum.at

## ALLGEMEIN
Österreichische Ärztekammer
Weihburggasse 10-12
1010 Wien
Telefon: 01/ 5 14  06-0
E-Mail: post@aek.or.at

## ALTER
Österreichischer Seniorenbund
Lichtenfelsgasse 7
1010 Wien
Telefon: 01/4 01-26/151
Fax: 01/4 06 62 66
E-Mail: bundesorg@seniorenbund.at
Internet: www.seniorenbund.at

## ALTERNATIVE MEDIZIN
Ärztegesellschaft für klassische Homöo-
pathie
Kirchengasse 21
5020 Salzburg
Telefon: 06 62/43 78 41
Fax: 06 62/43 78 41
E-Mail: office@aekh.at
Internet: www.aekh.at

Österreichische Gesellschaft für homöo-
pathische Medizin
Mariahilferstraße 110
1070 Wien
Telefon: 01/5 26 75 75
Fax: 01/52 67 57 54

E-Mail: sekretariat@homoeopathie.at
Internet: www.homoeopathie.at

## ANGST
Club D&A
Selbsthilfe bei Depressionen und Angst-
störungen
Schottenfeldgasse 40/8
1070 Wien
Telefon: 01/4 07 77 27
Fax: 01/4 07 77 27-71
E-Mail: office@club-d-a.at
Internet: www.club-d-a.at

## ALZHEIMER
Österreichische Alzheimer Gesellschaft
Neurologisches Krankenhaus Rosenhügel
Riedelgasse 5
1130 Wien
Telefon: 01/88 00 00

## BEHINDERUNG
Behindertenverband Oberösterreich
Grillparzerstraße 50
4020 Linz
Telefon: 07 32/69 22 51-16
Fax: 07 32/69 22 51-46
E-Mail: sandra.pilz@bvooe.at
Internet: www.bvooe.at

BIZEPS - Zentrum für Selbstbestimmtes
Leben
Kaiserstraße 55/3/4a
1070 Wien
Telefon: 01/5 23 89 21
Fax: 01/5 23 89 21 20

E-Mail: office@bizeps.or.at
Internet: www.bizeps.at

## DIABETES

Diabetes Austria
Vinzenzgasse 13
1180 Wien
Telefon: 01/4 70 53 86
Fax: 01/4 70 53 19
E-Mail: office@diabetes-austria.com
Internet: www.diabetes-austria.com

ÖDV-Servicezentrale Österreichische
Diabetikervereinigung
Moosstraße 18
5020 Salzburg
Telefon: 06 62/82 77 22
Fax: 06 62/82 92 22
E-Mail: oedv.office@aon.at
Internet: www.diabetes.or.at

## EPILEPSIE

Österreichische Sektion der Internationalen
Liga gegen Epilepsie
p.A. Univ.-Klinik für Neurologie
Währinger Gürtel 18–20
1090 Wien
Telefon: 01/4 04 00-37 28
Fax: 01/4 04 00-31 41
E-Mail: christine.adler@akh-wien.ac.at

## ERNÄHRUNG

Institut für Ernährungswissenschaften
Universität Wien
Althanstraße 14
1090 Wien

Telefon: 01/42 77-5 49 01
Fax: 01/42 77-95 49
E-Mail: ernaehrungswissenschaften@uni-vie.ac.at
Internet: www.univie.ac.at/nutrition/

Österreichische Gesellschaft für Ernährung -
Austrian Nutrition Society
Zaunergasse 1-3
1030 Wien
Telefon: 01/7 14 71 93
Fax: 01/7 18 61 46
E-Mail: info@oege.at
Internet: www.oege.at

## ESSSTÖRUNG

ANAD-Selbsthilfe
Aichholzgasse 52
1120 Wien
Telefon: 01/87 29 31

Overeaters-Selbsthilfegruppe
für Essstörungen
St.Veitgasse 25
1130 Wien
Telefon: 01/87 83 90

## HERZ- UND KREISLAUF-ERKRANKUNGEN

Österreichischer Herzfonds
Währinger Straße 15/16
1090 Wien
Telefon: 01/4 05 91 55
Fax: 01/4 05 91 56
E-Mail: office@herzfonds.at
Internet: www.herzfonds.at

## KINDER
Informationskreis Kind und Ernährung
Esterhazygasse 7/2
1060 Wien
Telefon: 01/5 04 28 29-3
Fax: 01/5 04 28 29-4
E-Mail: office@informationskreis.org
Internet: www.informationskreis.org

## KREBS
Österreichische Krebshilfe Dachverband
Wolfengasse 4
1010 Wien
Telefon: 01/7 96 64 50
Fax: 01/7 96 64 50-9
E-Mail: service@krebshilfe.net
Internet: www.krebshilfe.com

Zentrum für ganzheitliche Krebsberatung
Wiedner Hauptstraße 60b/3/5
1040 Wien
Telefon: 01/5 81 15 58
Fax: 01/5 81 15 58
E-Mail: gruppe94@eunet.at
Internet: www.members.eunet.at/gruppe94

## MIGRÄNE
Migräne Selbsthilfegruppe Innsbruck
Innrain 43
6020 Innsbruck
Telefon: 0512-577198
Fax: 0512-564311

## MORBUS CROHN/ COLITIS ULCEROSA
Österreichische Morbus Crohn/Colitis
ulcerosa-Vereinigung

Obere Augartenstraße 26-28
1020 Wien
Telefon: 01/3 33 06 33
Fax: 01/3 33 06 33
E-Mail: crohn-colitis@oemccv.at
Internet: www.oemccv.at/crohn-colitis

## MULTIPLE SKLEROSE
Österreichische Multiple Sklerose Gesell-
schaft
Universitätsklinik für Neurologie
Währinger Gürtel 18-20
1090 Wien
Telefon: 01/40 40 00
E-Mail: office@ms-ges.or.at
Internet: www.ms-ges.or.at

## OSTEOPOROSE
Osteoporose Selbsthilfe
Bastiengasse 36-38
1070 Wien
Telefon: 01/5 22 63 35
Fax: 01/5 24 17 72
E-Mail: sekretariat@osteoporose-selbst-
hilfe.at
Internet: www.osteoporose-selbsthilfe.at

## PARKINSON
Parkinson Selbsthilfegruppe
Johanna Ball
Märzstraße 49
1150 Wien
Telefon: 01/9 82 68 21
E-Mail: parkinson@telering.at
Internet: members.telering.at/parkinson/
kontakt.htm

## PSYCHISCHE ERKRANKUNGEN

Berufsverband Österreichischer Psychologinnen und Psychologen
Möllwaldplatz 4/4/39
1040 Wien
Telefon: 01/4 07 26 71-0
Fax: 01/4 07 26 71-30
E-Mail: boep@boep.or.at
Internet: www.boep.or.at

Österreichischer Bundesverband für Psychotherapie ÖBVP
Löwenstraße 3/5/6
1030 Wien
Telefon: 01/5 12 70 90
Fax: 01/5 12 70 91
E-Mail: oebvp@psychotherapie.at
Internet: www.psychotherapie.at

## RHEUMA

Österreichische Rheumaliga
Postfach 1
1023 Wien
Tel: 01/2 03 62 02
Internet: www.rheumaliga.at

## SUCHT

Akzente Suchtprävention
Fachstelle für Suchtvorbeugung Salzburg
Glockengasse 4c
5020 Salzburg
Telefon: 06 62/84 92 91-0
E-Mail: n.roegl@akzente.net
Internet:www.akzente.net/supra/
0_supra_home.html

## TINNITUS

Österreichische Tinnitus-Liga
Tinnitus-Beratungsstelle
Merangasse 27/I
8010 Graz
Telefon: 03 16/32 21 34-0
Fax: 03 16/32 21 34-50
E-Mail: bj@Tinnitus-Beratungsstelle.at
Internet: www.tinnitus-beratungsstelle.at

# SCHWEIZ

## AIDS
Aids-Hilfe
Konradstraße 20
8031 Zürich
Telefon: 01/2 73 42 42
Internet: www.aids.ch

Aids-Aufklärung Schweiz
Postfach 3176
8033 Zürich
Telefon: 01/2 61 03 86
Fax: 01/2 61 10 32
E-Mail: 101371.3002@compuserve.com
Internet: www.aids-info.ch

## ALKOHOL
Anonyme Alkoholiker
Wehntalerstraße 560
8046 Zürich-Affoltern
Telefon: 01/8 48 84 88 46
Internet: www.anonyme-alkoholiker.ch

AL-ANON Familiengruppen
Postfach 103
4601 Olten
Telefon: 0 62/2 96 52 16
Fax: 0 62/2 96 52 16
E-Mail: alanon@bluewin.ch
Internet: www.al-anon.ch

## ALLERGIE
Schweizer Gesellschaft für Allergologie
und Immunologie

1, rue Michel Servet
1211 Genf
Internet: www.sgai.bii.ch

## ALLGEMEIN
Bundesamt für Gesundheit
3003 Bern
Telefon: 0 31/3 22 21 11
Fax: 0 31/3 22 95 07
E-Mail: info@bag.admin.ch
Internet: www.bag.admin.ch

## ALTER
SeniorenNETZ Schweiz
Postfach
8034 Zürich
Telefon: 01/3 85 91 91
Fax: 01/3 85 91 99
E-Mail info@seniorennetz.ch
Internet: www.seniorennetz.ch

Pro Senectute Schweiz
Geschäftsstelle und Fachstelle für Ange-
wandte Altersfragen
Lavaterstraße 60
Postfach
8027 Zürich
Telefon: 01/2 83 89 89
Fax: 01/2 83 89 80
E-Mail: kommunikation@pro-senectute.ch
Internet: www.pro-senectute.ch

## ALTERNATIVE MEDIZIN

Homöopathie Verband Schweiz
Postfach
8708 Männedorf
Telefon: 01/7 90 28 49
Fax: 01/7 90 28 79
E-Mail: info@hvs.ch
Internet: www.hvs.ch

Naturärzte-Vereinigung der Schweiz NVS
Postfach
9101 Herisau
Telefon: 0 71/3 52 58 80
Fax: 0 71/3 52 58 81
E-Mail: nvs@naturaerzte.ch
Internet: www.naturaerzte.ch

## ALZHEIMER

Schweizer Alzheimervereinigung
16, rue Pestalozzi
1400 Yverdonles-Bains
Telefon: 0 24/4 26 20 00
Internet: www.alz.ch

## ASTHMA

Neurodermitis, Atopisches Ekzem und
Asthma (ATOPS)
Postfach 833
4153 Reinach

## BEHINDERUNG

BehindertenNETZ Schweiz
Postfach
8034 Zürich
Telefon: 01/3 85 91 91
Fax: 01/3 85 91 99

E-Mail info@behindertennetz.ch
Internet: www.behindertennetz.ch

Pro Infirmis Schweiz
Feldeggstraße 71
Postfach 1332
8032 Zürich
Telefon: 01/3 88 26 26
Fax: 01/3 88 26 00
E-Mail: contact@proinfirmis.ch
Internet: www.proinfirmis.ch

## BLUTHOCHDRUCK

Schweizerische Herzstiftung
Schwarztorstraße 18
3000 Bern 14
Telefon: 0 31/3 88 80 80
Fax: 0 31/3 88 80 88
E-Mail: info@swissheart.ch
Internet: www.swissheart.ch

## DIABETES

Schweizerische Diabetes-Gesellschaft
Rütistraße 3A
5400 Baden
Telefon: 0 56/2 00 17 90
Fax 056/2 00 17 95
E-Mail: sekretariat@diabetesgesellschaft.ch
Internet: www.diabetesgesellschaft.ch

## EPILESPIE

Schweizerische Epilepsie-Stiftung
Bleulerstraße 60
8008 Zürich
Telefon: 01/387 62 02
Fax: 01/387 62 49
Internet: www.swissepi.ch

353

## ERNÄHRUNG

Schweizerische Vereinigung für Ernährung
Postfach 8333
Effingerstraße 2
3001 Bern
Telefon: 0 31/3 85 00 00
Fax: 0 31/3 85 00 05
E-Mail: info@sve.org
Internet: www.sve.org

## ESSSTÖRUNGEN

Overeaters Anonymous
Anonyme Esssüchtige
Postfach 680
8021 Zürich

Zentrum für Menschen mit Essstörung
Lutherstraße 2
8004 Zürich
Telefon: 01/291 17 17
E-Mail: info@essstoerung.ch
Internet: www.essstoerung.ch

## GEISTIGE BEHINDERUNG

Insieme Zentralsekretariat
Verein zur Förderung geistig Behinderter
Silbergasse 4
Postfach 796
2501 Biel
Telefon: 03 2/3 22 17 14
Fax: 0 32/3 23 66 32
E-Mail: sekretariat@insieme.ch
Internet: www.insieme.ch

## HERZ- UND KREISLAUF-ERKRANKUNGEN

Schweizerische Herzstiftung
Schwarztorstraße 18
Postfach 368
3000 Bern 14
Telefon: 0 31/3 88 80 80
Fax: 0 31/3 88 80 88
E-Mail: info@swissheart.ch
Internet: www.swissheart.ch

## KINDER

Kinderschutz Schweiz
Postfach 344
3000 Bern 14
Telefon: 0 31/3 98 10 10
Fax: 0 31/3 98 10 11
E-Mail: info@kinderschutz.ch
Internet: www.kinderschutz.ch

## KREBS

Krebsliga Schweiz
Postfach 8219
3001 Bern
Telefon: 0 31/3 89 91 00
Fax: 0 31/3 89 91 60
E-Mail: info@swisscancer.ch
Internet: www.swisscancer.ch

Schweizerische Arbeitsgemeinschaft für
Klinische Krebsforschung SAKK
Effingerstraße 40
3008 Bern
Telefon: 0 31/3 89 91 91
Fax: 0 31/3 89 92 00
E-Mail: siakcc@sakk.ch
Internet: www.siak.ch

## LUNGENKRANKHEITEN

Lungenliga Schweiz
Südbahnhofstraße 14 c
3000 Bern 17
Telefon:0 31/3 78 20 50
Fax 031/3 78 20 51
E-Mail: info@lung.ch
Internet: www.lung.ch

## MIGRÄNE

Schweizerische Kopfwehgesellschaft
c/o IMK Institut für Medizin und Kommu-
nikation AG
Münsterberg 1
4001 Basel
Telefon: 0 61/2 71 35 51
Fax: 0 61/2 71 38 88
E-Mail: kopfweh@imk.ch
Internet: www.headache.ch

## MORBUS CROHN/ COLITIS ULCEROSA

Schweizerische Morbus Crohn- und Colitis-
ulcerosa-Vereinigung
Postfach
5001 Aarau
Telefon: 0 62/8 24 87 07
Fax: 0 62/8 24 87 07
E-Mail: welcome@smccv.ch
Internet: www.smccv.ch

## MULTIPLE SKLEROSE

Schweizerische MS-Gesellschaft
Brinerstraße 1
Postfach
8038 Zürich

Telefon: 01/4 66 69 99
Fax: 01/4 66 69 90
E-Mail: info@multiplesklerose.ch
Internet: www.multiplesklerose.ch

## PARKINSON

Schweizerische Parkinsonvereinigung
Gewerbestraße 12a
Postfach 123
8132 Egg
Telefon: 01/9 84 01 69
Fax: 01/9 84 03 93
E-Mail: info@parkinson.ch
Internet: www.parkinson.ch

## PATIENTENSCHUTZ

Schweizerische Patientenorganisation
Postfach 850
8048 Zürich
Telefon: 01/2 52 54 22
Internet: www.spo.ch

## PSYCHISCHE KRANKHEITEN

Schweizerische Gesellschaft für Psychiatrie
und Psychotherapie
Postfach 686
3000 Bern 8
Telefon: 0 31/3 13 88 33
Fax: 0 31/3 13 88 99
E-Mail: sgp@psychiatrie.ch
Internet: www.psychiatrie.ch

Schweizerische Stiftung
Pro Mente Sana
Hardturmstraße 261
Postfach

8031 Zürich
Telefon: 01/3 61 82 72
Fax: 01/3 61 82 16
E-Mail: kontakt@promentesana.ch
Internet: www.promentesana.ch

## RHEUMA

Schweizerische Rheumaliga
Badenerstraße 585
Telefon: 01/4 05 45 30
8048 Zürich
E-Mail: beratung@zrl.ch
Internet: www.zrl.ch

## SUCHT

Schweizerische Fachstelle für Alkohol- und
andere Drogenprobleme SFA
Avenue Louis-Ruchonnet 14
1001 Lausanne
Telefon: 0 21/3 21 29 11
E-Mail: sfa-ispa@sfa-ispa.ch
Internet: www.sfa-ispa.ch

Narcotics Anonymous
Gebiet deutschsprachige Schweiz
Postfach 360
4010 Basel
Tonband-Info: 0 61/3 12 48 08
E-Mail: info@narcotics-anonymous.ch
Internet: www.narcotics-anonymous.ch

# Register

# A

Abflussstörung 313
Abführmittel 55, 79, 205, 206
Abgeschlagenheit 67, 84
Abhängigkeit 204
Abkühlung 245
Ablatio retinae 301
Abmagerungskurve 60
Abnutzungserscheinungen 36, 129, 174
Abstoßungsgefahr 303
Abstrich 165, 181, 194, 195, 198
Abszess 214, 297
Abszess, After 28
Abweichen der Großzehe 93
Achillessehne 214, 320
Achillessehnenriss 214
Adenotomie 310
Aderhaut 222
Aderlass 214
ADHS 221
Adipositas 11, 214, 245
Adnexitis 239
Adoleszentenkyphose 316
Adrenalin 214
ADS 221
Affekt 214
After, Abszess 28
After, Bläschenbildung 27
After, Blutungen 293
After, Hautfältchen 292
After, Juckreiz 26, 126
After, Knoten 114
After, schmerzende Haut am 26
After, schmerzender 27
After, Verletzung 207
Aggressivität, übersteigerte 301
Agonie 214
Agoraphobie 29, 309
AIDS 88, 215, 251, 329
Aidspatienten 325
Akklimatisation 215
Akne 215
aktive Immunisierung 18
aktive Stressbewältigungsstrate- gien 17
Akupunktur 133, 178, 215

Alkalose 315
Alkholmissbrauch 148
Alkohol 71, 76, 133, 141, 169
Alkohol, Verlangen nach 204
Alkoholentwöhnung 30
Alkoholentzug 179, 211
Alkoholgenuss 168
Alkoholismus 191, 215
Alkoholkonsum 30, 80, 153, 196
Alkoholkonsum, hoher 57
Alkoholkonsum, übermäßiger 284
Alkoholkrankheit 30, 93
Alkoholmissbrauch 140, 187, 201, 203, 260, 290, 310
Allergie 109, 122, 126, 146, 216, 295, 296, 301, 322, 326
Allergietest 65
allergische Dermatitis 106
Allergische Reaktion 47
Alopecia areata 97
Alopezie 97, 216
alternative Heilverfahren 133
Alterserkrankung 220
Alterserscheinung 43
Altersforschung 251
Alterungsprozess 98
Alzheimer 216
Alzheimer Krankheit 202
Amalgam 216
Ambos 305
Amenorrhoe 217
Aminosäuren 239
Amniozentese 247
Analbeschwerden 26
Analekzem 28
Analfissur 27, 187, 207, 217
Analgetika 136, 217
Analkarzinom 187
Analthrombose 28
Anämie 35, 40, 152, 176, 217, 242, 313
Aneurysma 217, 264
Anfall, epileptischer 66, 136, 154
Angina 289
Angina pectoris 38, 71, 118, 217, 262

Angiografie 149
Angiografie 61, 92, 217
Angst 41, 77, 115, 143, 211
Angst in der Nacht 30
Angst, zwanghafte 309
Angstgefühl 137, 153, 191
Angststörung 137, 203
Angstzustände 29, 170
Angstzustände, anfallartige 31
Angstzustände, dauernde 31
Angstzustände, massive 307
Anomalie 217
Anophelesarten 290
Anorexia nervosa 217, 290
Anorexie 34, 94
Anosemie 218
Anpassung 215
Anspannung 115
Ansteckungsgefahr 215
Anthroposophische Medizin 296
Anti-Aging-Medizin 7
Antiallergika 47
antiallergische Salben 103
Antibabypille 10, 38, 52, 68, 78, 83, 85, 89, 110, 162, 218, 307
Antibiotikaeinnahme 107, 108
Antibiotikatherapie 72
Antibiotikum 55, 145, 218, 289, 293, 301, 311
antibiotische Behandlung 111, 124
Antidepressiva 103, 218
Antiepileptika 218
Antigen 216
Antihistaminika 218
Antikörper 18
Antimykotika 321
antimykotische Mundspülung 102
antimykotische Salben 108
Anti-Stress-Strategien 16
Anus praeter 218
Anwendung von Medikamenten, Blutungen 68
Aorta 218, 219
Apallisches Syndrom 219
Aphasie 219
Aphthen 147, 219

Appendix 219, 227
Appendizitis 227
Appetitlosigkeit 32, 64, 67, 111,
   122, 128, 141, 204
Appetitverlust 260
Appetitzunahme, ungewöhnliche
   97
Arm, Lähmung 192
Armschmerzen 35
Arrhythmie 117, 219
Arterie 219
Arterielle Verschlusskrankheit
   (AVK) 219
Arterienembolie 219
Arterienentzündung 297
Arterienverkalkung 12, 23, 220
Arteriitis temporalis 297
Arteriosklerose 12, 46, 61, 200,
   220, 295
Arthritis 220
Arthrose 129, 220
Arthroskopie 131, 132, 220,
   295
ASS 122, 178
Asthma 39, 124, 212, 216, 220
Aszites 221
Atem, rasselnder 154
Atem, schneller 57
Atembeschwerden 38, 73
Atemnbeschwerden, zuneh-
   mende 41
Atemnot 38, 41, 66, 67, 102,
   106, 116, 118, 124, 125, 136,
   143, 170, 242, 282
Atemnot bei Kindern 126
Atempausen im Schlaf 318
Atemstillstand 155
Atemstörung 137, 153, 154
Atemwege 300
Atemwege, verengte 282
Atemwegskatarrh 292
Atemzugvolumen 321
Atlas 221
Atmung, rasche 191
Audiometrie 221
aufgetriebener Bauch 83
Aufmerksamkeitsdefizitsyndrom
   (ADS) 221
Aufrichtung 242

Aufstoßen 42, 141
Aufstoßen, saures 306
Augäpfel, gelbliche 128
Augäpfel, hervortretende 48
Augapfel, langer 283
Augen 222, 260
Augen, Entzündungen 47
Augen, Fremdkörper 50
Augen, gelbe 33, 111, 190, 196
Augen, Gelbfärbung 48
Augen, gerötete 45
Augen, Juckreiz 48
Augen, rhythmische Bewegung
   304
Augen, Rötungen 47
Augen, tränende 45, 47
Augen, trockene 114
Augen, trockene mit Brennen 47
Augen, Trockenheit 49
Augen, übermüdete 46
Augen, verklebte 48
Augenarterie, Erkrankung der
   44
Augenbelastung, starke 136
Augenbeschwerden 46
Augenbindehaut 227
Augendruck 223
Augenerkrankung 255
Augenflimmern 295
Augenhintergrundspiegelung
   314
Augenhöhle 300
Augeninnendruck 256
Augenlider 212, 222
Augenlider, geschwollene 90
Augenmuskel 222
Augenschluss, fehlender 138
Augenschmerzen 44, 49, 50
Augenschmerzen, akute 50
Augenstörung 43
Augentrockenheit 320
Augenwinkel, Schwellung 51
Augenzucken 203
Aura 223
Ausbleiben der Monatsblutungen
   100
Ausbleiben der Regel 194
Ausdauertraining 17
Ausfall, neurologischer 202

Ausfluss 56, 86, 198
Ausfluss aus der Brust 75
Ausfluss, blutiger 53
Ausfluss, eitriger 325
Ausfluss, gelbgrünlich 52
Ausfluss, leichter 52
Ausfluss, Nase 49
Ausfluss, Scheide 51
Ausfluss, ungewöhnlicher 181,
   195
Ausfluss, wässriger 52
Ausscheidungfinktion 284
Ausscheidungsfähigkeit, einge-
   schränkte 303
Ausscheidungsfunktion der Nie-
   ren 90
Außenbandruptur 223
Auswurf 115, 122, 123
Auswurf, blutiger 67
Auswurf, Husten 39
Auswurf, schaumiger 125
Auswurf, schleimig-eitrig 145
Autismus 223
Autoaggressionskrankheit 223
Autogenes Training 17, 223
Autohämotherapie 238
Autoimmunkrankheit 273, 298,
   332
Autoimmunprozess 318
Azetylsalizylsäure 122
Azidose 315

**B**

Backenzahn 333
Bakerzyste 224
bakterielle Hautinfektion 105
Bakterien 10, 224, 245, 259,
   284
Ballaststoffe 8, 205, 224,
Bandapparat, Lockerung 319
Bänderdehnung 89, 319
Bänderriss 61, 223
Bandersatzplastik 132
Bänderzerrung 61, 89, 175,
   224, 329
Bandscheibe 224, 331
Bandscheibenschaden 36, 150,
   164

Bandscheibenscheiden, Halswirbelsäule 138, 190
Bandscheibenschaden, Lendenwirbelsäule 138, 190
Bandscheibenvorfall 60, 164, 224, 275
Bandwürmer 238
Bartholinische Drüse 224
Bartholinische Drüsen, Entzündung 167
Basalganglien 250
Basaliom 51, 114, 224
Basaltemperatur 225
Basedow'sche Krankheit 95, 225, 318
Bauch, aufgeblähter 64
Bauch, aufgetriebener 58, 83
Bauch, Beklemmungsgefühle 58
Bauch, harter 143, 180
Bauchdecke, gespannte 57
Bauchdeckenschnitt 283
Bauchfellentzündung 180, 225
Bauchhölenschwangerschaft 225
Bauchinhalt, Hervorteten 286
Bauchkrämpfe 95
Bauchmuskulatur, schwache 163
Bauchoperation 309
Bauchschmerzen 54, 64, 248, 259
Bauchschmerzen, starke 83, 180
Bauchspeicheldrüse 225, 234, 251, 291, 298, 335
Bauchspeicheldrüse, Entzündung 57, 80
Bauchspeicheldrüsenerkrankung 34
Bauchspeicheldrüsenkarzinom 226
Bauchwand, Bruchlücke 299
Bauchwassersucht 221
Baufellentzündung 83
Beatmung, künstlich 274

Bechterew'sche Erkrankung 73, 92, 164, 226, 296
Beckenbodengymnastik 249, 272
Beckenbruch 310
Beckenschiefstand 226
Befruchtung 307
Behaarung, vermehrte 329
Behandlung, naturheilkundliche 74
Behandlungsfehler 283
Bein, Kribbeln 59
Bein, Lähmung 192
Bein, offenes 327
Bein,Schwellungen 41
Beinarterie, Embolie in der 62
Beine, Gefühlsstörungen 62
Beine, geschwollene 40, 60, 61, 118, 199
Beine, Lähmungen 312
Beine, schwere 60
Beine, Unruhegefühl 313
Beinnerv, Druck auf den 59
Beinschmerzen 59, 119
Beklemmung 38
Beklemmungen in der Brust 71
Beklemmungsgefühl auf der Brust 70
Belag, eitriger 324
Belag, Schamlippen 52
Belag, weißlicher auf Mundschleimhaut 145
Belastung, einseitige 35
Belastung, seelische 29, 54, 137
Belastungselektrokardiogramm 226
bellender Husten 102, 116
bellender Husten bei Kindern 126
Benommenheit 138
Benzodiazepine 170
Berufskrankheit 226
Beruhigungsmittel 97, 201
Beschäftigungstherapie 202
Besenreiservarizen 227
Bestrahlungsbehandlung 105
Betablocker 186

Bewegung, Knirschen bei 37
Bewegungsdrang 62
Bewegungsfähigkeit, Störung 308
Bewegungsunfähigkeit, Knie 132
Bewusstlosigkeit 136, 139, 153, 321, 327, 329
Bewusstlosigkeit, Diabetiker 154
Bewusstlosigkeit, kurzzeitige 323
Bewusstlosigkeit, plötzliche 155
Bewusstsein durch Bewegung 244
Bewusstseinseintrübung 235
Bewusstseinsstörung 87, 137, 153, 177, 290, 294
Bewusstseinstrübung 326
Bilirubin 227
Bindegewebe 227
Bindegewebe der Blutgefäße, erkranktes 173
Bindegewebe, Erkrankung 237, 314, 320
Bindegewebsknoten 315
Bindegewebsschwäche 227, 259
Bindehaut 222
Bindehaut, Reizung der 48
Bindehautentzündung 48, 50, 227, 292
Bindehauterkrankung 48
bioaktive Stoffe 13
Biopsie 227
Blähungen 34, 55, 63, 65, 141, 205, 260
Blähungen mit Durchfall 65
Bläschen 105
Bläschen im Mund 172
Bläschen um Mund und Nase 105
Bläschen, Haut 239
Bläschen, Mundhöhle 145
Blase 252, 253
Blasenbildung 332
Blasenentleerung 296
Blasenentleerung, unvollständige 311

Blasenentleerung, unwillkürliche 242

Blasenentzündung 301

Blasenkatarrh 197

Blasenkrebs 196

Blasenschließmuskel, geschwächter 197

Blasenspiegelung 196

Blässe 40, 64, 117, 176

Blässe der Füße 92

Blässe, dauernde 152

blaue Flecken 108

Blinddarm 227, 234

Blinddarmentzündung 56, 83, 87, 227

Blinzeln 324

Blitze, Sehen von 43

Blukörperchen, weiße 286

Blut 227, 245, 257

Blut im Stuhl 78, 189, 206

Blut, pH-Wert 315

Blutarmut 117, 152, 217, 242, 286, 308

Blutbild, kleines 20

Blutdruck 228

Blutdruck, hoher 70, 117, 176

Blutdruck, niedriger 176

Blutdruck, systolischer 117

Blutdrucksteigerung 303

Blutentnahme 214

Bluterbrechen 143, 257

Bluterguss 37, 121

Bluterguss, Knie 132

Bluterkrankheit 228

Blutfarbstoff, roter 257

Blutfette 20

Blutfette, erhöhte 295

Blutfettspiegel 21

Blutgefäß 258

Blutgefäß, Verschluss 240, 324

Blutgerinnsel 220, 245, 287

Blutgerinnsel, Bildung 324

Blutgerinnung 228, 245

Blutgerinnungsstörung 161

Blutgerinnungszeit 292

Bluthochdruck 13, 23, 300, 318

Bluthochdruckkrise 117

Bluthusten 67, 122

blutiger Auswurf 67

blutiger Husten 65

blutiger, „schaumiger" Husten mit Auswurf 66

Blutkörperchen, rote 20, 242, 257, 290

Blutkörperchen, weiße 20

Blutkörperchensenkungsgeschwindigkeit (BKS) 228

Blutpfropfen 240

Blutplättchen 20

Blutplättchen, Erkrankung 324

Blutplättchen, Zerstörung 332

Blutplättchenmangel 109

Blutreinigung 236

Blutschwamm 113, 228, 282

Blutsenkung 20

Blutspucken 65, 66, 67

Blutstrom, Verlangsamung 324

Blutungen bei Frauen, ungewöhnliche 68

Blutungen in Schwangerschaft 195

Blutungen und übel riechender Ausfluss 69

Blutungen, Anwendung von Medikamenten 68

Blutungen, Geschlechtsverkehr 68

Blutungen, kleinfleckige 109

Blutungen, spontane 332

Blutungen, starke 160, 161, 162

Blutungen, unregelmäßige 160, 161

Blutungen, Wechseljahre 68

Blutuntersuchung 20, 196, 206

Blutvergiftung 229

Blutverlust 319

Blutzucker 21, 229,

Blutzucker, erhöhter 295

Blutzuckerspiegel 236, 272

B-Lymphozyten 289

Body-Mass-Index 11

Bordetella pertussis 278

Borrelien 330

Borreliose 111, 229, 244

Brechreiz 126, 248, 321

Brennen an der Fußsohle 91

Brennen zwischen den Zehen 91

Brennwert 8

Brille 283

Brillenstärke 48

Broca-Index 11

Bronchialkarzinom 289

Bronchitis 145, 229

Bronchitis, akute 66, 71, 84, 123, 124

Bronchitis, chronische 66, 71, 84, 123, 124, 287

Bronchoskopie 229

Bruch 174

Brücke 209

Brust, Druck auf der 41

Brustbein 317

Brustbein, Schmerzen 118

Brustdruck 125

Brustdrüsengewebe, verdicktes 75

Brüste 252

Brüste, druckempfindliche 75

Brüste, schmerzende 75

Brustknoten bei Frauen 74

Brustkorbschmerzen 72

Brustkorbwand, trichterförmiger 325

Brustkrebs 75, 229

Brustoperation, Bestrahlung 37

Brustschmerz, einseitiger 125

Brustschmerz, einseitiger, atemabhängiger 67

Brustschmerzen 67, 70, 71, 72, 119

Brustschmerzen bei Frauen 74

Brustschmerzen mit Husten 72

Brustschmerzen vor der Regelblutung 74

Brustschmerzen, vom Rücken ausstrahlende 73

Brustspannen 74

Brustvergrößerung in der Schwangerschaft 74

Brustwachstum bei Fettleibigkeit 76

Brustwachstum bei Männern 76

Brustwachstum bei Schilddrüsenerkrankungen 77

Brustwachstum in der Pubertät 76

Brustwachstum und Verlust der körperbehaarung 76
Brustwarzen 74, 242
Brustwarzen, schmerzende 75
Brustwarzenentzündung 74
Brustwirbel, Aufbaustörung 316
Brustwirbelsäule 331
Brustwirbelsäule, Blockierung 150
Brustwirbelsäule, Schmerzen 164
Brutkorb, Deformation 312
BSE 247
Bulimie 34, 83, 94, 230, 290
Bursa 318
Bursitis 230
Bypass 230

## C

Calziumantagonisten 230
Candidamykose 321
Carbamazepin 201
Carotis-Sinus-Syndrom 155, 230
Cefalosporine 218
Chemikalien 47
Chemotherapie 230, 336
Chirotherapie 37, 70, 150, 151, 164, 230, 266
Chlamydien 230
Chloasma 110, 230
Cholelithiasis 231
Cholesterin 20, 231
Cholesterinspiegel 13
Choleszystitis 248
Chondropathia patella 231
Chromosomen 231, 247
Chronische Erkrankung, Begleiterscheinung 184
Clamydien 53
Clavus 266
Clonazepam 201
Codein 210, 231
Coffein 230, 231
Cola 210
Colitis 28, 232, 245
Colitis Ulcerosa 78, 189, 232
Colon irritabile 207

Colonkarzinom 233
Coloskopie 28, 35, 232
Commotio cerebri 249
Computertomografie 60, 134, 137, 138, 150, 177, 190, 196, 203, 204, 232, 294, 316
Concylomata acuminata 244
Coronarangiografie 38, 71
Cortison 97, 164, 232
Cortisonbehandlung 110, 315
Cortisontherapie 99
CTS 232
Cystitis 259

## D

Dämmerzustände 242
Dammnaht, schmerzende 181, 184
Dammriss 232
Darm 234
Darm, nervöser 55
Darmausgang, künstlicher 313
Darmbefall mit Parasiten 65
Darmblutung 142, 188
Darmdivertikeln 56
Darmentleerung, unwillkürliche 242
Darmentzündung 28
Darmerkrankung 297
Darmerkrankung, entzündliche 95
Darmflora 232
Darminfektion 189
Darminfektion, schwere 95
Darmkrebs 23, 56, 206, 233
Darmlichtung, Verschluss 233
Darmspiegelung 56, 65, 205, 206, 207
Darmträgheit 205, 304
Darmverschluss 58, 64, 83, 207, 233, 274
Dauerkatheter 233
Dauerkopfschmerz 135
Daumen, Gefühllosigkeit im 37
Daumen, Grundgelenk schmerzendes 37
Daumengrundgelenksarthrose 37

Daumenlähmung 312
Decubitus 233
Defibrillation 233, 261
Dehnungsübungen 173, 244
Delir 179, 211, 235, 326
Dellwarze 235
Denkvermögen, Spaltung 318
Depression 31, 32, 169, 204, 235, 301
Dermatitis 235
Dermatitis, allergische 106
Dermatomyositis 148, 235
Desensibilisierung 235
Deszensus uteri 249
Deutsche Gesellschaft für Ernährung (DGE) 8, 9
Deutscher Ärztebund 14
DGE (Deutsche Gesellschaft für Ernährung) 8, 9
Diabetes 45, 79, 13, 168, 191, 199, 284
Diabetes insipidus 80
Diabetes mellitus 21, 95, 127, 236, 245, 255, 272, 297, 310, 335
Diabetiker 118, 178, 212
Diabetiker, Bewusstlosigkeit 154
Dialyse 236
Dialysebehandlung 128
Diarrhoe 237
diastolischer Blutdruck 228
Diät 140, 193
Diät-Risiko 12
Dickdarm 232, 234
Dickdarm, Geschwulst 293
Dickdarmentzündung 78
Dickdarmspiegelung 232, 236
Differentialblutbild 20
Digitalis 83
Digitus mortuus 36, 236
Dioptrie 236
Diphterie 236
Diphterie-Tetanus-Pertussis-Impfung 19
Distanzlosigkeit 292
Distorsion 223, 322, 329
Distress 16

Diuretika 80, 94, 186, 197, 237
Divertikel 237
Divertikulitis 78, 205, 237
Divertikulose 78, 237
DNS 231, 334
Doping 237
Dopingkontrolle 237
Doppelbildersehen 45
Doppelsehen 298
doppelsonografische Untersuchung 92
Dopplersonografie 61, 149
Dornfortsatz 331
Dornwarzem 90, 237
Drainage 237
Drehschwindel 294
Drogen 83, 133, 169
Drogen, Verlangen nach 204
Drogenentzug 179, 211
Drogenkonsum 153
Drogenmissbrauch 32, 64, 203, 240
Druckausgleich, mangelhafter 157
druckempfindliche Brüste 75
Druckgefühl in Brust 175
Druckschädigung eines Nervs 191
Drüse 237
Dünndarm 234
Dünndarminfektion 283
Duodenitis 335
Duodenum 335
Dupuytren'sche Kontraktur 237
Durchblutung, akute Verminderung 319
Durchblutung, mangelhafte 324
Durchblutungsstörung des Gehirns 202
Durchblutungsstörung, venöse 327
Durchblutungsstörungen 61, 92, 120, 149, 219, 308, 320, 330
Durchblutungsstörungen, Genitalien 186
Durchfall 54, 63, 77, 85, 93, 95, 118, 140, 150, 189, 195, 237, 243, 248, 283
Durchfall bei Angst 77

Durchfall bei Kindern 78
Durchfall bei seelischer Belastung 77
Durchfall bei Stress 77
Durchfall mit Magenschmerzen 77
Durchfall mit Schleim 78
Durchfall mit Übelkeit 77, 79
Durchschlafstörung 169
durchschnittliche Lebenserwartung 7
Durst mit sehr großen Harnmengen 80
Durst nach und bei Durchfall 80
Durst, starker 127, 168
Durst, verstärkter 79
Dysmenorrhoe 238
Dyspnoe 238

**E**

Echinokokkose 238
Echokardiografie 238
Eckzahn 333
Effluvium 238
Effluvium 97
Eichel 253, 330
Eichel, Bläschen 159
Eichel, entzündete 159
Eichel, kleine Bläschen 182
Eichel, Schmerzen 160
Eichel, weiße Ablagerungen 159
Eichel, weißliche Beläge 182
Eierstock 100, 238, 252
Eierstock, Geschwulst 307
Eierstock, Tumor 307
Eierstockentzündung 53, 56, 69, 86
Eigenblutbehandlung 238
Eileiter 238, 252
Eileiterentzündung 53, 86, 165, 181, 195, 325
Eileiterschwangerschaft 53, 70, 162, 194
Einatmungsgeräusch, ziehendes 126
eingewachsener Zehennagel 91
Einklemmungserscheinungen 306

Einlagenbehandlung 322
Einlagenverordnung 61, 92
Einnässen 241
Einrenkung 329
eisenhaltige Mittel 78
eisenhaltige Mittel, Nebenwirkungen 188
Eisenmangel 140, 146, 239, 335
Eisenmangel-Therapie 99
Eisprung 52, 194
Eiter 239, 300
Eiter-/Grindflechte 239
Eiterpusteln 314
Eiweiß 8, 9, 239
Eiweißmangel 61
Eiweißstoffe 241
Eiweißstoffwechsel 259
Eizelle, ausstoßung 307
Ejakulation 239, 253
Ejakulation, schmerzhafte 182
Ejakulation, zu langsame 185
Ejakulation, zu schnelle 185
Ekel vor Fleisch 64
EKG 38, 71, 73, 118
Ekstase 239
Ekzem 240, 332
elektroakustische Hörprüfung 221
Elektrobehandlung 276
Elektroden 240
Elektroencephalografie 134, 137, 203, 240
Elektrokardiogramm 240
Elektroschock 233
Elle 317
Ellenbogen 112
Ellenbogen, Rötung 35
Ellenbogen, Schwellung 35
Embolie 228, 260, 292, 295
Embryo 240
Empfängnisverhütung 274
Encephalitis 39, 240
Enddarm, Krebsgeschwulst 313
Enddarm, Tastuntersuchung 207
Enddarmaustastung 198
Enddarmspiegelung 28, 240, 313

Enddarmuntersuchung 23
Endemie 240
Endokarditis 73, 241, 316
Endokrinologie 241
Endometrie 241
Endometriose 181, 195
Endoplasmatisches Retikulum
 334
Endorphine 241
Endoskop 241
Endoskopie des Darmes 187,
 188, 189
Endoskopie des Magen 188
Energiebedarf 12
Engegefühl 103
Englische Krankheit 312
Entero-Viren 278
Entgiftungsfunktion 284
Entgiftungsorgan 302
Entspannungstechniken 17
Entspannungstherapie 133
Entspannungsübung 174
Entspannungsverfahren 36
Entzugserscheinung 169
Entzugserscheinung, Beruhi-
 gungsmittel 170
Entzugserscheinung, Schlafmittel
 170
Entzugserscheinungen 31
entzündetes Nagelbett 91
entzündliche Darmerkrankung
 95
Entzündung 241
Entzündung der Bauchspeichel-
 drüse 80
Entzündung der Harnröhre 198
Entzündung der Kopfhaut 99
Entzündung des Dickdarms 78
Entzündung, eitrige 320
Entzündung, Auge 47
Enuresis 241
Enzym 241, 284
Enzymmangel 287
Epidemie 242
Epididymitis 300
Epiglottitis 40, 85, 102, 116,
 126, 242
Epilepsie 66, 97, 100, 137, 209,
 242

Epilepsie, Anfall 136, 154
epileptischer Anfall 66
Epiphysiolose 119, 242
Epistaxis 300
Eppstein-Barr-Virus 260
Erbkrankheit 299
Erblindung 23, 301
Erbrechen 34, 41, 54, 63, 64,
 66, 67, 77, 80, 83, 87, 94,
 135, 140, 141, 142, 152, 153,
 177, 180, 193, 207, 243, 248,
 283, 284, 329
Erbrechen mit Durchfall 81
Erbrechen, absichtlich herbeige-
 führtes 83
Erektion 242, 330
Erektion, zu langsame 185
Erektion, zu schnelle 185
Erfrierung 242
Ergotherapie 202
erhöhte Temperatur 122
Erinnerungslücken 135
Erinnerungsstörung 314
Erkältungskrankheit 116, 158,
 171
Erkrankung, lebensbedrohliche
 295
Erkrankung, psychische 301
Erkrankung, rheumatische 46,
 150
Ernährung, ballaststoffarme 188
Ernährung, gesunde 9
Ernährungsplan 9
Ernährungspyramide 9
Ernährungsumstellung 43, 104,
 105, 127, 168, 188, 205
Erregung, mangelnde 180
Erregung, sexuelle 293
Ersatzdroge 295
Erschöpfung 46, 133, 199
Erste-Hilfe-Maßnahme 313
Erysipel 88, 332
Erythema chronicum migrans
 330
Erythema migrans 229
Erythrozyt 20, 242
Essen als Ersatzhandlung 96
Essen, hastiges 43
Essstörungen 162

Euphorie 243
euphorische Stimmung
 204
Eustress 16
Euthanasie 243
Exanthem 243
Exostose 243
Exsikkose 243
Extrasystole 243
Extrauteringravidität 225
Extremitäten, Durchblutungsstö-
 rungen 297

**F**

Facialisparese 138, 243
Fallhandlähmung 312
Fallsucht 242
falsches Schuhwerk 90
Fango 243
Fastenbrechen 260
Faszie 243
Faulecke 244
Fazialislähmung 243
Fehlbelastung 120
Fehlendes sexuelles Verlangen
 183, 184
Fehlernährung 141, 239
Fehlgeburt 69, 160, 195
Fehlgeburt, drohende 53
Fehlhaltung 163
Fehlsichtigkeit 45, 48, 136
Fehlstellung der Füße 90
Feigwarzen 26, 113, 244, 281
Feinnadelbiopsie 244
Feldenkrais, Moshe 244
Feldenkrais-Methode 244
Ferment 241
Fersenbein 244, 256, 317
Fersenschmerz, nächtlicher 92,
 164
Fersensporn 92, 244
Fett 8, 9
Fetteinlagerung 245
Fettgewebe 245
Fettgewebegeschwulst 112,
 244
Fettgewebszellen 245
Fettleber 245

Fettstoffwechselstörungen 13
Fettsucht 214, 245
Fettverteilung 76
Fetus 245
Fibrin 245
Fibromyalgie 150, 245
Fieber 46, 56, 66, 67, 71, 72,
    73, 78, 84, 85, 86, 91, 101,
    107, 111, 116, 117, 122, 123,
    124, 125, 134, 135, 137, 138,
    152, 153, 165, 171, 172, 195,
    198, 242, 245, 246, 259, 284
Fieber mit Halsschmerzen 84,
    85
Fieber mit Husten 84
Fieber mit Übelkeit 85
Fieber, hohes 87, 108
Fieberanstieg 246
Fieberanstieg, hoher 326
Fieberkrampf 137, 153, 246
Fieberschübe 88, 290
Fiebersenkung 245
Finger, weißlich verfärbte 36
Fingergrundgelenk 36
Fingerknochen 317
Fistel 297
Fixateur, externe 246
Flanke, Schmerzen an der
    57
Flaschennuckeln 210
Flavonoide 13
Flecken und Streifen, weißliche
    110
Flugangst 29
Fluor genitalis 246
Flüssigkeitsansammlung 309
Flüssigkeitszufuhr 87, 321
Fokus 246
Folikel 249
Fontanellen 246
Fraktur 279
Franzbranntwein 246
Fremdbeeinflussungsverfahren
    16
Fremdkörper in den Atemwegen
    124
Fremdkörpergefühl in Speise-
    röhre 172
Fresssucht 94

Frigidität 246
Frischzellentherapie 247
Frostbeule 247
Frozen shoulder 319
Fruchbarkeit, Beeinträchtigung
    298
Fruchtwasserpunktion 247
Frühgeburt 69, 195, 247
Furunkel 113, 248, 276
Fuß, kalter 62
Füße, Gefühlsstörungen 59
Füße, geschwollene 88, 89
Füße, kalte 92, 149
Füße, schmerzende 90
Fußfehlform 90, 322
Fußfehlstellung 309
Fußgelenk, schmerzendes 91
Fußgelenkschmerzen 63
Fußmuskel 244
Fußpilz 91, 106, 248
Fußschmerzen 92
Fußsohlensehne 244
Fußspray 106
Fußstreckmuskulatur, Funk-
    tionsausfall 308
Fußwurzel 317

# G

Galle 234, 291
Galle, Farbstoff 227
Gallenabflussstörung 260
Gallenblase 248, 251, 285, 335
Gallenblase, Erkrankung der 34
Gallenblasenentzündung 59, 83,
    86, 248
Gallenblasenwand 248
Gallenflüssigkeit 284
Gallenkolik 81, 248
Gallensteine 57, 59, 248
Gallensteine, Zerkleinerung 322
Gammakamera 323
Ganglion 326
Gangunsicherheit 132
Gasaustauch 288
Gastritis 42, 248
Gastroenteritis 77, 81, 85, 248
Gastroskopie 32, 35, 141, 142,
    143, 249

Gebärmutter 249, 252, 299
Gebärmutterentzündung 56, 69,
    165, 195
Gebärmutterhals 249, 252
Gebärmutterhals, Polypen 68
Gebärmutterhalskrebs 68,
    69
Gebärmutterkörper 249
Gebärmutterkrebs 68, 161
Gebärmutterschleimhaut 241,
    249, 251, 295
Gebärmuttersenkung 249
Geburtshilfe, Operation 275
Gedächtnislücke 201
Gedächtnisverlust, kurzzeitiger
    82
Gefäßdarstellung 217
Gefäßveränderung 109
Gefühllosigkeit 138
Gefühlsänderung 202, 203
Gefühlsstörungen 135, 150,
    164
Gefühlsveränderung 204
Gefühlswallung 214
Gegenanzeige 281
Geheimratsecken 98
Gehirn 240, 250
Gehirn, Durchblutungsstörung
    139, 177
Gehirn, Entzündung 240
Gehirn, Minderdurchblutung
    295
Gehirnblutung 177
Gehirnentzündung 138, 292
Gehirnerkrankung 39, 308
Gehirnerschütterung 82, 135,
    153, 249, 314
Gehirnflüssigkeit 287
Gehirnflüssigkeitsverlust 316
Gehirnmetastase 87, 135
Gehirnquetschung 316
Gehirnverletzung 153
Gehörgang, Druck im 157
Gehörgang, Entzündung 157
Gehörgang, Juckreiz 158
Gehörgang, Rötung 158
Gehörgang, Schmerzen 157
Gehörgang, Schwellung 158
Gehörgangsfurunkel 158

Gehörgangverschluss  155, 157
Gehörknöchelchen, Verknöche-
   rung  307
Geiseltierchen  325
Geisteskrankheit  318
Gelbfärbung der Haut  81
Gelbfieber  249, 325
Gelbkörper  249
Gelbkörperhormon  249
Gelbsucht  33, 48, 57, 81, 111,
   128, 190, 196, 251, 260, 286,
   329
Gelenk  251
Gelenk, Entzündung  220
Gelenk, verrenktes  37
Gelenk, verstauchtes  37
Gelenke, Erkrankung  314
Gelenke, geschwollene  63, 112
Gelenke, Versteifung  322
Gelenkerkrankungen, ent-
   zündliche  63
Gelenkfortsatz  331
Gelenkkapsel  251
Gelenkkapsel, Verletzung  329
Gelenkknorpel, Verschleiß  220
Gelenkkontraktur  251
Gelenkkörper, freier  306
Gelenkmaus  306
Gelenkscheibe  294
Gelenkschmerzen  111
Gelenkschmiere  251
Gelenkschwellung  329
Gelenkverformung  36
Gelenkverletzung  119
Gemüseextrakte  13
Genitalherpes  251
Genitalien, Durchblutungsstörun-
   gen  186
Genitalien, Rötung  113
Geriatrika  251
gerinnungshemmende Mittel  68
Gerinnungsstörungen  109
Gerontologie  251
Gerstenkorn  47, 251
Geruchswahrnehmung, Verlust
   218
Gesamtcholesterin  284
Geschlechtskrankheit  167, 181,
   194, 195, 198, 251, 300

Geschlechtsorgan, Geschwür
   323
Geschlechtsorgane, Entzündungen  162
Geschlechtsorgane, männliche
   253
Geschlechtsorgane, weibliche
   252
Geschlechtstrakt, Entzündung
   325
Geschlechtsverkehr  323
Geschlechtsverkehr, Blutungen
   68
Geschlechtsverkehr, schmerzhaf-
   ter  195
Geschlechtsverkehr, Verletzung
   68
geschwollene Augenlider  90
geschwollene Beine  118
geschwollene Füße  88, 89
geschwollene Gelenke  112
geschwollene Knöchel  90
geschwollene Lymphknoten am
   Hals  101
Geschwulst, bösartige  290, 311
Geschwulst, gutartige  294, 299
Geschwulst, knotige  113
Geschwulstbildung, Haut  293
Geschwür am Hodensack  121
Geschwüre  114
Gesicht, verstümmeltes  286
Gesichtsfeld  254
Gesichtsfeldausfall  45, 301
Gesichtsfeldeinschränkung  295
Gesichtshälfte, Lähmung  138
Gesichtsneuralgie  50, 254
Gesichtsschmerz, einseitig  134
Gesprächstherapie  31, 169,
   254, 268, 271
gesunde Ernährung  9
Gesundheitsbehörden, Melde-
   pflicht  315
Gesundheits-Check-Up  23
Getreide, Eiweißanteil  335
Gewebshohlraum  335
Gewichtsabnahme  56, 86, 93,
   94, 124, 127, 141, 179, 206
Gewichtsabnahme bei seelischer
   Belastung  93

Gewichtsabnahme bei Stress
   93
Gewichtsabnahme mit Durst  95
Gewichtsabnahme mit Müdigkeit
   95
Gewichtsabnahme mit Nervosität
   95
Gewichtsabnahme mit Schwitzen
   95
Gewichtsabnahme mit Unruhe
   95
Gewichtsabnahme mit Zittern
   95
Gewichtsreduktion  76, 163, 177
Gewichtsschwankungen  110
Gewichtsverlust  64, 67, 72, 95,
   111, 118, 128, 150, 168, 172,
   199, 212, 286, 290
Gewichtsverlust, unklarer  94
Gewichtszunahme  96, 115
Gewichtszunahme, Angst bei  34
Gicht  13, 91, 254
Gichtanfall  259
Gichtknoten  254
Gichtmittel  78
Giftstoff  303
Gipsverband  61, 125
Glasfaseroptik  249
Glaskörper  222, 283
Glaukom  223, 255
Glaukomanfall  256
Gleichgewichtsorgan  254, 305
Gleichgewichtsorgan, Störung
   304
Gleichgewichtsstörungen  175,
   254, 255
Gliederschmerzen  84, 106
Gliedmaßen, verstümmelte  286
Globusgefühl  103, 255
Glomerulonephritis  255
Glossodynie  335
Glucosetoleranztest  255
Glucosinolate  13
Gluten, Unverträglichkeit  335
Goldtherapie  255
Golgi-Apparat  334
Gonokokken  325
Gonorrhoe  52, 159, 251, 325
Grimassenschneiden  203

grippaler Infekt 84, 101, 116, 123
Grippe 84, 255, 289, 329
Grippeschutzimpfung 255
Großhirn 250
Großhirnhemisphäre 250
Großhirnrinde, Ausfall 219
Großhirnrinde, Erkrankung 216
Grundgelenk, Schmerzen am 37
Grundumsatz 12
Grüner Star 44, 45, 49, 50, 134, 223, 255
Gurgellösung 147
Gürtelrose 72, 105, 256, 329
Gymnastik 36, 173
gynäkologische Untersuchung 70
Gyrasehemmer 218

# H

Haar 258
Haarausfall 97, 98, 216, 323
Haarausfall bei Alkoholkrankheit 98
Haarausfall bei Leberzirrhose 98
Haarausfall während der Wechseljahre 99
Haarausfall während Medikamenteneinnahme 99
Haarausfall, kreisrunder 97
Haarbalg 248
Haarbalgentzündung 112
Haare, trockene 115
Haarfollikel 258
Haargefäß 276
Haarverlust 286
Haarwuchs bei Frauen, übermäßiger 100
Haemophilus-influenzae-Typ-b-Impfung 19
Haglund'sche Ferse 256
Halbseitenlähmung 260
Hallux valgus 93, 256
Halluzinationen 256, 318
Hals, Druck am 155
Hals, schmerzender 171
Halskrause 151
Halsmuskeln, Zerrung 151

Halsrippe 256
Halsschmerzen 38, 49, 101, 103, 107, 116, 134, 158, 324
Halsschmerzen im Bereich der Schilddrüse 102
Halsweh 144
Halswirbel 317
Halswirbel, Blockierung 151
Halswirbel, Krümmung 287
Halswirbelsäule 256, 331
Halswirbelsäule, Blockierung 150
Halswirbelsäule, Schädigung 319
Halswirbelsäulenerkrankung 190
Haltungsfehler 257
Haltungsschulung 165
Hämangiom 228
Hämatemesis 257
Hämatokrit 20
Hämatologie 257
Hämatom 109
Hämaturie 257
Hämgruppe 257
Hammer 305
Hammerzehe 257
Hämoglobin 20, 242, 257
Hämolyse 257
Hämophilie 228
Hämorrhoiden 27, 187, 207, 259
Hand- und Fingerstellung, ungewöhnliche 139
Handflächen, rote 111
Handschmerzen 35
Hanrndrang, verstärkter 301
Hapatitis 260
Harn, blutiger 197
Harn, bräunlicher 196
Harn, hoch konzentrierter 195
Harn, stark riechender 197
Harn, übel riechender 196
Harnabgang, unfreiwillig 136
Harnblase 259
Harnblasenentzündung 181, 196, 197, 259
Harndrang 53, 259
Harndrang, häufiger bei Männern 198

Harndrang, ständiger 197
Harninkontinenz 269
Harnleiter 259, 302
Harnleiter, verstopfter 303
Harnröhre 253, 259
Harnröhre, Ausfluss aus 159
Harnröhrenausfluss 182
Harnröhrenentzündung 300
Harnröhreninfektion 182
Harnsäure 259
Harnsäurewert 254
Harnsediment 259
Harnsperre 259
Harnstau 330
Harnsteinbildung 259
Harnstrahl, Abschwächung 311
Harnstrahl, dünner 198
Harnsystem 257
Harnwege 259
Harnwegsentzündung 259
Harnwegsinfektion 167, 197
Hauptbronchien 288
Haut 258
Haut, blasse 62, 128
Haut, Entzündung 235
Haut, Flecken unter 109
Haut, gelbe 33, 128, 190, 196
Haut, Gelbfärbung 111
Haut, gelbliche 64
Haut, gerötete 104
Haut, großporige 114
Haut, heiße und trockene 87
Haut, juckende 106
Haut, Juckreiz 284
Haut, Knötchenbildung 323
Haut, rissige und aufgeweichte 91, 104
Haut, rote Flecken 109
Haut, trockene 97, 104, 115
Haut, Verfärbung 322
Hautausschlag 44, 103, 243, 296, 316
Hautausschlag im Genitalbereich 108
Hautausschlag am ganzen Körper 107
Hautausschlag am Po 108
Hautausschlag am Unterschenkel 108

Hautausschlag bei Säuglingen 108
Hautausschlag bei seelischen Problemen 104
Hautausschlag hinter der Ohren 107
Hautausschlag im Gesicht 107
Hautausschlag mit hellroten Punkten 107
Hautausschlag, feinfleckiger 102
Hautausschlag, juckender 106
Hautausschlag, leichter 108
Hautausschlag, punktförmiger 108
Hautausschlag, purpurner 108
Hautbläschen 332
Hautblutung 284, 287
Hautekzem 158
Hauterkrankung 332
Hauterkrankung, entzündliche 314
Hautfalte, After 28
Hautflechten, nicht juckende 105
Hautflechten, schuppende 105
Hautfleck, brauner 110
Hautflecken, behaarte 109
Hautflecken, gelblichbraune 110
Hautflecken, weiße 110
Hautgeschwulst, bösartige 224
Hautgeschwulst, gutartige 298
Hautgeschwür 233
Hautinfektion, bakterielle 105
Hautjucken 127
Hautjuckreiz 260
Hautknoten 112
Hautknoten, brauner bis schwarzer 113
Hautkrebs 114
Hautrötung 88, 301
Hautrötung, akute 106
Hautrötungen, sternförmige 111
Hautveränderung 108
Hautverfärbung, bläulich 67, 137, 153
Hautwucherung 330
HDL-Wert 20
Hefepilze 321

Heilfasten 260
Heilschlamm 243
Heilverfahren, alternative 31, 133
Heiserkeit 40, 115, 116, 123, 322
Heiserkeit bei Kindern 126
Heiserkeit, lang anhaltende 67
Hellrotes Blut im Stuhl 187, 207
Hemianopsie 260
Hemianopsie, binasale heteronyme 260
Hemianopsie, bitemporale heteronyme 260
Hemianopsie, homonyme 260
Hemiplegie 260
Heparin 99, 260
Hepatitis 34, 64, 251, 284
Hepatitis A 260
Hepatitis B 251, 260
Hepatitis-B-Impfung 19
Hepatitis C 251, 260
Hepatitis D 260
Hepatitisviren 260
Herdgeschehen 246
Heroinabhängigkeit 295
Herpes 261, 329
Herpes genitalis 27, 113, 159, 167, 182
Herpes simplex 113, 140, 256
Herpes zoster 256
Herpesinfektion, Hornhaut 50
Herpesviren 322
Herz 263
Herz, Schmerzen 217
Herz, Ultraschall 238
Herzangiografie 71
Herzbeschwerden 117
Herzbeutelentzündung 308
Herzdruckmassage 261, 313
Herzerkrankungen 96
Herzfrequenz 261
Herzgegend, Schmerzen 41
Herzgeräusche 261
Herzhälfte, linke 218
Herzinfarkt 23, 38, 41, 58, 70, 72, 103, 143, 175, 179, 262, 284, 295, 308, 318
Herzinnenhaut, Entzündung 241

Herzinsuffizienz 118, 125, 262
Herzklappenfehler 118
Herzklopfen 117, 118
Herzkranzgefäße 276
Herzkranzarterien, Verengung 118
Herzkranzgefäße 262
Herzkranzgefäße, Verengung 217, 303
Herzkrankheit, koronare 118
Herz-Kreislaufbeeinträchtigung 325
Herz-Kreislauferkrankung 263
Herz-Lungen-Maschine 262
Herzmuskelentzündung 118, 299
Herzprobleme 117
Herzrasen 117, 307
Herzrhythmusstörung 39, 119, 117, 154, 276, 323
Herzrhythmusstörung, Diagnose 283
Herzschlag 66
Herzschlag, bescheunigter 118
Herzschlag, schneller 41
Herzschlag, unregelmäßiger 119
Herzschmerz 70
Herzschrittmacher 262
Herzschwäche 40, 61, 89, 118, 199, 289
Herzschwäche, akute 125
Herzstechen 117
Herzstillstand 155, 261
Herzstolpern 117
Herz-Stressecho 38
Heuschnupfen 47, 216, 262
Hiatushernie 262, 335
Hinken 119, 120, 242
Hinken bei Kindern 119
Hinken nach einem Sturz 119
Hinken nach einem Unfall 119
Hinterkopfglatze 98
Hippokrates 6
Hirnanhangdrüse 100, 264
Hirnanhangdrüse, Störung der 110
Hirnbalken 250
Hirnbereich, Funktionsstörung 299

Hirnblutung 44, 80, 135, 139, 264
Hirndruck 287
Hirnhaut 294
Hirnhäute 250
Hirnhautentzündung 19, 80, 87, 135, 152, 287, 294, 296
Hirnrinde 250
Hirnstamm 250
Hirnstammganglien 250
Hirnsubstanz, Entzündung 323
Hirntumor 39, 45, 87, 135, 135, 177, 192, 203, 264
Hirnwindungen 250
Hitzschlag 87, 153, 264
HIV 215
Hoden 253, 286
Hoden, Entfernung 304
Hoden, Fixierung 304
Hoden, Knoten 121
Hodenentzündung 121, 264
Hodenkrebs 121
Hodensack 253, 286, 300, 304
Hodensack, Geschwür 121
Hodensack, vergrößerter 121
Hodenschmerzen bei Kindern 121
Hodenschmerzen nach Verletzung 121
Hodenschwellung 121
Hodenschwellung, einseitige 121
Hodentorsion 121, 264
Hodenvene, krampfaderähnliche 327
Hodenveränderung 120
Höhenangst 29
Höhenkrankheit 265
Höhenschwindel 175
hoher Blutdruck 70, 117
Hohlvene, untere 285
Homöopathie 29, 178, 265
Homosexualität 265
Hordeolum 251
Hören von Stimmen 204
Hören, schlechtes einseitiges 155
Hören, schlechtes im Alter 156
Hörfähigkeit, herabgesetzte 296

Hörgeräte 156
hormonaktiver Tumor 76
Hormonbehandlung 99
Hormone 10, 265, 295
Hormone bei Wechseljahrsbeschwerden 68
hormonelle Umstellung 74, 98
Hormonhaushalt, instabiler 160
Hormonmangel 100
Hormonpräparate 74, 178, 307
Hormonproduktion 110
Hormonproduktion, unregelmäßige 161
Hormonproduktion, verringerte 161, 166
Hormonumstellung 76, 170, 178,
Hormonveränderungen 295
Hormonverschiebung 76
Hornhaut 222
Hornhaut an den Zehen 90
Hornhautentzündung 49, 50
Hornhauterkrankungen 45
Hornhaut, Herpesinfektion 50
Hornschicht 258
Hornschwielen 90
Hörschwäche 157
Hörstörungen 82
Hörsturz 156, 256
Hörverarbeitung 286
Hörverlust, akuter auf einem Ohr 156
Hörvermögen, vermindertes 157
Hörverschlechterung 326
Hüftendprothese, Implantation 316
Hüftfehlbildung 119
Hüftgelenk, Abnutzung 62
Hüftgelenkentzündung 119
Hüftknochen 317
Hüftluxation 265
Hüftschmerzen 91
Hühnerauge 90, 120, 266
Hühnerbrust 266
Humerusfraktur 266
Hüsteln, nervöses 122

Husten 38, 67, 84, 86, 107, 116, 122, 123, 125, 134, 145, 170, 171, 197
Hustenanfälle 124, 126
Husten, anhaltender 179
Husten bei Kindern, bellender 126
Husten bei Kindern, trockener 126
Husten, bellender 102, 116, 312
Husten, blutiger 65
Husten, dauernder 124
Husten mit Blutspucken 41
Husten mit Auswurf 39, 66, 123, 124
Husten mit schleimigem Auswurf 71
Husten nach Operation 125
Husten, trockener 123
HWS-Syndrom 36, 266
Hydrocele 266
Hydrocephalus 266, 332
Hygiene 267
Hygiene, mangelnde 159, 182
Hygiene, übertriebene 126
Hymen 267, 275
Hyperaktivitätssyndrom 221
Hyperglykämie 267
Hyperhidrose 267
Hyperlipidämie 267
Hyperthyreose 318
Hypertonie 267
Hyperuricämie 254
Hyperventilation 39, 267
Hyperventilationstetanie 137, 191, 268
Hypnose 17, 268
Hypochondrie 268
Hypoglykämie 154, 212, 268
Hypokaliämie 268
Hypophyse 250, 264
Hyposensibilisierung 235
Hypothalamus 268
Hypothermie 269, 327
Hypothyreose 318
Hypotonie 46, 269
Hysterektomie 269
Hysterie 269
Hysteropexie 269

# I

Idealgewicht 10
idiopathische, essentielle throm-
   bozytopenische Purpura 332
Ikterus 251
Ileus 233
Immunabwehr, Schwächung
   321
Immunerkrankung 223
Immunglobuline 269
Immunisierung, aktive 18
Immunisierung, passive 18
Immunität 270, 292
Immunsuppressiva 320
Immunsystem 270
Impetige 105, 239
Impfkommision am Robert-Koch-
   Institut (STIKO) 18
Impfreaktionen 19
Impfstoff 270
Impfung 18
Implantation 270
Impotenz 120, 270
Infarkt 271
Infekt, grippaler 155
Infektanfälligkeit 286
Infektion, bakterielle 52
Infektion, chronisch 260
Infektionen 271
Infektion der Blase 85
Infektion der Harnblase 194
Infektion der Harnwege 194
Infektion der Schleimhaut 65
Infektion, Organismus 229
Infektionskrankheit, harmlose
   314
Infektionskrankheit 215, 236,
   272, 278, 325, 326, 330
Infektionskrankheit, Anfangssta-
   dium 311
Infektionskrankheit, tropische
   286
Infektiöse Mononcleose 309
Infiltration 271
Influenza 84, 255
Infraktion 271
Infusion 271

Inhalation 101
Inhalationsnarkose 271
Injektion 271
Injektionsbehandlung 92, 93
Inkarzeration 272
Inkontinenz 272
Inkontinenz, Mittel gegen 147
Inkubationszeit 272
Inkubationszeit, lange 286
Inlay 209
Innenbanddehnung 132
Innenbandriss 132
Innenmeniskus 295
Innenohr 254, 305
Innenohr, Störung 82
Innenohr-Hörnerv-Zentralnerven-
   system 320
Insektenstiche 103
Instabilität, Knie 132
Insulin 97, 272
Insulinpräparate 272
Intelligenz 272
Intelligenzquotient, IQ 273
Intensivstation 273
Intercostalneuralgie 70, 273
Interferon 273
Intertrigo 273
Intimspray 166
Intoxikation 273, 329
Intrakutannaht 274
Intrakutantest 274
Intrauterinpessar (IUP) 274
Intubation 274
Invagination 274
Iridozyklitis 274
Iris 274
Ischämie 274
Ischiasreizung 60, 164
Ischiassyndrom 275
Isometrische Übungen 275

# J

Jet lag 275
Jochbein 317
Jod, radioaktives 313
Jojo-Effekt 12, 275
Joule 275
Juckreiz 106, 126, 127, 129

Juckreiz am After 26, 126
Juckreiz am ganzen Körper 128
Juckreiz an der Fußsohle 91
Juckreiz auf der Kopfhaut 128
Juckreiz bei Nervosität 127
Juckreiz bei seelischen Belastun-
   gen 127
Juckreiz bei Stress 127
Juckreiz, Gehörgang 158
Juckreiz zwischen den Zehen
   91
Jungfernhäutchen 267, 275

# K

Kachexie 275
Kaffee 71
Kaffeekonsum 196
Kaiserschnitt 275
Kallus 276
Kalorie 275
Kalorienaufnahme 96
Kalorienbedarf, verminderter 96
kalte Füße 92
Kälteanwendung 35
Kältebehandlung 282
Kälteempfinden 97
Kälteempfinden, ungewöhnliches
   115
kalter Schweiß 66
Kältetherapie 330
Kammerflimmern, -flattern 276
Kanüle 276
Kapillare 276
Kapselüberdehnung 329
Karbunkel 113, 276
Kardiomyopathie 276
Karies 22, 144, 208, 210, 276
Karotinoide 13
Karotisstenose, -verschluss 277
Karpaltunnelsyndrom 191, 277
Karzinom 277, 281, 292
Katalysator, biologischer 241
Katheter 58, 259, 313
Kathetisierung 300
Katzenkot, infizierter 325
Kaugummi 209
Kehldeckel 242
Kehldeckelentzündung 242

Kehlkopfdeckelentzündung 40, 116

Kehlkopfentzündung 85, 101, 116, 123, 126, 171, 277

Kehlkopfkrebs 67

Kehlkopfschleimhaut, Infektion 312

Kehlkopftumor 116

Keimdrüsen 298

Keimdrüsen, weibliche 238

Keimverschleppung 306

Keloid 277

Kernspintomografie 60, 131, 132, 138, 150, 177, 190, 203, 277, 294, 295

Keuchhusten 19, 126, 278

Kiefergelenkproblem 158

Kieferknochen 208, 317

Kieferschmerzen 158

Kilojoule 8

Kilokalorie 8

Kinder, Harnlassen 241

Kinderkrankheit 298

Kinderlähmung 278

Kinderlähmung-Impfung 19

Kindstod, plötzlicher 278

Kind, ungeborenes 240

Klaustrophobie 29, 279

Kleidungsunverträglichkeit 127

kleines Blutbild 20

Kleinhirn 250

Klistier 279

Klitoris 242, 252

Klitoris, Vergrößerung 329

Kloßgefühl im Hals 103

kloßige Sprache 242

kloßige Stimme 102, 116

Knickfuß 61, 279

Knie, Bewegungsunfähigkeit 132

Knie, Fehlbelastung 294

Knie, Instabilität 132

Kniegelenk 129

Kniegelenk, eingeschränkte Beweglichkeit 129

Kniegelenksspiegelung 220

Kniescheibe 317

Kniescheibe, tastbar verschoben 132

Kniescheibenverrenkung 132, 279

Knieschmerz bei Jugendlichen 131

Knieschmerzen 91, 129, 242

Knieschmerzen nach Belastung 129

Knieschmerz, Streck- und Beugeunfähigkeit 131

Knieschwellungen 129

Knöchel, geschwollene 90

Knochenbruch 37, 61, 119, 132, 246, 279

Knochenbrüche, Neigung zu 165

Knochenbrüche, Stabilisation 306

Knochendichtemessung 279

Knochenerkrankung 322

Knochengewebe, Absterben 306

Knochenlücken 246

Knochenmark 280

Knochenmark, Entzündung 306

Knochenmark, Funktionverlust 286

Knochenmarkspunktion 280

Knochenmarktransplantation 280

Knochenmasse 13

Knochenschmerzen 286

Knorpel 280

Knorpelschwäche 129

Knötchen 106

Knötchen an den Ellenbogen 106

Knötchen an den Fußknöcheln 106

Knötchen an den Handgelenken 106

Knötchen an den Pobacken 106

Knötchen im Genitalbereich 106

Knoten am After 114

Knoten am Hoden 121

Knoten am Penis 114

Knoten an den Schamlippen 114

Knoten in der Brust 75

Knoten in der Unterhaut 113

Knoten unter der Haut, weiche 112

Kohlenhydrate 8, 9

Kolik 283

kolikartige Schmerzen 81

Kollagenosen 280

Kollapsneigung 119

Koma 280

Kommunikationsstörung 301

Kompressionsbehandlung 114

Kompressionsstrumpf 60, 109, 149, 280

Kompressionsverband 289, 298

Kondylome 167, 281

Koniotomie 281

Konisation 281

Konjunktivitis 227

Kontaktlinsen 283

Kontaktlinsenstärke 48

Kontaktstörung 223

Kontraindikation 281

Kontrastmittel 309

Konzentrationsstörung 199, 200, 201, 202

Kopfhaut, gerötete 99

Kopfhaut, juckende 99

Kopfhaut, Juckreiz 128

Kopfschmerzen 43, 82, 84, 101, 106, 133, 134, 135, 136, 138, 152, 199

Kopfschmerzen, halbseitige 295

Kopfschmerzen, starke 177

Kopfschmerzen, Schläfengegend 136

Kopfverletzung 202

Kopfwackeln 203

Kopfweh 82

Korbhenkelriss 295

koronare Herzkrankheit 118

Körperbehaarung, mangelnde 111

Körperbehaarung, Verlust 76

Körperbewegungen, unbeherrschbare 203

Körperfettanteil, Bestimmung 11
Körperflüssigkeit 227
Körpergewebe, Absterben 301
Körperhaltung, falsche 133
Körperhaltung, schlaffe 325
Körperteile, amputierte 309
Körpertemperatur 245
Körpertemperatur, Absenkung 327
Körperzellenbefall, Viren 329
Krallenhand 327
Krampfader 60, 88, 89, 109, 149, 281, 324, 329, 330
Krampfaderbildung 60
Krämpfe 136, 152, 154, 311
Krämpfe in den Händen 137, 191
Krankengymnastik 36, 60, 70, 129, 151, 163, 164, 266, 279, 319, 323
Krankheitsverlauf 311
Krankheitswahn 268
Krätze 106, 281
Krebs 13, 34, 48, 68, 162, 281
Krebsbildung 310
Krebserkrankung 64, 94, 95, 128, 148, 295, 336
Krebsgeschwulst 277
Krebsvorsorge 23
Krebsvorsorgeuntersuchung 293
Kreislaufkollaps 282
Kreislaufschwäche 324
Kreislaufstillstand 276
Kreislaufstörung 152, 153, 284
Kreislaufzusammenbruch 329
kreisrunder Haarausfall 97
Kreuzbandruptur 282
Kribbeln, Arme 137
Kribbeln, Bein 59
Kronen 209
Kropf 282
Krupp 282
Kryotherapie 282
Kuhmilcheiweiß 296
Kunstafter 218
Kunstfehler 283
künstlicher Darmausgang 218
Kurzatmigkeit 40, 199, 238

Kurzsichtigkeit 43, 283
Kyphose 283

## L

Lähmung 60, 138, 152, 283, 324
Lähmung eines Armes 192
Lähmung eines Beines 192
Lähmung, Fuß 139
Lähmung, ganze Körperhälfte 139
Lähmung, halbseitig 154
Lähmung, plötzliche einer Gesichtshälfte 138
Lähmung, spastisch 260
Lähmungen, Arme und Beine 135
Lähmungserscheinung 177, 190
Lähmungsgefühl 310
Lambliasis 283
Lamblien 283
langes Gehen 90
langes Stehen 90
Langzeit-EKG 283
Laparatomie 283
Laparoskopie 283
Larryngitis 126, 277, 282, 284
Laserchirugie 283
Lateralsklerose, amyotrophe 284
LDL-Cholesterin 284
LDL-Wert 20
Lebenserwartung, durchschnittliche 7
Lebensmittel, verdorbene 140
Lebensmittelskandale 10
Lebensmittelvergiftung 79
Leber 234, 245, 251, 284, 285
Leberarterie 285
Leberentzündung 57, 251, 260
Leberentzündung, chronische 284
Leberererkrankungen 64, 96
Leberflecken 108
Lebergewebe, Zerfall 260
Leberversagen 64, 260
Leberzirrhose 34, 64, 76, 93, 111, 128, 284, 306

Lederhaut 222, 258
Legasthenie 286
Leiste, Schmerzen in der 62
Leistenbereich, Schmerzen im 59
Leistenbruch 59, 286
Leistenhoden 286
Leistenkanal 286
Leistungsschwäche 38
Leistungsumsatz 12
Lende, Schmerzen 165
Lendenwirbel 224
Lendenwirbel, Aufbaustörung 316
Lendenwirbel, Krümmung 287
Lendenwirbelsäule 164, 331
Lepra 286
Lese-, Rechtschreibstörung 286
Leukämie 128, 245, 286
Leukozyten 20
Libidoverlust 329
Lichtempfindlichkeit 292
Lichtblitze 301
Lichtdermatose 108, 287
Lichtempfindlichkeit 44, 46, 107, 152
Lichtquellen 44
Liddrüsen 251
Lidrandentzündung 48
linke Schulter, schmerzende 175
linker Arm, Schmerz 103
Linse 222
Linse, Trübungen 45
Lipide 20
Lipom 112, 244, 245
Lipomatose 245
Lipoproteine 20
Lippen, aufgesprungene 139
Lippen, Bläschen 261
Lippen, Blaufärbung 41, 66, 289
Lippen, Rötung 113
Lippenbeißen 324
Liquor 287
Lordose 287
Luftröhre 288
Luftröhrenschnitt 281
Luftschlucken, unbewusstes 43
Lumbalfunktion 287
Lunge 288

Lunge, Zusammenfall 310
Lungenembolie 41
Lungenabzess 289
Lungenarterie, Verstopfung 287
Lungenbeeinträchtigung 325
Lungenbelüftung, Messung 321
Lungenblähung 287
Lungenembolie 67, 240, 287
Lungenenphysem 287
Lungenentzündung 66, 84, 124,
144, 145, 289, 292
Lungenfell 309
Lungengewebe, Entzündung
289
Lungenkrebs 67, 72, 76, 86,
124, 179, 289
Lungenmetastase 124
Lungenödem 41, 66, 125, 289
Lungentuberkulose 67, 86
Luxation 329
Lymearthritis 330
Lymeencephaltis 330
Lymphabfluss 289
Lymphdrainage 37, 289, 323
Lymphgefäße 295
Lymphknoten 128, 289
Lymphknoten am Hals, ge-
schwollene 101
Lymphknoten am Hals, ge-
schwollene 84
Lymphknoten, vergrößerte 286
Lymphknotenkrebs 128
Lymphknotenschwellung 292,
309
Lymphödem 37, 61, 289
Lysosomen 334

# M

Magen 234, 249, 291
Magen, Infektion 290
Magen, nervöser 141
Magen, operative Entfernung
290
Magen, überlasteter 54
Magenbeschwerden 140, 145
Magenblutung 82, 142, 143,
188, 289
Magen-Darm-Geschwür 142

Magen-Darm-Infektion 54, 77,
81
Magen-Darm-Spiegelung 81
Magen-Darm-Trakt, Infektion
315
Magendurchbruch 83, 143, 290
Magengeschwür 58, 82, 83,
142, 145, 189, 257, 289, 290,
327
Magengeschwür, blutiges 67
Mageninhalt, kaffeesatzartiger
289
Magenkarzinom 289, 290
Magenkrebs 82, 141, 189, 290
Magenperforation 290
Magensaft, Rückfluss 321
Magenschleimhaut 248, 291
Magenschleimhaut, Reizung
141,
Magenschleimhautentzündung
140, 141, 142, 145, 193
Magenschmerzen 32, 67, 77,
140, 141, 142, 143, 193
Magensekret 306
Magenspiegelung 42, 71, 73,
171, 172, 193, 249
Magenwand, Durchbruch 290
Magersucht 217, 290
Magnesiumpräparat 148, 330
Magnetresonanztomografie,
MRT, NMR 277
Mahlzahn 333
Malaria 88, 290, 325
Malignom 292
Mammakarzinom 229
Mammografie 23, 75, 292
Mandelentzündung 84, 101,
144, 171, 292, 324
Mandeln, eitrig belegte 101
Mangelkrankheiten 8
Manie 292
Manisch-depressive Erkrankung
204, 292
männliche Sexualhormone 100
Marcumar 292
Marcumartherapie 99
Marisken 28, 292
Masern 44, 102, 107, 123, 243,
292, 329

Masernimpfung 292
Masern-Mumps-Röteln-Impfung
19
Maskuladegeneration 290
Masochismus 293
Massage 16, 36, 60, 70, 133,
150, 151, 163, 164, 173, 174,
266, 298
Mastdarm 234, 252, 253
Mastdarm, Entzündung 311
Mastdarmkrebs 293
Mastdarmspiegelung 293
Mastdarmuntersuchung 23
Mastoid 293
Mastoiditis 293
Medianuslähmung 139, 293
Medikament, homöopathisches
304
Medikament, Krebsbehandlung
336
Medikamente, blutdrucksen-
kende 186
Medikamente, entwässernde
147
Medikamente, säurehemmende
71
Medikamente, Verlangen nach
204
Medikamentenmissbrauch 203,
284, 293
Medizin, chinesische 215
Mehrfachverletzungen 310
Mehrlingsschwangerschaft 22
Melanom 110, 113, 293, 298
Memantin 201
Menarche 294
Meniér'sche Erkrankung 82,
156, 176, 294
Meningenom 294
Meningitis 39, 46, 108, 287,
294
Meningokokken 294
Meningokokkenmeningitis
294
Meniskus 294
Meniskus, Riss 294
Meniskusschaden 131
Menstruation 295
Menstruation, erste 294

Menstruation, Schmerzen 161
Menstruationszyklus 252
Messenterialinfarkt 295
Metabolisches Syndrom 295
Metallplatten 306
Metamizol 178
Metastasen 293, 295, 321, 277
Metastisierung 307
Methadon 295
Microsporie 99
Migräne 43, 134, 295
Miktion 330
Milchintoleranz 65
Milchschorf 296
Milchunverträglichkeit 78, 296
Milchzahn 209, 333
Milchzucker 296
Milzriss 310
Milzschwellung 292, 326
Mineralstoffe 8
Minusgläser 283
Misteltherapie 296
Mitochondrien 334
Mittel gegen Magen-Darm-Be-
  schwerden 186
Mittel gegen Psychosen 186
Mittel mit männlichen Sexualhor-
  monen 186
Mittel zur Muskellockerung 201
Mittelfinger, Gefühllosigkeit im
  37
Mittelfußknochen 317
Mittelohr 305
Mittelohrentzündung 85, 157,
  293, 296, 307
Mittelohrentzündung, chronische
  156
Mittelschmerz 307
Mittelstrahlurin 296
Molluscum contagiosum 235
Monatsblutung 249, 295
Monatsblutung, schmerzhafte
  238
Monatsblutungen, Ausbleiben
  100
Morbus Basedow 77
Morbus Bechterew 283, 296
Morbus Crohn 78, 189, 297
Morbus Horton 136, 297

Morbus Pfeiffer 84, 101, 297
Morbus Raynaud 36, 297
Morbus Scheuermann 283, 297
Morphium 83
Müdigkeit 115, 117, 128, 152
Mukoviszidose 78, 297
Multiple Sklerose 45, 177, 297
Mumps 102, 123, 156, 298
Mund, trockener 114
Mundfäule 261
Mundgeruch 144, 145, 147,
  172
Mundgeruch, urinartig 145
Mundhöhle, Bläschen 145
Mundhygiene 209
Mundhygiene, schlechte 322
Mundschleimhaut, entzündete
  147
Mundschleimhaut, Entzündung
  322
Mundschleimhaut, geschwollene
  147
Mundschleimhaut, Geschwüre
  auf 148
Mundschleimhaut, Verletzung
  65
Mundschleimhaut, weißlicher Be-
  lag 145, 147
Mundschmerzen 103, 146, 147,
  320, 332, 335
Mundwinkel 212
Mundwinkel, kleine Risse 140,
  146
Mund-zu-Mund-Beatmung 313
Mund-zu-Nase-Beatmung 313
Muskelabbau 298
Muskeldystrophie 148, 298
Muskelentzündung, reflektorische
  324
Muskelerkrankung, erbliche 298
Muskelfaserriss 298
Muskelhartspann 298
Muskelkater 35, 60, 149
Muskelkrämpfe 148, 150, 153
Muskelkrämpfe, bei Kindern 137
Muskelkrämpfe, nächtliche 149
Muskellähmung 111, 297
Muskelmanschette, dynamische
  314

Muskelprellung 175
Muskelrelaxation, progressive
  17
Muskelschmerzen 101, 111,
  148, 149
Muskelschwäche 148, 298
Muskelschwund 284, 323
Muskelspannung, vermehrte
  299
Muskelstarre 327
Muskeltraining 275
Muskelüberbelastung 173
Muskelverspannung 30, 70,
  150, 151, 173
Muskelzerrung 119, 175
Muskelzucken 242, 325
Muskelzuckung, unwillkürliche
  324
Muskelzuckungen, beschränkt
  137
Muskulatur, Erkrankung 310,
  314
Muskulatur, Verhärtung 298
Muttermal 109, 112, 293, 298
Muttermund 68, 247, 249, 252
Myasthenie 45, 298
Myogelose 298
Myokarditis 73, 299
Myom 68, 161, 299
Myopie 283
Myositis 299
Myotonie 148, 299

# N

Nabelbruch 299
Nabelhernie 59, 299
Nackenlappen 250
Nackenschmerzen 46, 87, 133,
  135, 150, 151, 152, 173
Nackenschmerzen, Ausstrahlung
  in Arm 150
Nackensteife 152, 294
Naevus 298
Nägel 306
Nagel, Auflösung 299
Nagelbettentzündung 91, 299,
  307
Nagelpflege, falsche 299

Nagelpilz 299, 304
Nagelwuchsstörung 323
Nahrungsmittel, blähende 43
Nahrungsmittelallergie 65, 78
Nahrungsmittelvergiftung 81
Nahrungsmittelzusätze 13
Nahrungsverweigerung 34, 94, 218
Nahtschwäche 309
Narkolepsie 154, 299
Nase 300
Nase, Ausfluss aus der 49
Nase, verstopfte 49, 134
Nasenatmung, beeinträchtigte 169
Nasenbluten 66, 300
Nasenflügel 300
Nasenhöhle 300
Nasenlöcher 300
Nasennebenhöhlen 300
Nasennebenhöhlenentzündung 49, 86, 134, 144, 300
Nasenrücken 300
Nasenschleimhaut, Blutung 300
Nasenspitze 300
Nasenwurzel 300
naturheilkundliche Behandlung 36, 74, 105, 109, 112, 123
Nebenhoden 253
Nebenhoden, Schwellung 120
Nebenhodenentzündung 120, 300
Nebennierenmark 214
Nebennierenrinde 100, 232
Nebenwirkungen von Medikamenten 78
Nekrose 282, 301, 303
Nephroptose 330
Nerv, durchtrennter 293
Nerven, Funktionsstörung 310
Nervengewebe, Zerstörung 297
Nervenleitungsstörungen 186
Nervenreizung 319
Nervenschädigung 322, 324
Nervenwasser, Austritt 315
Nervosität 54, 115, 127, 133
Nervus fazialis 243
Nervus fibularis 308
Nervus ischiadicus 275

Nervus medianus 277, 293
Nervus radialis 312
Nervus ulnaris 327
Nesselausschlag 104
Nesselsucht 104, 301
Netzhaut 222, 283
Netzhautablösung 301
Netzhautarterie 44
Netzhauterkrankung 45, 314
Netzhautzellen 290
Neurodermitis 104, 216, 296
Neuroleptika 147, 182, 201, 301
Neurose 301
New-York-Heart-Association 304
Niedergeschlagenheit 292
Niere, Beweglichkeit abnorme 330
Niere, Übertragung 303
Nieren 21, 254, 302
Nierenbecken 259, 302
Nierenbeckenentzündung 85, 165, 196, 198, 301
Nierenentzündung 90
Nierenerkrankungen 96
Nierengewebe 255
Niereninsuffizienz 303
Nierenkolik 81, 303
Nierenkrebs 196
Nierenmark 301
Nierenrinde 302
Nierenschwäche 128
Nierenstein 303
Nierensteine, Zerkleinerung 322
Nierentransplantation 303
Nierenverletzung 196
Nierenversagen 23, 145
Niesen 197
Nikotin 133, 303
Nikotinmissbrauch 32, 187, 290
Nitrofurane 10
NLP (Neurolinguistisches Programmieren) 303
Normalgewicht 11
Nosode 304
Nuklearmedizin 304
Nukleus 334

NYHA-Klassifikation 304
Nystagmus 304

# O

Oberarmbruch 266
Oberarmknochen 317
Oberarmkopf, Auskugelung 319
Oberbauch, krampfartige Schmerzen 57
Oberhaut 258
Oberlids, Schwellungen des 47, 51
Oberlied, Knötchen 51
Oberschenkel 317
Oberschenkelkopf, Wachstumsstörung 308
Obstextrakte 13
Obstipation 304
Ohnmachtsanfall 152
Ohnmachtsanfall 153, 154, 155
Ohr 305
Ohr, Ausfluss aus 157
Ohr, Blutung 158
Ohr, Taubheitsgefühl 157
Ohr, Verstopfung 157
Ohrenentzündung 292
Ohrengeräusche 324
Ohrensausen 82, 324
Ohrenschmerzen 156, 157, 158
Ohrenschmerzen, einseitige 85
Ohrenschmerzen, pulsierende 157
Ohrenspülung 157
Ohrenstechen 158
Ohrentropfen 157
Ohrgeräusche 294, 304
Ohrknorpelverformung 159
Ohrmuschel, Rötung 159
Ohrmuschel, Schmerzen 159
Ohrmuschel, Schwellung 159
Ohrmuschelentzündung 159
Ohrrauschen 326
Ohrspeicheldrüse, Entzündung 156
Ohrspeicheldrüse, Schwellung 298
Onychomykose 299, 304
Opiate 83

Optimismus, unüblicher 292
Orchidektomie 304
Orchidopexie 304
Orchitis 264
Organellen 334
Organspender 303
Orgasmusschwierigkeiten 184
Orientierung 254
Orphenadrin 201
orthopädische Untersuchung 129
Osgood-Schlatter-Syndrom 131, 306
Ösophagitis 306, 313, 321
Ösophagusvarizen 306
Osteochondrosis dissecans 306
Osteomyelitis 88, 306
Osteoperose, Cortisonbedingte 164
Osteoporose 13, 15, 165, 279, 306
Östrogenmangel 99
Otitis 289
Otitis media 85, 296, 307
Otosklerose 307
Ovar 238, 249
Ovarialtumor 307
Ovarialzyste 307
Ovulation 307
Ovulationshemmer 307
Oxygenator 262

## P

Panaritium 307
Panikattacke 31, 301, 307
Pankreas 225
Pankreatitis 226
Parasiten 245, 283, 311, 325, 336
Parasympathikus 328
Parazentese 307
Parkinson'sche Krankheit 308
Parkinson-Krankheit, Mittel gegen 103, 206
Parodontose 22, 146, 209, 308
Paronychie 299
Partnererkrankung 182
passive Immunisierung 18

Patellaluxation 279
Paukendrainage 307
Pectus excavatum 325
Penicillin 218
Penis 242, 253
Penis, Geschwüre 160
Penis, Knoten 114, 160
Penisausfluss 198
Peniserkrankung 159, 185
Pepsin 291
Perikarditis 73, 308
Peripheres Nervensystem 328
Peritonitis 225
Perleche 244
Perniziöse Anämie 308
Peroneuslähmung 139, 308
Persönlichkeitsstörung 301
Perthes'sche Erkrankung 119, 308
Pertussis 278
Perversion, sexuelle 293
Pestizide 10
Pfeiffer'sches Drüsenfieber 297, 309
Pfortader 285
Pfötchenstellung 39, 137, 191
Phantomschmerz 309
Pharyngitis 84, 312
Phimose 160, 181, 330
Phlebografie 309
Phobie, soziale 29
Phobien 203
PH-Wert 21
Phytosterine 13
Pigmentmangel 330
Pigmentstörung bei Frauen 110
Pigmentverschiebung 321
Pilzbefall 146, 248, 299, 332
Pilzerkrankung 159, 182
Pilzerkrankung, ansteckende 321
Pilzinfektion 52, 99, 140, 273
Pilzvergiftung 79
Pityriasis rosea 105
Placebo 309
Plasmodien 290
Plattfuß 61, 90, 120, 309
Platzangst 309
Platzbauch 309

Plazenta 22
Plazentaablösung 69
Plazentafehllage 69
Pleuraerguss 309
Pleuritis 314
Pneumokokken 289
Pneumokokken-Schutzimpfung 19
Pneumonie 289
Pneumothorax 73, 125, 310
Pneumothorax, pathologisch 310
Pneumothorax, spontan 310
Pneumothorax, traumatisch 310
Poliomyelitis 278
Polyarthritis 255
Polyarthrose 36, 91
Polymyalgia rheumatica 148, 310
Polyneuropathie 59, 92, 191, 310, 313
Polyomyelitis-Impfung 19
Polyp 310
Polypen am Gebärmutterhals 68
Polyphenole 13
Polytrauma 310
Potenzprobleme 185, 187
Potenzprobleme, anhaltende 186
Praeklampsie 247
Präkanzerose 310
Prämenstruelles Syndrom 311
Prellung 131
Primäraffekt, hochinfektiöser 323
Probleme, seelische 146, 161, 162
Prodromalstadium 311
Progesteron 249
Prognose 311
Proktitis 28, 311
Prophylaxe 323, 326
Prostata 253
Prostata, gutartige Vergrößerung 311
Prostataaustastung 198
Prostataentzündung 182, 197, 311
Prostataerkrankung 187

Prostataflüssigkeit 239
Prostatahyperplasie 311
Prostatakarzinom 311
Prostatakrebs 198, 304
Prostatauntersuchung 23
Prostatavergrößerung 198,
    313
Prostatitis 311
Protein 20, 239
Prothese 209
Pseudokrupp 40, 102, 116,
    126, 311
Psoriasis 105
Psoriasis vulgaris 319
Psychische Erkrankungen,
    Behandlung 312
Psychose, Medikamente 201
Psychosenmedikamente 182
Psychotherapeutisches Verfahren
    303
Psychotherapie 17, 94, 204,
    268, 307, 312
Pubertät 76
Pulpahöhle 333
Puls, beschleunigter 117, 118
Puls, kleiner, schneller 67
Puls, schneller 39, 57, 118
Puls, unregelmäßiger 154
Pulsaussetzer 119
Pulsbeschleunigung 321
Pulsfrequenz 15
Pulslosigkeit 155
Pulsschlag, unregelmäßiger
    119
Punktion 35, 287, 326, 336
Pupille 222
Purinstoffwechsel 254
Pus 239
Putzzwang 202
Pyelonephritis 301

**Q**

Quaddeln 103
Quaddeln, juckende 104
Quarkumschläge 74
Quecksilberfreisetzung 216
Querfortsatz 331
Querschnittslähmung 312

**R**

Rachenentzündung 84, 144,
    171, 312
Rachitis 312
Rachitis-Prophylaxe 312
Radialislähmung 139, 312
Radiojodtherapie 77, 282, 304,
    313, 318
Radiologische Darstellung 309
Rasselgeräusch 289
Rauchen 133, 141, 324
Rauchen, langjähriges 287, 289
Raucherbein 303
Reaktion, allergische 39, 218
Realitätsbezug, fehlender 301
Reanimation 313
rechter Unterbauch, Schmerzen
    56
Refluxösophagitis 42, 125, 313
Regel 70, 74. 178
Regelblutung 217, 295, 311,
    325
Regelblutung, Ausbleiben 162
Regelblutung, Begleiterscheinun-
    gen 55
Regelstörungen 160, 161
Regenbogenhaut 45, 222
Regenbogenhaut, Entzündung
    49, 274
Regulationstherapie 265
Reizhusten 292
Reiztherapie 238
Reizübertragung, Störung 298
Rektosigmoideoskopie 313
Rektoskopie 293, 313
Rektumkarzinom 313
Rekurrensparese 322
Rentinopathie 314
Restharn 313
Restless-Legs-Syndrom 62, 313
Retrograde Amnesie 314
Rezidiven 296
Rheuma 91, 175, 245, 314
Rheumaknoten 112
Rheumamittel 55
Rheumamittel, Nebenwirkungen
    188

rheumatische Erkrankungen
    129
Ribosomen 334
Ringe, Sehen von 44
Rippe 317
Rippenblockierung 70
Rippenbruch 71
Rippenfell 309
Rippenfellentzündung 72, 125,
    289, 314
Rippenprellung 71
Risse, Mundwinkel 146
Robert-Koch-Institut 18
Röntgenstrahlen 277
Rosacea 114, 314
Rotatorenmanschette 314
rote Blutkörperchen 20, 242,
    257
Röteln 107, 243, 314, 329
Rötelnantikörper 315
Rötelnembryopathie 314
Rötung 140
Rötung an den Genitalien 113
Rötung an den Lippen 113
Rötung der Haut, ringförmige
    111
Rückenmark 250
Rückenmark, Erkrankung 284
Rückenmark, Hohlraum 287
Rückenmark, Schädigung 312
Rückenmarksflüssigkeit 287
Rückenmarksschwund 323
Rückenmuskulatur, Schwäche
    163
Rückenmuskulatur, Verspannung
    163, 164
Rückenmuskulatur, Zerrung 164
Rückenschmerzen 163, 164,
    190, 198
Rückenschmerzen, ausstrahlend
    138
Rückenschmerzen in der Nieren-
    gegend 85
Rückenschmerzen, Jugendalter
    165
Rückenschmerzen, Krebserkran-
    kung 166
Rückenwirbel 317
Ruhe 16

Ruhepuls 15
Rundrücken 165, 316
Ruptur 214

# S

Salbe, antimykotische 108, 140, 146, 159
Salben, antiallergische 103
Salben, hormonhaltige 166
Salbenbehandlung 92, 93, 104, 105, 106, 114, 158
Salbeneinreibung 60
Salbenverbände 61, 131
Salbe, Wirkstoff Aciclovir 140, 159
Salmonella typhi 326
Salmonellenenteritis 315
Salmonellose 315
Salz- und Wasserhaushalt, Störung 149
Salzmangel 243
Salzsäure 291
Salzwasser 320
Samenbläschen 253
Samenblasenentzündung 300
Samenerguss 239
Samenflüssigkeit 261
Samenleiter 253
Samenstrang, Verdickung 122, 327
Sammelzwang 202
Saponine 13
Sarkoidose 88, 315
Sauberkeit, mangelnde 126
Sauerstoffmangel 118
Sauerstoffverbrauch, Steigerung 327
Säuglinge 296
Säure-Basen-Haushalt 315
säurehemmende Medikamente 71
Scabies 106, 281
Schädel, Weichbleiben 312
Schädelbasisfraktur 315
Schädelbruch 315
Schädelhirntrauma 316
Schädel-Hirn-Verletzung 310
Schädelinneres 300

Schädelknochen 250
Schadenersatz 283
Schafsembryonen 247
Schambein 252, 253
Schamlippen 252
Schamlippen, Belag 52
Schamlippen, entzündete 52
Schamlippen, gerötete 52
Schamlippen, Geschwür, nässendes 167
Schamlippen, Irritationen 166
Schamlippenkrebs 167
Schamlippen, Knoten 114
Schamlippen, Warzen 167
Scharlach 102, 107, 243, 316
Schaumbildung vor dem Mund 242
Scheide 246, 249, 252
Scheide, Ausfluss 51
Scheide, Ausfluss, blutiger 53
Scheidenbrennen 67, 166
Scheidenentzündung 198
Scheideninfektion 167, 181
Scheidenjucken 166, 167, 168, 198
Scheidenjucken, Ausfluss 167
Scheidenjucken, Wechseljahre 166
Scheidenkrämpfe 183
Scheidenkrebs 167
Scheidenschleimhaut, trockene 166
Scheidenvorhofdrüse 224
Scheide, trockene 180
Scheinmedikament 309
Schenkelhalsbruch 316
Scheuermann'sche Erkrankung 73, 165, 297, 316
Schiefhals 151
Schienbein 317
Schienbeinkopf, Absterben 306
Schienenverband 37
Schilddrüse 102, 116
Schilddrüse, Adenome 313
Schilddrüsenentzündung 87, 102, 318
Schilddrüsenerkrankung 48, 77, 79

Schilddrüsenhormon 94, 178, 318
Schilddrüsenkarzinom 313
Schilddrüsenüberfunktion 46, 79, 95, 118, 150, 179, 212, 225, 318
Schilddrüsenunterfunktion 97, 115, 318
Schilddrüsenvergrößerung 172, 255
Schimmelpilze 10
Schizophrenie 204, 256, 318
Schlafanfälle, plötzlich auftretende 299
Schlafapnoesyndrom 318
Schläfenarterie, geschlängelt 136
Schläfenschlagader 297
Schlafkrankheit 325
Schlaflabor 318
Schlaflosigkeit 204
Schlafmittel 201
Schlafmittel, Absetzen von 31
Schlafstörungen 133, 168, 292
Schlafstörungen, Schnarchen 169
Schlafstörungen, Wechseljahre 170
Schlagader 219
Schlaganfall 23, 45, 120, 135, 139, 154, 192, 260, 284, 295
Schlaganfall, drohender 177
Schleim im Stuhl 189
Schleim, zäher 124
Schleimbeutel 318
Schleimbeutelentzündung 35, 230, 318
Schleimhaut 301
Schleimhautabbau, alterbedingter 335
Schleimhaut, Einriss 27
Schleimhautentzündung 232, 248
Schleimhaut, Kehlkopf 284
Schleimhautschäden 325
Schleimhautschwellung 300
Schleimhautwucherung, gutartige 310
Schleudertrauma 151, 319

Schließmuskel 28
Schließmuskeldefekt 272
Schluckbeschwerden 40, 85,
  101, 102, 116, 144, 145, 147,
  171, 312, 321
Schluckimpfung 278
Schluckstörung 73, 114, 335
Schlüsselbein 317
Schmerzattacken, Gesichtsbe-
  reich 325
Schmerzbehandlung 324
Schmerzen am Brustkorb 72
schmerzende Füße 90, 91
schmerzende Gelenke 91
schmerzendes Fußgelenk 91
schmerzendes Zehengelenk 91
Schmerzen beim Geschlechts-
  verkehr 181, 182
Schmerzen beim Peniseindringen
  180, 181, 183
Schmerzen beim Urinieren 181
Schmerzen beim Wasserlassen
  85
Schmerzen hinter dem Brustbein
  73, 118
Schmerzen im Bereich der
  Schilddrüse 87
Schmerzen im Brustkorb 73
Schmerzen im linken Unterbauch
  205
Schmerzen im Mund (Zunge,
  Zahnfleisch) 65
Schmerzen im Oberbauch 193
Schmerzen im rechten Ober-
  bauch 86
Schmerzen im rechten Unter-
  bauch 87
Schmerzen im Unterleib 86
Schmerzen im Vorfuß 93
Schmerzen in den Hüftgelenken
  91
Schmerzen in den Knien 91
Schmerzen in der Brust 67, 71
Schmerzen, kolikartige 59, 303
Schmerzen, wiederkehrende
  64
Schmerz im linken Arm 103
Schmerz im Oberkiefer 86
Schmerz in Herzgegend 179

Schmerzmittel 55
Schmerz, vom Rücken ausstrah-
  lend 70
Schmierblutungen 162
Schnappatmung 312
Schnappende Hüfte 319
Schneidezahn 333
Schnupfen 84, 101, 123, 158
Schock 319
Schrauben 306
Schuhhandstellung 293
Schulmedizin 6
Schulterblatt 317
Schultergelenk, Bewegungsein-
  schränkung 319
Schultergelenksverrenkung 319
Schulterluxation 319
Schulterschmerzen 173, 174,
  175
Schulterschmerzen mit Schwel-
  lung in Gelenken 175
Schulterschmerzen nach Sturz
  174, 175
Schultersteife 319
Schuppen, gelblich-braune 296
Schuppenbildung 99, 319
schuppende Hautflechten 105
Schuppenflechte 105, 319
Schüttelfrost 88, 259, 296, 301,
  332
Schüttellähmung 308
Schutzimpfung 298
Schwäche 40, 86
Schwangerschaft 22, 70, 89,
  110, 162, 194, 245, 247, 249,
  251, 294
Schwangerschaftshochdruck 97
Schwangerschaft, Schmerzen
  53
Schwangerschaftsvergiftung
  247
Schwangerschafstverhütung
  274
Schwarzsehen 44
Schweißausbruch 118, 143,
  212
Schweißausbrüche, nächtliche
  170
Schweißbildung, vermehrte 322

Schweißdrüse 258
Schweißdrüsenabszess 320
Schweißdrüsenöffnung 258
Schweiß, kalter 41, 66, 143
Schwellkörper 253
Schwellung 97, 114, 140
Schwellung an der Knieinnenseite
  132
Schwellung der Wange 102
Schwellung des Hodens 121
Schwellung des Nebenhodens
  120
Schwellungen, knotige am After
  27
schwere seelische Belastung 98
Schweregrad, Einteilung 304
Schwerhörigkeit 307, 320
Schwindel 87, 135, 156, 175,
  255
Schwindel, anhaltender 177
Schwindelgefühl 119, 158, 242
Schwindelgefühle in großer Höhe
  175
Schwindel mit Hörverschlechte-
  rung 176
Schwindel mit Kopfschmerz 176
Schwindel mit Kreislaufproblemen
  82
Schwindel mit schlechtem Sehen
  176
Schwindsucht 326
Schwitzen 212, 243
Schwitzen bei Frauen 178
Schwitzen, dauerndes 179
Schwitzen mit kaltem Schweiß
  179, 180
Schwitzen, nächtliches 67
Schwitzen, plötzliches 178
Schwitzen, starkes 177, 179
Schwitzen, verstärktes 150
Schwitzen, Wadenkrämpfe 60
Seborrhoisches Ekzem 104,
  320
Sectio 275
seelische Belastung 77
seelische Belastung, Gewichts-
  abnahme 93
seelische Belastungen, Juckreiz
  127

seelische Probleme 77, 104, 115, 117, 171, 180, 181, 183, 184, 202
Sehbahn 260
Sehen, angestrengtes 46
Sehen, mangelhaftes 43
Sehen, verschwommenes 45
Sehfähigkeit 260
Sehfähigkeit, Verlust 290
Sehnenentzündung, reflektorische 324
Sehnenplatte, Spannung 319
Sehnenscheidenentzündung 35, 320
Sehnenzerrung 61
Sehnerv 222
Sehnerv, Erkrankung des 44
Sehstörung 43, 46, 135, 139192, 297, 301
Sehvermögen, verschlechtertes 49, 173
Sehverschlechterung 44, 46
Sekret, dickflüssiges 239
Sekret, gelbgrün 134
Sekret, schleimig, eitriges 28
Sekret, zähflüssiges 297
Selbstbeeinflussungsverfahren 16
Selbstentspannung 223
Selbstheilungskräfte 296
Selbsthilfegruppe 70, 93
Selbstüberschätzung 292
Selye, Hans 16
Senkfuß 61, 90, 120
Sepsis 88, 229
Sex, schmerzhafter bei Frauen 180
Sex, schmerzhafter bei Männern 181
sexualfeindliche Erziehung 183, 184
Sexualhormon 252, 285
Sexualhormone, männliche 329
Sexualtrieb, unterdrückter 301
sexuelle Probleme bei Frauen 182
sexuelle Probleme bei Männern 185
sexuelle Übertragung 325

sexuelle Unlust 183
Sinnestäuschung 256
Sinusitis 300
Sitzbein 317
Sjögren-Syndrom 49, 103, 146, 320
Skelett 317
Sklerodermia circumscripta 320
Sklerodermie 114, 148, 320
Sklerodermie, progressive 320
Sodbrennen 71, 125, 141, 142, 143, 171, 193, 248, 306, 335
Solarium 23
Sonnenbestrahlung, überdosierte 287
Sonnenbrand 287, 321
Sonnenlichtüberdosis 321
Sonnenstich 82, 153, 321
Soor 102, 145, 147, 321
Spannungskopfschmerz 133
Speiche 317
Speichelbildung 242
Speicheldrüsen, Entzündung 320
Speisebrei, hochkommender 42
Speisen, blähende 63
Speisen, üppige 43
Speiseröhre 249
Speiseröhrenbrennen 171
Speiseröhreneinengung 172
Speiseröhrenentzündung 42, 71, 73, 142, 145, 171, 306, 321, 335
Speiseröhrenerkrankung 255
Speiseröhrenerweiterung, krankhafte 306
Speiseröhrenkrebs 73, 172, 321
Speiseröhrenschließmuskel 42
Speiseröhrenspiegelung 42, 71, 73, 171, 172
Spermien 253
Spezialgummistrumpf 280
Spiegel der Seele 258
Spirale 52, 69, 161, 162, 274
Spirometrie 321
Spitzfuß 322
Spondylarthritis ankylopolytica 226

Spondylolyse 322
Sport 14, 15
Sportverletzung 214, 298
Sportverletzung, Behandlung 323
Sprachstörung 120, 138, 139, 177, 192, 297
Sprachwahrnehmung 286
Spreizfuß 61, 90, 120, 322
Sprungbein 317
Sprunggelenksschmerzen 61
Spurenelemente 8, 13
Sputumuntersuchung 124
Staphylokokken 251
Stechmücke 249
Steifheit in den Schultern 174
Steigbügel 305
Steine, Ablagerung 303
Sterbehilfe 243
Stichrohre 283
STIKO (Impfkommision am Robert-Koch-Institut ) 18
Stillen 74
Stimmbandentzündung 101, 116
Stimmbänder 284
Stimmbänder, Überanstrengung 115
Stimmbandlähmung 116, 322
Stimmbandtumor 116
Stimme, kloßige 40, 102, 116
Stimmungsschwankungen 311
Stimmveränderung 322
Stirnbein 317
Stirnglatze 98
Stirnhöhlenentzündung 134
Stirnlappen 250
Stirnnebenhöhlenentzündung 49
Stirnrunzeln 244
Stirnschmerz 86
Stirnschweiß, kalter 38, 58
Stoffwechsel 285
Stoffwechselprodukte 8
Stoffwechselschlacken 302
Stoffwechselstörung 283, 297
Stolpern 139
Stomatitis 145, 147, 172, 322
Stomatitis aphtosa 322

Störung der Hirnanhangdrüse 110
Störung des Innenohres 82
Störung, frühkindliche 293
Stoßwellenlithotripsie 322
Strahlenkörper 222
Streck- und Beugeunfähigkeit, Knie 131
Streifenhügel 250
Streptokokken 251, 332
Streptokoppen, ß-hämolysierende der Gruppe A 316
Stress 16, 54, 77, 98, 117, 133, 210, 212
Stressbewältigungsstrategien, aktive 17
Stress, Gewichtsabnahme 93
Stressinkontinenz 197
Stress, Juckreiz 127
Struma 282
Stuhlabgang 58
Stuhl, Blut im 56
Stuhl, blutiger 206
Stuhl, breiiger 188
Stuhlentleerung, häufig 28
Stuhlentleerung, keine 64
Stuhl, fettiger 297
Stuhl, flüssiger 188
Stuhl, harter 188
Stuhl, heller 196, 284
Stuhl, hellgelber 190
Stuhl, schwarzer 142, 188
Stuhl, teerartiger 143, 189
Stuhl, Würmer im 26
Stuhlgang 27
Stuhlgang, Blutspuren 293
Stuhlgang, häufiger 55
Stuhlgang, schmerzhafter 187
Stuhluntersuchung 65, 188
Stuhluntersuchung 65
Stuhlverhalt 83
Stützverband 323
Subluxation 329
Substanzen, harnpflichtige 303
Substanzen, radioaktive 304, 323
Substanzen, von Tumor produzierte 326
Sucht 204

Suchterscheinungen 215
Sudden infant death Syndrom (SIDS) 278
Sudeck'sche Erkrankung 322
Sulfide 13
Sulfonamide 218
Sumpffieber 290
Sympathikus 328
Synkope 323
Syphilis 114, 121, 160, 251, 323
System, endokrines 241
systolischer Blutdruck 117, 228
Szintigrafie 77, 79, 87, 102, 115, 118, 150, 179, 212, 304, 323

## T

Tabakpflanze 303
Tachyarrhythmie 323
Tachykardie 261
Tai Chi 17
Talgabsonderung, übermäßige 320
Talgdrüse 258
Tape 323
Tastkörper 258
Taubheitsgefühl 137, 164, 190
Taubheitsgefühl einer Körperseite 138, 192
Taubheitsgefühl, einseitiges in Beinen 190
Taubheitsgefühl, einseitiges in Daumen, Zeige-, Mittelfinger 191
Taubheitsgefühl, einseitiges in den Armen 190
Taubheitsgefühl in Armen 190
Taubheitsgefühl in den Beinen 191
Taubheitsgefühl in der Nacht 191
Taubheitsgefühl in einer Körperhälfte 120
Taubheitsgefühl in den Händen 191
Taubheitsgefühl nach Aufwachen 191

Taubheitsgefühl um den Mund 191
Tbc 326
Tee 210
Teekonsum 196
Temperatur, erhöhte 122, 134
Tendomyositis 149, 324
Tendovaginitis 320
TENS 324
Therapie, naturheilkundliche 134
Thrombose 62, 228, 260, 292, 295, 324, 327
Thrombozyten 20, 332
Thrombus 324
Thyreoiditis 318
TIA 120, 324
Tic 202, 203, 212, 324
Tinnitus 304, 324
T-Lymphozyten 289
Tochtergeschwulst 277, 293
Tonsillitis 292, 309, 324
Toxoplasmen 325
Toxoplasmose 88, 325
Trainingsmangel 38
Tränendrüsenentzündung 51, 320
Tränenfluss 325
Tränengang 300
Tränengangsverschluss 51
Transitorisch ischämische Attacke 324
Transkutane elektrische Nervenstimulation 324
Traubenzucker 255
Traurigkeit 31
Trichomonaden 52, 325
Trichterbrust 325
Trigeminusäste 325
Trigeminusneuralgie 134, 254, 325
Triglyzeride 20
Trinkwasser, verseuchtes 326
Tripper 251, 325
trockene Haut 97
trockener Husten 123
Trockenheit, Auge 49
Trommelfell 305
Trommelfell, Schnitteröffnung 307

Trommelfellverletzung 158
Tropenkrankheit 88, 325
Tröpfcheninfektion 255, 292, 314, 326
Tube 238
Tubenkatarrh 155, 326
Tubenverlegung 326
Tuberkulintest 326
Tuberkulose 66, 72, 124, 179, 289, 300, 326
Tumor 145, 245, 251
Tumor, bösartiger 289
Tumor, Brust 229
Tumor, hormonaktiver 76
Tumormarker 326
Tumor, mit Flüssigkeit gefüllt 307
Typhus 315, 326

# U

Übelkeit 32, 41, 54, 77, 87, 128, 135, 140, 141, 142, 143, 152, 153, 156, 176, 177, 192, 193, 248, 283, 284
Überanstrengung der Stimmbänder 115
Überarbeitung 133
Überbein 326
Überbelastung 120
Überdehnung der Haut 110
Überforderung 133
Übergewicht 42, 11, 13, 163, 169, 177, 295
Überlastung 90
Überlastung, Augen 136
Ulcera cruris 114
Ulcus cruris 327
Ulcus duodeni 335
Ulcus ventriculi 58, 290, 327
Ulnarislähmung 139, 327
Ultraschall 22, 33, 34, 35, 142, 143, 150, 167, 247, 336
Ultraschalluntersuchung 57, 141, 161, 165, 327
Umweltgifte 126
Unfähigkeit, Fußspitze anzuheben 139

Unfähigkeit, Vorhaut zurückzuziehen 160
Unfall, Aufschlagen des Kopfes 135
Unfruchtbarkeit 327
Unruhe 41, 143
Unterbauch, Schmerzen 53, 165
Unterhaut 258
Unterhautfettgewebe 258
Unterhautzellgewebe 245
Unterkühlung 269, 327, 330
Unterleibsschmerzen 55, 195
Unterleibsschmerzen bei Frauen 194
Unterleibsschmerzen in Schwangerschaft 195
Unterleibsschmerzen, einseitig 162
Unterleibsschmerzen, starke 194
Unterlied, geschwollenes 47
Unterlied, Knötchen 51
Unterschenkelgeschwür 327
Untersuchung, dopplersonografische 92
Untersuchungsmethode, nuklearmedizinische 323
Unterzuckerung 118, 154, 178
Unterhaut 258
Urin, blutiger 301, 311
Urin, dunkelbrauner 196
Urin, dunkler 190, 195
Urin, verändertes Aussehen 195
Urinieren, Brennen 165, 167, 197
Urinieren, häufiges 128, 170, 196, 197, 198, 199
Urinieren, häufiges in der Nacht 199
Urinieren, nicht möglich 58
Urinieren, Probleme bei 196
Urinieren, Schmerzen 159, 196, 198
Urinieren, schmerzhaftes bei Frauen 198
Urinieren, schmerzhaftes bei Männern 198
Urinieren, schwieriges 187

Urinieren, unkontrolliertes 197
Urtikaria 301
Uterus 249
UV-Bestrahlung 320
UV-Strahlen 258

# V

Vaginalduschen 166
Varicella-Zoster-Virus 256
Varikocele 122, 327
Varizellen 332
Varizen 281
Vegetationen, adenoide 310
Vegetatives Nervensystem 328
Venenentzündung 62
Venenerkrankung 149
Venenschwäche 60, 149, 227
Venenthrombose 281
Venenverschluss 62, 327
venöse Insuffizienz 89, 329
Veränderungen, hormonelle 162
Verband, Stabilisierung 323
Verdauungsenzyme 224
Verdrehung des Hodens 121
Verengung der Herzkranzarterien 118
Vererbung 98
Verfolgungsgedanken 204
Vergesslichkeit 199, 200, 201, 202
Vergiftung 260, 273, 284, 329
Vergiftungserscheinung 153
Vergrößerung der Brust, Männer 286
Verhalten, suchtähnliches 293
Verhaltensänderung 202, 203
Verhaltenstherapie 29, 175, 203
verhornte Gebilde am After 113
verhornte Gebilde im Genitalbereich 113
Verhornung 319
Verhütungsmittel, chemische 166
Verkrampfung, spastische 297
verlängertes Mark 250
Verletzung der Mundschleimhaut 65
Verletzung der Zunge 65

Vermännlichung 100, 329
verminderter Kalorienbedarf 96
Verrenkung 174, 329
Verspannung, Scheidenbereich 180
Verstauchung 131, 174, 329
Verstopfung 55, 78, 189, 205, 206, 207, 304
Verwirrtheit 135, 178, 179, 192, 212
Verwirrtheitszustand 139
Vestibularapparat 254
Viren 245
Virilisierung 329
Virostatika 256
Viruserkrankung 261, 273
Viruserkrankung, ansteckende 292, 332
Virusinfektion 329
Vitalkapazität 321
Vitamin-A-Mangel 43
Vitamin-B 12-Mangel 99, 308
Vitamine 8, 13
Vitaminmangel 140, 146, 335
Vitiligo 110, 330
Völlegefühl 32, 141, 142, 193
Vollnarkose 283
Vorbeugeuntersuchungen 22
Vorbotenerscheinung 223
Vorfuß, Verbreiterung 322
Vorhaut, Bläschen 159
Vorhaut, entzündete 159
Vorhaut, kleine Bläschen 182
Vorhaut, weißliche Beläge 182
Vorhautverengung 160, 181, 330
Vorläuferstadium 311
Vorläuferzelle 286
Vorsorgeuntersuchung 311
Vorsteherdrüse 253
Vorsteherdrüse, Infektionskrankheit 311

**W**

Wadenbein 317
Wadenkrämpfe 330
Wadenkrämpfe, nächtliche 60

Wadenmuskulatur, Verkrampfung 330
Wadenschmerzen 92
Wadenwickel 245
Wahrnehmung, veränderte 204
Waist-to-hip-ratio 11
Wanderniere 330
Wanderröte 330
Wange, geschwollene 156
Wange, Schwellung 102
Wangenschleimhaut 210
Wärme 36
Wärmeanwendung 35
Warzen 282, 330
Warzenfortsatz, Ohr 293
Warzenfortsatzentzündung 296
Waschzwang 202, 301
Wasserbruch 121, 266
Wassereinlagerung 96, 303
Wassereinlagerung im Körper 89
Wasserhaushalt, Störung 60
Wasserkopf 266, 332
Wasserlassen 40, 95
Wasserlassen, häufiges 194
Wasserlassen, schmerzhaftes 182, 194, 325
Wechselbäder 35, 149
Wechselfieber 290
Wechseljahre 100, 162, 178, 180
Wechseljahre, Blutungen 68
Wehen 247
Weichteilerkrankung 322
Weichteilschwellung 214
Weisheitszähne 333
weiße Blutkörperchen 20
Weißfleckenkrankheit 330
Weltgesundheitsorganisation (WHO) 6, 11
Werlhof'sche Krankheit 332
Wetterfühligkeit 332
WHO (Weltgesundheitsorganisation) 6, 11
Wiederbelebung 313
Windabgang 58
Windabgang, kein 64
Windeldermatitis 108
Windpocken 106, 329, 332

Windpockenimmunität 332
Windverhalt 83, 207
Wirbel 331
Wirbel, blockierter 164
Wirbelbögen, Spaltbildung 322
Wirbelgleiten 164
Wirbelsäule 257, 331
Wirbelsäule, Krümmung 283
Wirbelsäule, Metastasen 166
Wirbelsäulenblockierung 73
Wirbelsäulenerkrankung 273, 316
Wirbelsäulenschädigung 313
Wohngifte 126
Wortfindungsstörung 219
Wucherungen 112
Wundheilung 274
Wundrose 88, 108, 332
Wundstarrkrampf 19
Wundverschluss 274
Wurmbefall 187
Würmer 26
Würmer im Stuhl 187
Wurmerkrankung 26
Wurmfortsatz 234
Wut 115, 211

**X**

Xerostomie 103, 332

**Y**

Yoga 17, 174

**Z**

Zackenmuster, Sehen von 43
Zahn, angeschlagener 210
Zahnarzt 23
zähnärztliche Vorsorge 22
Zahnbelag 144, 208
Zähne 333
Zähne, braun verfärbt 208
Zähneknirschen 208
Zahnentzündung 158
Zähneputzen 209
Zahnfäule 276

Zahnfehlstellung  158
Zahnfleisch, blutendes  144, 146, 209
Zahnfleisch, geschwollenes  146
Zahnfleisch, schmerzendes  144
Zahnfleisch, Schwund  308
Zahnfleischentzündung  144
Zahnfleischerkrankungen  65
Zahnfleischreizung  208
Zahnhals  333
Zahnhälse, empfindliche  207
Zahnhälse, freiliegende  208
Zahnhalspore  207
Zahnkaries  13
Zahnkrone  333
Zahnlockerung  308
Zahnpflege, mangelnde  144
Zahnprobleme  144, 207
Zahnprothese  209
Zahnreihe, fehlendes Teil  209
Zahnschmelz  13, 333
Zahnschmerzen  158, 207
Zahnschwund  308
Zahnspange  207, 208, 210
Zahnstein  23, 207, 208, 209
Zahnstummel  210
Zahnwechsel  209
Zahnwurzel  208, 333
Zahnzement  333
Zeckenstich  111, 229, 330
Zehen  317
Zehendeformität  256

Zehengelenk, schmerzendes  63, 91
Zehennagel, eingewachsener  91
Zehenstreckenmuskulatur, Funktionausfall  308
Zeigefinger, Gefühllosigkeit  37
Zelle  334
Zellkern  334
Zellmembran  334
Zentrales Nervensystem  250
Zentralkörperchen  334
Zerrung  131
Zeugungsfähigkeit, verminderte  286
Ziehen im Bereich der Eierstöcke  194
Zigarettenkonsum  32
Zigarettenrauch  126
Zirbeldrüse  250
Zittern  118, 170, 170, 210, 211
Zöliakie  65, 78, 335
Zucken  210, 211
Zucken einzelner Körperteile  242
Zuckerkrankheit  13, 21, 97, 236, 255, 267, 335
Zuckermedikamente  78
Zuckungen  136, 137, 153, 154
Zunge, belegte  147
Zunge, Geschwüre auf  148
Zunge, himbeerartige  316
Zunge, himbeerrote  107
Zunge, Knoten auf  148

Zunge, Missempfindung  335
Zunge, Verletzung  65
Zungenbiss  66
Zungenbrennen  335
Zustand, schlafähnlicher  154
Zwangserkrankung  202
Zwangsvorstellung  301
Zwerchfell  288
Zwerchfellbruch  42, 71, 171, 262, 335
Zwerchfelllücke  142, 335
Zwischenblutungen  162
Zwischenhirn  250
Zwischenrippennervenentzündung  273
Zwölffingerdarm  234, 249, 291, 335
Zwölffingerdarmgeschwür  58, 82, 83, 143, 145, 335
Zwölffingerdarmgeschwür, blutiges  67
Zwölffingerdarmgeschwür, Blutung  189
Zyklotomie  292
Zyklus, unregelmäßiger  160
Zyklus, weiblicher  307, 311
Zyklusstörungen  100
Zyste  75, 238, 292, 326, 335
Zystenniere  335
Zystische Fibrose  297
Zytoplasma  334
Zytostatika  78, 83, 99, 336

## Ohnmacht, Kollaps, Bewusstlosigkeit

Eine Ohnmacht oder ein Kollaps kommen zustande durch mangelnde Sauerstoffzufuhr im Gehirn. Die Person sinkt meist für kurze Zeit in sich zusammen und ist nicht mehr ansprechbar. Anzeichen sind Blässe, langsamer und schwacher Puls. Bringen Sie den Ohnmächtigen in die Schocklage und sorgen Sie in der Umgebung für Ruhe. Die Person nach dem Erwachen nicht sofort aufstehen lassen, sondern noch einige Minuten warten, bis sich ihr Kreislauf wieder stabilisiert hat.

Ist die Person nach circa einer Minute immer noch nicht ansprechbar könnte eine Bewusstlosigkeit vorliegen. In diesem Fall zusätzlich den Körper in die Seitenlagerung bringen, damit die Atemwege frei bleiben. Ärztliche Hilfe rufen!

## Verbrennungen

Grundsätzlich sind Verbrennungen nach ihrem Schweregrad einzuteilen. Je nachdem, wie hoch der Gewebeschaden ist, reicht die Skala vom I. Grad, der leichtesten Verbrennungsform, bis zum IV. Grad, der schwerwiegendsten.

Neben der direkten Hautschädigung durch Verbrennungen kommt es zu erhöhtem Flüssigkeitsverlust, was zum Schock führen kann.

- Falls die Kleidung nicht mit der Wunde verklebt ist, diese entfernen. Verklebte Kleidung bleibt auf der Wunde! Bei Verbrennung durch heißes Wasser, nasse Kleidung entfernen.
- Die Wunde durch Berieselung mit kaltem Leitungswasser (15 bis 20 Grad) kühlen. Auf keinen Fall Eiswasser!
- Die Wunde mit sterilem Verband locker bedecken. Keine Watte, Zellstoff oder Mullbinden und keine Cremes, Mehl oder ähnliches verwenden! Bei Gesichtsverbrennungen die Wunde nicht bedecken!
- Kontrollieren Sie regelmäßig Atmung und Puls.
- Je nach Schwere der Verbrennung ärztliche Hilfe rufen!

## Vergiftungen

Vergiftungsgefahr besteht bei Gas, spezifischen Giften, verdorbenen Nahrungsmitteln, Pflanzen, Pilzen, Haushaltsreinigern, Alkohol und anderen Flüssigkeiten und Feststoffe. Die Erste-Hilfe-Maßnahmen müssen an der Art der Vergiftung ausgerichtet werden. Deshalb: Bevor sie handeln, Notruf oder Giftnotruf anrufen und den ärztlichen Anweisungen folgen!

- Pflanzenschutzmittel: Bei Wiederbelebungsversuch besteht auch Gefahr für den Helfer.
- Kohlenmonoxid: Fenster auf, keine elektrischen Schalter betätigen und kein offenes Licht.
- Laugen und Säuren: Vergifteter Person Wasser zu trinken geben, aber kein Erbrechen auslösen.
- Verpackungen des Giftstoffs und auch Erbrochenes für nachfolgende Untersuchung aufbewahren.
- Vergifteter Person keine Milch zu trinken geben, denn diese kann unter Umständen die Wirkung des Gifts beschleunigen.

## Giftnotruf

**Deutschland:**
Berlin und Brandenburg: 0 30 / 1 92 40
Nordrhein-Westfalen: 02 28 / 1 92 40
Baden-Württemberg: 07 61 / 1 92 40
Bremen, Hamburg,
Schleswig-Holstein und Niedersachsen:
05 51 / 1 92 40

Saarland: 0 68 41 / 1 92 40
Rheinland-Pfalz und Hessen: 0 61 31 / 1 92 40
Bayern: 0 89 / 1 92 40
Mecklenburg-Vorpommern, Sachsen,
Sachsen-Anhalt und Thüringen:
03 61 / 73 07 30

**Österreich:**
01 / 4 06 43 43

**Schweiz:**
0 / 2 51 51 51